本书由湖南中医药大学湖南省中医药文化研究基地资助

卫生保健的
分配正义研究

李红文◎著

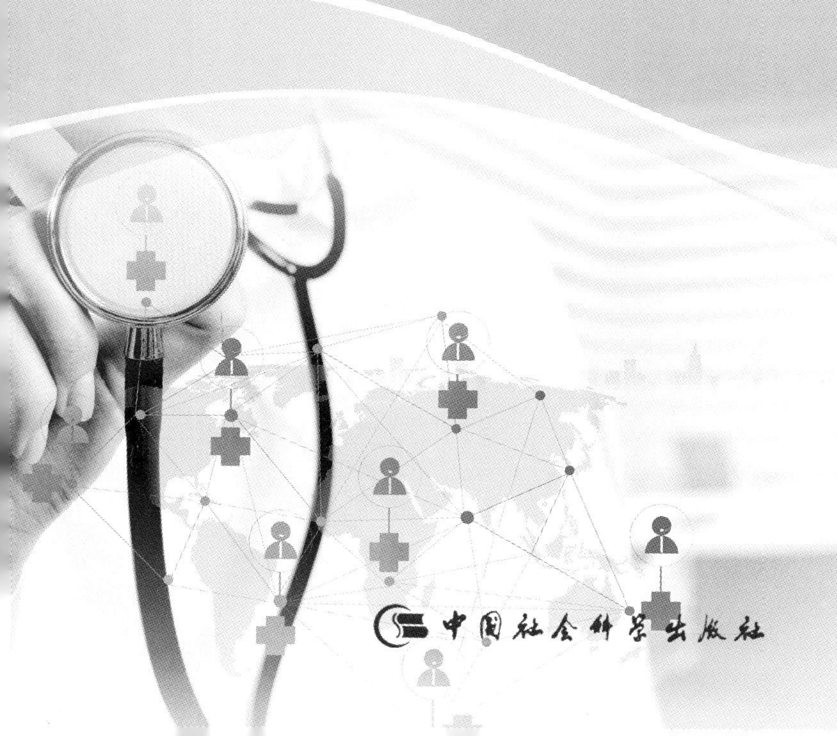

中国社会科学出版社

图书在版编目(CIP)数据

卫生保健的分配正义研究/李红文著.—北京：中国社会科学出版社，2016.6
ISBN 978-7-5161-8407-3

Ⅰ.①卫… Ⅱ.①李… Ⅲ.①卫生保健—正义—研究 Ⅳ.①R197.1

中国版本图书馆CIP数据核字(2016)第138280号

出 版 人 赵剑英
责任编辑 喻 苗
责任校对 胡新芳
责任印制 王 超

出 版 中国社会科学出版社
社 址 北京鼓楼西大街甲158号
邮 编 100720
网 址 http://www.csspw.cn
发 行 部 010-84083685
门 市 部 010-84029450
经 销 新华书店及其他书店

印刷装订 三河市君旺印务有限公司
版 次 2016年6月第1版
印 次 2016年6月第1次印刷

开 本 710×1000 1/16
印 张 17.5
插 页 2
字 数 252千字
定 价 66.00元

序

李红文博士的《卫生保健的分配正义研究》，是其博士论文的成果，背景是我国2009年的新医改。但直到今天，论文中的内容仍然是有借鉴和启发意义的，这不仅是因为我国的医改政策研究主要被当作卫生经济问题来对待会忽视其伦理学层面的本质问题，也是因为医改作为我国健康领域的头等大事，近些年没有停止过改革的步伐，也没有停止过对其中一些问题的思考。例如，关于基本药物目录问题，关于哪些疾病能进医保的问题等，其实都是在持续的争议中。卫生保健的分配正义问题，说到底，是个民生问题，一直被卫生经济、应用伦理和政治哲学等领域的学者所关注。从学理上看，健康权是公民的基本权利之一，但此权利的实现需要卫生保健服务的提供。如果说卫生保健服务不是单纯的市场商品，不能完全按照市场的规则运行，这已经是国际共识的话，那么，公平正义作为卫生保健的核心价值理念，不能仅仅停留在理念层面，而是需要体现在卫生体制改革的政策制定中。由于每个国家的不同医疗保健制度和不同治理模式，使得全球范围内难以得出卫生保健公平的统一模板。恰恰相反，不管秉持什么样的公平正义观，都不会为卫生保健公平提供一个完美无瑕的模式。卫生保健的公平性问题会随着时间和制度的完善而有不同的表现形式。例如我国的卫生公平问题的表现之一是地域的不公平，具体体现在东西部之间、农村和城市之间。当然，这与我国城乡二元体制的历史背景相关。我国的卫生体制改革所涉及的伦理问题，很多还没有完全浮出水面。现在是把卫生公平作为首要问题考虑的时候了。医疗卫生体制改革显然不是一个单纯的经济问题和社会问题，它在更重要和更深的层面是一个伦理问题。

李红文是我的第一个博士生，从某个角度说，是他帮助我成为一名博士生导师。其写作和论证的规范性，也给师弟师妹们带来了良好的开端。很高兴看到李红文的博士论文得以出版，相信书中关于权利路径、分配的正义基础以及卫生保健的伦理冲突等内容，会对读者有很好的启发。

是为序。

丛亚丽

2016 年 4 月

前　言

卫生保健的分配正义作为一个实践性的应用话题，是21世纪中国的医疗卫生体制改革和“健康中国”建设所面临的重要伦理挑战。为了有效地回应这个挑战，必须一方面将抽象的道德哲学理论拉入到现实的实践层面上来，另一方面要深入地把握当下的医改状况与现实。只有将理论与实践紧密结合起来，才能对现实有所启示。

本书写作的现实背景即是着眼于中国自2009年开始进行的新一轮医疗卫生体制改革。这次改革引起了全社会的广泛关注，是中国政府在建成全面小康社会过程中的重要改革内容。在这样一个背景下思考卫生保健分配的现状及其伦理道德问题，毫无疑问具有非常现实而紧迫的意义。然而，在各种研究文献中，医疗卫生体制改革的伦理维度长期不受重视乃至被忽略。医疗卫生体制改革显然不是一个单纯的经济问题和社会问题，它在更重要和更深次的层面上是一个伦理问题。

既然选题背景是中国当下正在进行的医改，那么医改方案就很自然地成为本研究的问题出发点。对新医改方案的伦理分析将把研究的焦点和难点一一呈现出来。把医改方案当作一个可供分析的蓝本，这一方面使得研究有很强的现实感，另一方面将抽象的伦理学研究具体化为某种可以感触的东西。这正是应用伦理的一般思路和吸引力所在。

2009年4月公布的《中共中央国务院关于深化医药卫生体制改革的意见》（以下简称“新医改方案”）开篇就提到：要“建立中国特色医药卫生体制，逐步实现人人享有基本医疗卫生服务的目标，提高全民健康水平”。考虑到中国卫生保健发展的历史和现状，

“人人享有基本医疗”目标的设定对于中国而言无疑是一个巨大的进步，也是一个巨大的挑战。从伦理学的观点看，人人享有基本医疗，这意味着卫生保健的普遍可及。然而，卫生保健的普遍可及性如何实现？它在道德上如何得到辩护？对于这个新医改方案尚未讨论的伦理问题，在本书中将展开详尽而深入的分析。

针对卫生体制改革的重要性意义，新医改方案指出，深化医药卫生体制改革是“维护社会公平正义、提高人民生活质量的重要举措，是全面建设小康社会和构建社会主义和谐社会的一项重大任务”。然而，社会公平正义究竟在伦理道德上意味着什么？很显然，公平正义的观念远远超越了意识形态所框定的范围。新医改方案还要求遵循公益性原则，要求把这个原则贯彻到改革方案设计、卫生制度建立和服务体系建设等各个方面。然而，公益性原则的概念、范围、实施路径、具体措施等方面并没有得到清楚的界定。新医改方案还宣称要“着力解决人民群众最关心、最直接、最现实的利益问题”、“坚持公平效率统一”、“维护公共医疗卫生的公益性，促进公平公正”、“明显提高基本医疗卫生服务可及性”。对于这些在本质上属于伦理学内容的表达，医改方案并没有也不可能进行详细的解释。新医改方案表现出多面性、综合性的特征，它反映了社会各界对这个重大利益关切的广泛关注，也说明了社会各利益阶层在医疗卫生领域中的深层冲突、博弈与妥协。

从伦理学的意义上说，中国当前的医改政策缺乏一种恰当的规范性分析框架，这一点可以从2009年启动的新一轮医改方案中清楚地反映出来。不管是医改方案的设计还是相关政策的实施，都没有对它所涉及的规范性伦理问题进行慎重的考虑和深入的分析。这种政策上的缺陷一方面来自生命伦理学家的话语还没有介入到整个制度和政策的设计中来，另一方面也来自传统的伦理学研究对于公共政策缺乏有力的、正面的回应。如果我们承认规范性的伦理原则对于公共政策的设计和实施具有前瞻式、引导式的意义，那么生命伦理学家任重而道远：他们需要从宁静的书斋中走向更为宽广的社会舞台，从抽象的哲学论证走向具体的公共政策分析。

绕开医改方案的意识形态话语而论，公平正义构成了现代社会的一个根本要求。在现代社会，社会正义是既内在于个人、又对个人具有约束力和规范性的共同体价值。社会正义以个人自由和独立为基本前提和内在道德要求，同时为了构建一个互利合作的社会共同体，它又必须超越狭隘的个人层面，进入到制度性的社会正义层面。在这个层面上，它以公共性和共同体价值为依归，是保证社会成员公平合作、实现社会共同体真正长治久安的基本条件。但是，社会正义并不试图为每个人和整个社会提供最高的、终极的价值，在此它将终极价值交由每个平等的个体自由地去设定；社会正义只是保证这种个体自由的社会性前提，是滋养、培植和生成其他一切价值的基础性价值。这种价值多元化的视角与任何国家的宏伟战略目标无关，它只关切个人的生存境遇、道德要求与政治表达。

坦白地说，积极地回应当前的医改所提出的伦理难题，这是作者写作本书的初衷和目的所在。长久以来，我们将过多的精力和目光注视在经济改革上，并简单地以市场经济的逻辑来审视卫生保健。这种狭隘的视野阻碍了中国卫生事业的良性发展，并将它推向一个矛盾重重的困境之中。中国的健康政策需要经历一种变革，这种变革的首要目标是对正义价值的追求。无论如何，构建一个正义的卫生保健制度，对当下的中国来说依然是一个遥远的目标。在通往全面建成小康社会的这个目标道路上，生命伦理学家将发出独有的理性声音。

作者通过详细文献梳理发现，虽然卫生资源配置的公平性研究受到广泛关注，并有大量研究成果出现。但是，这些论著多是从卫生经济学、公共卫生、公共政策、社会学等角度考虑如何利用有限的资源提高人民的健康水平，而不是从伦理学、哲学的角度思考卫生保健分配正义的一般性理论问题。也就是说，伦理学家在这个论题上尚未做出基础性、奠基性的工作，特别是对卫生保健和卫生制度的公平性问题尚缺乏系统而完整的研究。问题已然是一个热点，却少有相关的伦理学研究成果，这是本书写作的另外一个真实背景和意图。不可否认，国外的研究成果已经为我们准备了大量富有成效的理论基础，如何将它们转化为中国语境下的伦理指南，则是需要中国生命伦理学家为之努力的方向。

基于国内外的研究现状，本书有了一个基本的明确定位：从一般的正义理论出发，论证卫生保健分配正义的道德基础和基本原则，为卫生保健制度和实践提供伦理依据，尤其是结合我国国情致力于解决中国的医改问题，重点在于为卫生资源的分配奠定一种坚实的道德基础。坦率地说，本书所探讨的各种道德论证基本上来自国内外已有的研究成果。当然，这些成果以一种系统性的方式被整合在本书的整个框架之中。为了完成这一目标，就必须找到一种恰当的连贯思路，为此作者颇费心思。按照当代政治哲学中公平正义的基本理念，作者将为卫生保健的分配正义提供几种重要的道德辩护。这些论证在英语文献中已被激烈地争论，然而在汉语文献中却未曾被讨论过。坦率地说，作者的目的并非单纯地翻译和介绍他们的论证，毋宁说，目的在于通过对各种论证进行分析和评论（其中包括了某些个人的观点），来寻求卫生保健分配正义的道德基础。

在本书的论证中，一些具体的分配问题也将得到充分的理论分析和伦理论证，一些重要的话题将依次纳入讨论范围。例如，健康责任的划分及其辩护、权利与善的冲突、公平与效率的冲突、卫生保健分配的原则等等。这些问题依照它们在当下语境中的重要性而获得讨论的合法性，它们之间内在的逻辑关联不能简单地加以评论。当然，中国在卫生保健分配方面存在着各种各样的突出问题，这要求作者以解决问题为导向，为卫生保健体系的设计提供某种策略和建议。生命伦理学作为一门应用伦理学，在多大程度上能够解决现实问题，这着实令人期待。只是，作者希望这里所提出的伦理策略不是令人失望的多余版本。

目　录

第一章

分配正义的基本理论

在准备性的讨论中，我们需要对正义的概念、正义理论的复杂性、基本特征、基本主题，以及分配正义的基本观念、基本原则进行清晰的厘定、梳理。这些基本概念的清晰度、准确性、合理性，对于下一步的研究具有前提性、基础性的价值。卫生保健的分配正义研究有赖于厘清分配正义的概念。

第一节　正义的概念

公平正义在各种文献中常被合起来使用，仿佛人们十分清楚这两个词的具体含义。作为一种话语的滥觞，公平正义归因于人们未曾对它进行过认真严肃的思考。因此，有必要对公平、正义等相关概念仔细辨析，为分配正义的理论研究奠定初步的基础。

在与正义相关的文献中，Equity/Fairness/Justice 是三个常用的词，它们基本上（广义上）算是同义词，可以替换使用，但是在具体的用法和语义上存在一些微妙的差别，并且涉及一些重要的理论区分。

Equity 可以翻译为“公平”，是一个伦理学上的概念。除了公平的意思之外，它还有权益、产权、股票、衡平法等含义，可见 Equity 最主要的是指财产上的公平，并由此延伸至法律上的衡平法传统。在健康公平的探讨中，Health Equity 已经逐渐地被广泛使用，它意味着在健康领域存在着不平等、不公平的现象，当然这种判断是以事实上的健康差异（health disparity，health difference，health inequality），以及这种差异的决定要素为前提的。值得注意的是，Equity 并不是 equality（平等），后者意味着相同、没有差别，相同的东西并不代表两者之间是公平的。对 Health Equity 的全面探讨需要正义理论的辩护和支持，对此将在第二章中进行详细分析。

Fairness 也译为“公平”，其侧重点在于“平”字，即公平的衡量尺度，强调“一碗水端平”、“不偏不倚”（imparity）、“不偏袒”，它要求对待人或事一视同仁。在这个意义上，公平带有明显的工具性，即在衡量尺度上使用同一个标准来衡量所有的人和事。打个恰当的比方，公平要求把所有的人和事都放在同一架天平上进行称重，用同样的砝码来权衡。此外，Fairness 还可以用来判断程序和规则，当所有的人都按照同一个游戏规则和标准来判断时，它就是公平的。比如，以高考分数之多少来决定所有人的大学录取资格，这种做法是公平的。但是，至于这个进行衡量的尺度、规则和标准本身是否合理、公正，Fairness 是不予考虑的。因此，这就需要引出第三个概念 Justice。

Justice 一般翻译为“正义”、“公正”，它意味着“正当”（right），与“义”或“直”相关。《说文解字》中的解释是：“正，是也。”也就是说，“公正”和“正义”的事情是道德上正确的事情。因此，正义关乎道德上的价值取向，它直接反映了人们把什么样的事态当作正当的、符合伦理道德的。但人们的伦理道德观念可能会有差异，这样就导致了存在着彼此不同的正义观念。如果人们要确信或坚持自己所秉持的正义观，就必须对此作出道德上的辩护，这样就可能发展出彼此不同的正义理论。

每个人对公平、正义概念都多少有些不同的认识。对一个人来说是公平公正的事情，对另外一个人来说可能是不公平、不公正的。公平、正义的问题很复杂，人们的定义通常也是不一致的①，

① 杜伊奇（Deutsch）从社会学研究的角度提供了三种公平概念的解释：平等、equity 和需要。平等的意思是对每个人都一样，有很多例子适用于这个解释，比如每个人都平等地享有投票权。Equity 意味着结果（包括奖励与惩罚）应该与投入相适应，有适当的比例，比如每个孩子都可以写诗，但最有天赋的诗人最受奖赏。第三个公平概念的解释基于人的需要。资源不是分配给每一个人（平等），也不是分配给最优秀的人（equity），而是分配给那些最有需要并依靠它取得成功的人。平等通常应用于亲密的、合作的社会关系中，equity 通常应用于经济领域提高生产效率，而需要则应用于把社会福利当作主要目标的社会中。参见 M. Deutsch，“Equity, equality, and need: What determines which value will be used as the basis of distributive justice?”，*Journal of Social Issue*，Vol. 31，1975，pp. 137-149.

因为有很多的外部因素影响了我们的解释。文化的、语言的、能力的差异都会影响到人们对正义概念的认识和评价。来自不同背景的人会有不同的评价，人们的认识多少受到自己所处的社会文化环境特征的影响。比如，在一个合作文化背景中生活的人通常是按照平等原则来理解公平、正义，在竞争文化背景中生活的人通常是按照公平的规则来理解正义。

在此，重要的是区分“公平”和“正义”。遵循一个对所有人都适用的规则和标准，由此导致的结果未必被所有人看作是正当的、正义的。比如，“金融大鳄”索罗斯前些年在东南亚金融市场上利用自己的聪明才智大发其财。就其个人行为来说，索罗斯遵循了证券市场“公平”的游戏规则（假设股市对所有人都开放，并且所得收益合法）。但是，就其行为动机和结果来看，这种做法有悖于公正、正义的要求，至少是存在争议的。因为就全球金融秩序而言，索罗斯的投资/投机行为直接引发了（至少是加剧了）东南亚的金融危机和经济灾难，直接损害了社会公正。这个事例说明，公正和公平并不完全是一回事，有时公平的事情未必是公正的事情。

罗尔斯“作为公平的正义”实际上也说明了公平和正义之间的区别。为了确立一种真正的、没有任何偏见的、不受任何群体利益左右的社会正义理论，罗尔斯设定了一种纯粹的背景条件——无知之幕。所谓“无知之幕”，是“假定各方不知道某些特殊事实。首先，没有人知道他在社会中的地位，他的阶级出身，他也不知道他的天生资质和自然能力的程度，不知道他的理智和力量等情形。其次，也没有人知道他的善的观念，他的合理生活计划的特殊性，甚至不知道他的心理特征……再次，假定各方不知道这一社会的经济或政治状况，或者它能达到的文明和文化水平”①。罗尔斯试图通过这种方式，建立一种公平的程序，以使任何被一致同意的原则都是正义的，由此而产生的正义理念就是“作为公平的正义”。

罗尔斯通过“无知之幕”这种“公平的程序”来产生正义理论

① ［美］罗尔斯：《正义论》，何怀宏等译，中国社会科学出版社1988年版，第10页。

的具体内容，他的这种做法实际上说明，作为一种工具、技术、规则和程序层面上的方法和手段而言，公平规则是十分有效的。罗尔斯的“无知之幕”是一种价值无涉的状态，它的目的在于，使人们在确定基本价值取向（基本社会制度）的过程中最大限度地减少个人的偏好、运气、自私自利行为等偶然因素的影响，排除非道德因素和不道德因素对正义的干扰。虽然“无知之幕”在现实社会当中是不存在的，是一种虚构的理想状况，但是这种虚构的状况是一种纯粹“公平”的做法，它起着背景公平的作用，确保正义制度形成的前提条件与具体过程是客观的、符合人们的正义感的。这种做法同时还说明，公平的目的在于导向正义或公正。

总之，公平和正义或公正在功能定位上有所不同。[①] 由于正义或公正强调价值取向的正当性，所以它不仅重视事情的结果是否符合公正的要求，而且为了保证事情结果的公正性（实质正义），它还必须考虑造成这种结果的程序公平性（程序正义）问题。程序公平最基本的要求就是必须遵循“同一标准”亦即一视同仁的公平准则，以防止双重标准或多重标准的产生，杜绝权势人物以此来满足自身的私利而损害其他社会成员的利益，从而造成不公正的社会状态。所以公正或正义必须包含公平的程序。公平程序虽然具有客观性、中立性、工具性和可操作性等优点，但它必须以正义作为价值取向，否则公平的规则可能导致不公正的结果。一旦社会丧失了公正、正义的基本价值取向，怀有种种企图的人或群体，特别是居于优势地位的人或群体，会借口公平的规则而将有利于自身却有损于他人的做法付诸实施，从而造成损害社会公正的结果。

第二节　正义的基本问题

一　正义的复杂性

在现代社会哲学、政治哲学与道德哲学中，正义问题一直是一

① 吴忠民：《“公正”与“公平”之辨》，《光明日报》2007年8月14日。

个根本的、复杂的问题。一方面，正义问题有抽象的哲学层面上的含义：正义是什么？什么是一个正义的社会？什么是社会的善和人类的善？政府的合法性何在，我们如何辩护政治权力？另一方面，正义问题关注我们这个不完善世界中的具体实践问题。当我们探讨正义概念和建构正义理论时，我们不是要描述理想世界如何，而是要改善我们所生存的这个不完善的世界。我们追问：如何正当地分配社会善和资源？当富人们有一生都花不完的钱和财富，却有很多的穷人因挨饿而死时，这个社会是正义的吗？在那些辛勤劳动者与那些不为社会做贡献的人之间，我们如何保持恰当的平衡？如何解决分配上的不平等问题？

正义理论试图解决这两个方面的问题。它们一方面定义正义的概念，给出理论上的解释。另一方面试图寻找实现正义社会、和谐社会的方法和手段，为一个正义的社会应该成为什么样子提供规范性指南。前者是理论上、概念上的阐述，后者是实践上的规范要求，二者紧密相连。正义概念的双重层面的含义将为我们提供探讨问题的基本设想。

正义概念的复杂性还体现在它指向了两个不同的方向。理想社会以及达到理想社会的实践措施可以分为矫正性（corrective）的要素和分配性（distributive）的要素，它们都可能向前（forward）或者向后（backward）来延伸。这两种不同的指向也可以称之为前瞻式与后顾式。确保每个人的奖励与惩罚符合公平正义，纠正当前的不正义分配，这是个人希望实现的理想。这种正义观念要求对每个人的背景、行为及其相关的制度进行经验性的研究，以建构起每个人的应得与资格观念。显然，这种正义观要求一种向后的指向。但正义观也可能有向前的指向。平等主义者的集体理想就是指向前方的，它不管每个人的过去背景与经历，只要求对结果进行平等分配。

不同的正义理论对何为正义给出了不同的解释。它们虽然都同意使社会变得更为正义，但对于怎样实现正义社会、正义社会的具体要求是什么，有着根本上不同的看法。想要找出一个人们广泛同意而且能够有效地应用到实践问题之中的定义，这是极其困难的。

然而，即使正义理论对于如何达成一个正义的社会有着不同的看法，但他们都普遍地认识到分配正义的核心要素就是要对每个人的所得做某种调整和改变。

现代正义理论通常都在不同的层面上来探讨正义问题。在这样一个语境中似乎没有一个内在一致的办法来解决分歧与争论。通常争论的真正问题不在于正义概念的具体内容，而在于方法论上的根本分歧。比如说，诺齐克的程序性再分配“资格理论”是一个向后看的正义社会理论；而罗尔斯的作为公平的正义观具有平等主义特征，它是一个向前看的理论。因为这些理论具有不可通约的方法论前提，所以它们提出的实践措施不能够做直接的比较，也不能简单地认为一个比另一个优越。不过，现代正义理论基本上采取了一个不同于传统理论的、推演正义原则的方法，即从传统的整体主义走向了原子论式的方法论个人主义，用社会契约论的方法代替了古典的美德伦理。

不同的正义理论，尤其是分配正义理论，通常（至少是部分地）反映了那个理论所诞生的政治、社会和经济环境。因此，正义概念的意义和实质结构会随着时间的推移而改变。在古希腊时代，人们更多地持有一种亚里士多德式的正义观——强调个人应该如何对待他人的个体道德，比如作恶者和受害者之间的正义问题。但在过去的几个世纪中，正义理论已经从这种古典的正义概念转向了分配正义和社会正义，即从一个正义的人（just man）转向正义的社会（just society），现代福利国家的建立和发展就是这种转变的例证。这种转变的一个重要原因是，社会经济的发展使人们发现古典的个人式正义观是不完善、不充分的，它不足以解决社会层面的正义问题。

二　正义的主题

正义这个概念可以用来描述很多事物，比如态度、判断、决定等个人行为，或者法律、社会制度。也就是说正义的概念既可以适用于个体的行为，也可以适用于社会层面的制度。前者可以称之为个人的正义，后者可以称之为社会的正义。正义的主要问题是社会正义。由于卫生保健的分配正义不涉及个人的正义问题，所以本书不探讨个人层面的正义问题。

正义的主题是社会的基本结构，即社会的主要制度，它包括政治结构和主要的经济社会安排。比如说，有关思想自由和良心自由的法律保护、竞争市场、生产资料的所有制、一夫一妻制，这些都是社会制度的例子。卫生制度也属于社会的主要制度之一，至少在现代社会中是这样子。因此，对卫生保健分配和卫生制度的考察就成了探讨正义的主要内容之一。

社会的基本结构，或者说社会的主要制度为什么如此重要？它为什么会成为正义的主题？罗尔斯认为，社会的基本结构影响深刻而广泛。影响广泛，这是因为社会的基本结构和主要制度影响了生活在那个社会中的所有人，它的涉及面非常广，而且影响到人们生活的最初机会；它影响深刻，是因为社会基本结构包含了不同的社会地位，而处于不同社会地位的人有着非常不同的生活前景。这些生活前景是由社会的基本政治制度和经济制度来决定的。① 这样的例子很多，比如说高考制度就决定了哪些人有上大学的机会、医疗保障制度就决定了哪些人可以享受医疗保险和医疗服务。

但是，社会制度的安排可能会造成一种深刻的不平等，由于种种原因，它可能使得人们的某些起点比另外一些起点更为有利，也就是人们在起点上就存在不平等，从而影响到人们最初的生活机会。在医疗保障制度不完善的中国，很多的穷人尤其是农民工等弱势群体无法享有基本的卫生保健服务，这在很大程度上会影响到他们的身体健康、工作就业，很多人看不起病，有些人甚至因病致贫。对于这种社会制度造成的不平等，罗尔斯认为不能用功绩、贡献来进行辩护，相反，应该用正义来规范它。因此，社会基本结构和基本制度是正义最初的适用对象。一个社会制度的正义，本质上依赖于如何分配基本的权利和义务，依赖于在不同社会阶层中的经济机会和社会条件。

---

① ［美］罗尔斯：《正义论》，何怀宏等译，中国社会科学出版社 1988 年版，第 7 页。

社会正义即是要去探求基本的权利和义务如何分配、利益和责任的分配和承担方式。在这个意义上，社会正义就是分配正义。当前流行的探讨主要关注权利与资格、特权与劣势、平等与平等的机会、权力与依附、财富（作为控制某种资源的权利）与贫穷等主题。因此，一项制度的正义与否是这项制度的重要事实根据，它会影响到这项制度的可接受性，或者说是合法性。质问某项制度的正义与否意味着从某种特定的角度对该制度进行审视，这些制度包括权利与义务的分配方式、利益与责任的承担者等基本内容。①

罗尔斯区分了正义的概念（the concept of justice）和正义观（a conception of justice）。正义的概念是这样来定义的，正义原则的作用是为了分配权利和义务，决定社会利益的适当划分。而一种正义观则是对这种作用的解释。也就是说，一种正义观是对正义概念的一种解释。在多元化的现代社会，每个人都可以有不同的正义观。②

三 正义的环境

按照休谟的说法，正义是一种“人为的德性”。只有依赖于某些先定的社会契约的背景，一个人才可以是正当的或正义的。单个人的正义行为只有成为普遍实践的组成部分，才是有意义的；而在这种普遍的实践中，其他人也根据相同的正义原则来行动。休谟认为：

> 自然的德（性）与正义的唯一差别只在于这一点，就是：由前者所得来的福利，是由每一个单独的行为发生的，并且是某种自然情感的对象；至于单独一个人的正义行为，如果就其本身来考虑，则往往可以是违反公益的；只有人们在一个总的行为体系或制度中的协作才是有利的。当我拯救苦难中的人时，我的自然的仁爱就是我的动机；我的拯救有多大的范围，

---

① ［英］布莱恩·巴里：《正义诸理论》，孙晓春、曹海军译，吉林人民出版社2004年版，第452页。

② ［美］罗尔斯：《正义论》，何怀宏等译，中国社会科学出版社1988年版，第10页。

> 我就在那个范围内促进了我的同胞们的幸福。但是如果考察提交任何正义法庭前的一切问题，我们就将发现，如果把各个案件个别地加以考虑，则违反正义法则而作判决，往往和依照正义法则而作判决，同样地合乎人道。……但是法律和正义的整个制度是有利于社会的；正是着眼于这种利益，人类通过自愿的协议建立了这个制度。当这个制度一旦被这些协议建立起来以后，就有一种强烈的道德感自然地随之发生。这种道德感只能由我们对社会利益的同情而发生。①

这种基于社会利益而产生的道德感就是正义感（人为的德性），它不同于基于自然情感而产生的仁爱之心（自然的德性）。休谟有一个漂亮的比喻，他把仁爱比作是“一堵用许多双手筑城的墙，它还要由于每一块砌在它上面的石头而长高，增高的比例与工匠们的勤奋和关怀成比例”。相反，正义起作用的地方就像是“拱顶，在每一块单个的石头单凭自己都会失败的地方，整个建筑只是靠它们的互助和相应部分的结合才得以支撑起来”②。

这就是说，只有在人为的正义制度的背景下，个人的正义行为才会倾向于公共善。根据休谟的说法，假定特定的条件保持不变的话，正义规则起源于在利己追求的相互限制体系中将要获得的普遍利益感。而这些条件则被罗尔斯称之为“正义的环境”，而正义原则象征着在正义的环境下以相互得利为目的的理性合作条款。按照休谟的观点，正义产生的条件有三个：适度匮乏的条件、适度利己的条件和平等的条件。这三个条件构成了正义的环境。

正义的第一个条件是适度匮乏，这是正义产生的客观条件，它是根据人类需求的较高和较低的满足程度来分析的。在较高的限度内，如果人类的需求像空气一样充足（古典诗人虚构的黄金时代），正义是完全无用的，永远不会在德性的目录中占有一席之地。“正

---

① ［英］休谟：《人性论》（下册），关文运译，商务印书馆1980年版，第622页。

② ［英］休谟：《人类理智与道德原则研究》（牛津：克莱雷顿出版社1975年版），第305—306页，转引自［英］布莱恩·巴里《正义诸理论》，孙晓春、曹海军译，吉林人民出版社2004年版，第191页。

义只是起源于人的自私和有限的慷慨，以及自然为满足人类需要所准备的稀少的供应。”① 正义的主要问题是供应短缺的东西如何分配，如果没有什么东西短缺（相对于人的总的需求），正义的概念将没有任何用处。在较低的满足程度内，正义成为一种有用的德性。在资源相对于需求而言短缺的地方，正义就成了人们调节资源分配的合理手段。

正义的第二个条件是适度的利己，这是正义产生的主观条件。正义的德性只能在非极端情况下才能存在。“人们如果是自然地追求公益的，并且是热心追求的，那么他们就不会梦想到要用这些规则来互相约束；同时，如果他们都追求他们自己的利益，丝毫没有任何预防手段，那么他们就会横冲直撞地陷入种种非义和暴行。”② 过度的仁慈和热心将使正义成为多余物，而极度地缺乏仁爱之心将使得一个人会陷入完全的不义，甚至是残暴行为。在一个适度利己的社会中，每个人都关心自身的利益，同时对他人的利益也表示一定程度的关注，正是这种对他人利益的关注才导致对正义的要求。

休谟可能是为了与适度的匮乏条件保持理论上的对称的缘故，在这里，他将“不能过多，也不能过少”的公式扩展到了利己行为。在现实生活中，走极端的人是很少的。“我们虽然极少遇到一个爱某一个人甚于爱自己的人，可是我们也同样很少遇到一个人，他的仁厚的爱加起来不超过他的全部自私的感情。”③ 极端的情感对于社会团结和社会建构没有什么意义，因为“在我们原始的心理结构中，我们最强烈的注意是专限于我们自己的；次强烈的注意才扩展到我们的亲戚和相识；对于陌生人和不相关的人们，则只有最弱的注意达到他们身上。”④ 在这里，“爱有差等”是生活中自然的普遍情感形式。

考虑到正义的第一条件（即资源的稀缺性），在每个人都是利己的情况下，人们的利益必然会产生冲突。正义正是要来调整主观

---

① ［英］休谟：《人性论》（下册），关文运译，商务印书馆1980年版，第536页。

② 同上书，第537页。

③ 同上书，第527页。

④ 同上书，第529页。

愿望和客观事实之间产生的矛盾，即人的自私和有限资源之间的矛盾。当矛盾发生时，人的有限慷慨就发生作用，进而需要制定出正义的规则来调和这种矛盾。因此，正义的原则是一个妥协、契约，是人们为了解决财产纠纷而建立起来的契约规则。人性的自私自利导致了对外物的纷争，而正义的规则就是用来调和它们的。

正义的第三个条件是平等。人们之间的力量愈是平等，达成并遵守正义规则的动机愈是强烈。如果人们之间的力量极度不平等，正义便是多余的赘物。因为在这种情况下，一方会成为绝对的强者，另一方则是绝对的弱者。绝对的强者只会按照自己的意愿行事，而不会考虑到弱者的利益，正义对他们来说是没有意义的。正如霍布斯所说，不受限制的力量和权力不需要契约，它可以得到任何他想得到的东西。由于人们惧怕没有契约状态下的相互伤害，所以才会想到建立正义的契约来限制各自的利己追求。

休谟设想了一种不平等环境的例子来论证了这一点。举例来说，假设有一种与人类相处的被造物，它们尽管是理性的，但在身体和心灵方面只有低微的力量，没有能力做任何的抵抗。我们似乎应该呼吁按照人道来温和地对待这些生灵，但确切地说我们的行为不受正义法则的限制，它们也无法做出正义的申诉。我们与它们的交往不能称之为社会，社会假定了一定程度的平等，而在这里却是一方的绝对命令，另一方则是奴役般的服从。凡是我们觊觎的东西，他们必须立即放弃；我们的许可是他们保持占有物的唯一根据。正义不会产生在如此不同的环境中。①

四　正义与互利合作的社会理念

在罗尔斯看来，社会是一种互利合作的冒险形式，在这种形式中既有利益一致，也有利益冲突。为了调节人们的利益冲突就需要正义的原则来予以调整：

> 社会是一种对于相互利益的合作的冒险形式，它使所有人

① ［英］休谟：《道德原则研究》，曾晓平译，商务印书馆2006年版，第42页。

> 有可能过一种比他们仅靠自己的努力独自生存所过的生活更好的生活；另一方面，由于这些人对由他们协力产生的较大利益怎样分配并不是无动于衷的（因为为了追求他们的目的，他们每个人都更喜欢较大的份额而非较小的份额），这样就产生了一种利益的冲突，就需要一系列原则来指导在各种不同的决定利益分配的社会安排之间进行选择，达到一种有关恰当的分配份额的契约。这些所需要的原则就是社会正义的原则，它们提供了一种在社会的基本制度中分配权利和义务的办法，确定了社会合作的利益和负担的适当分配。①

人们之所以要合作，就在于人是社会性的动物，单个人的独自生存几乎是不可能的，即便它可能会存在于文学家的想象之中。人在本质上要依赖于与其他人的合作才能过一个像样的生活。一个有才华却患有严重残疾的人，在一个市场化的社会里可能会表现得很好、生活得很好。但是，如果他必须独自照料自己的话，却只能饿死。人们之间的相互依存突出地表现在对于生活必需品的交换上，可以合理设想没有任何一个人能够独自地生产他所需要的一切生活必需品。

在相互合作的社会规则体系中，人们才能够共同地行动，以至于创造更大的利益总和。在利益总和增加的情况下，人们才能够分配到比不合作情况下更多的利益。这是一种互惠互利的合作，因此它必须是有生产能力的。这种互惠互利建立在利益一致的基础上，人们有着共同的利益诉求才会走向合作。但反过来说，人们也有着利益的分歧，这就导致了正义的诉求。

每个人都是社会合作中的一员。"所有的公民终其一生都是充分合作的社会成员，这意味着，每个人都具有足够的智力以至于扮演一个正常的社会角色，没有哪个人会蒙受极其难以实现的特别需求，例如，不同寻常而且费用昂贵的医疗需求。当然，关注那些有

---

① ［美］罗尔斯：《正义论》，何怀宏等译，中国社会科学出版社1988年版，第4—5页。

着这种需求的人们是一个紧迫的实践问题。”①

所以，每个人的幸福都依赖于社会合作体系，没有这个体系任何人都不会过上令人满意的生活。并且，只有在这个体系是合理的前提下，我们才可以要求每个人进行自愿的合作。合理的社会合作体系就是建立正义的社会制度。“通过合作，他们能够生产更多的为每个人所需要的基本物品，我称那些通过合作生产的基本物品为‘社会盈余’；这是基本的社会物品总量的一部分，没有合作将无法生产出来。人们签订的契约内容必须保证生产和供应适用于这些社会盈余的分配。”②

社会合作的理念包括三个要素。第一，合作与纯粹的社会性协调活动不同，它是由公共认可的规则与程序来引导的，合作者把这些规则和程度看作是恰当规导他们行为的规则和程序。第二，合作包含公平合作项目的理念，这些项目是每一个参与者都会理性接受的。公平合作项目将一种相互性理念具体化了，所有介入合作并按规则履行职责的人，都将以一种适当的方式受益于合作。在正义原则下，大家努力所产生的利益得到了公平分配，并为世世代代所分享。第三，社会合作的理念要求一种各参与者合理得利的理念或善的理念。③

罗尔斯的相互性概念来自休谟的共同利益感问题。共同利益感是人们对所共有的为实现自己的利益而通过相互性和互利性的行为而表现出来的共同感觉。在这种感觉的支配下，每个人做出一个正义的行为时，都期待他人也会照样行事，否则的话就没有人意识到正义是一种美德。因为人的天性是自私的，只是赋有一种有限的慷慨，所以不容易被诱导去做有利于他人利益的事情，除非他想得到某种利益。正义原则必须建立这种相互性，人们才会产生去行使正

① John Rawls, “Kantian Constructivism in Moral Theory”, *The Journal of Philosophy*, Vol. 77, No. 9, 1980, p. 546.

② David Gauthier, “Justice and Natural Endowment: Toward a Critique of Rawls’ Ideological Framework”, *Social Theory and Practice*, Vol. 3, 1974, p. 14.

③ ［美］罗尔斯：《政治自由主义》，万俊人译，译林出版社2000年版，第16—17页。

义行为的动机。

“相互性的理念介于公道性的理念与互利性的理念之间，公道性的理念是利他主义的（受普遍善的驱动），而互利性的理念则被理解为相对于人们现在的或预期的境况来说，每一个人都可得利。”① 一种正义观的恰当内容是它应当公开地表示人们的相互尊重，以此方式保持一种自我价值感。当社会遵循这些原则时，每个人的利益都包含在一种相互性的结构中，而这种相互性的结构公开支持着人们的自尊。

罗尔斯特别强调社会作为一个合作体系的重要性。他认为，每个人的幸福都依赖于一种合作体系，没有这种合作，所有人都不会有一种满意的生活，因此利益的划分就应当能够导致每个人自愿地加入到合作体系中来，包括那些处境较差的人们。所以，不能为了最大利益总额而损害少数人的利益，这不仅是不正义的，而且破坏了社会的合作体系。减少一些人的所得以便其他人可以发展，这可能是一种权变策略，但不是正义的。在公平的契约状态中，个人的天赋和社会地位不是人们所应得的，所以要寻找一种可使自然天赋和社会环境中的偶然因素归于无效的正义观。作为公平的正义就满足了这一点，它体现了把那些从道德观点来看是任意专横的社会因素排除到一边的思想。

罗尔斯也意识到，没有任何社会能够是一种人们真正自愿加入的合作体系，因为每个人都发现自己生来就在一个特定的社会中处于一个特定的地位，这一地位的性质实际上影响着他的生活前景。但一个满足了公平的正义原则的社会，还是接近于一个能够成为一种自愿体系的社会，因为它满足了自由和平等的人们在公平的条件下将会同意的原则。在此意义上，它的成员是自律的，他们所接受的责任是自我给予的。

五 正义与个人的基本理念

人性有很多方面，比如“政治人”、“经济人”、“游戏人”、

① ［美］罗尔斯：《政治自由主义》，万俊人译，译林出版社 2000 年版，第 51 页。

“组织人”等。为了与互利合作的社会理念相适应，罗尔斯设定了一种特别的个人理念，即个人能够成为一个正常的终身能够充分参与合作的社会成员。只有充分参与合作，互利合作的社会理念才是可能的。

在民主社会里，每个人都是公民，每个公民都是自由而平等的个人。个人凭借两种道德能力（正义感和善观念的能力）和理性能力（判断能力、思想能力、推理能力）而自由。拥有了这些能力，一个人才能在最低程度上成为充分合作的社会成员，并保证每个人都是平等的。①

正义感的能力是指理解、运用和践行代表社会公平合作项目之特征的公共正义观念的能力。正义感表达了这样一种意愿，即按照他人也能公开认可的项目来行动。②一种正义感是运用正义原则和按照正义原则去行动的有效欲望。③在此，正义原则调节着人们的欲望，要求人们按照公开的通过契约制定的正义原则来行事。因此，正义原则是生活的调节性观念。

善观念的能力乃是形成、修正和合理追求一种人的合理利益或善观念的能力。善观念包含了人生的价值观，一种善观念多少具有决定性意味的终极目的，并伴随着人的情感依附，以及对群体或联合体的忠诚。这种善观念与人的世界观联系在一起，只有在与世界的关系中才能理解我们的目的和价值，才能理解人对世界和社会的情感依附。当然，个人的善观念并不是一成不变的，而是随着人的不断成熟而发展的，在个人的生活历程中，人的善观念可能发生重大改变。④

罗尔斯设定的这种个人基本理念显然排除了某些不具备道德能力和理性能力的人，或者那些能力受到不同程度削弱的人。比如，伤残者、精神错乱者，这些人不能成为通常意义上的社会合作成

① ［美］罗尔斯：《政治自由主义》，万俊人译，译林出版社2000年版，第19页。

② 同上。

③ ［美］罗尔斯：《正义论》，何怀宏等译，中国社会科学出版社1988年版，第570页。

④ ［美］罗尔斯：《政治自由主义》，万俊人译，译林出版社2000年版，第20页。

员。他们或暂时不能满足这些条件（因疾病或自然事故），或永远不能满足这些条件。[1] 那么，如何对待不能满足这些条件的人？罗尔斯对这个问题的回答没有那么肯定。他表明，政治正义的理念并不囊括一切，我们也不应该期待公平正义或任何有关正义的解释囊括所有的是非问题。政治正义永远需要其他美德的补充。[2] 不过，罗尔斯显然参考了罗曼·丹尼尔斯的著作，认为公平正义能够对正常的卫生保健问题做出回答。在后面的章节中，本书会详细地展开丹尼尔斯如何将罗尔斯的公平正义观扩展到卫生保健中来。

第三节　分配正义的观念

一　分配正义的概念

分配正义是现代道德哲学、政治哲学和社会哲学中一个非常重要的领域。正义理论一般划分为三个相互重叠的领域：（1）政治正义或政治秩序的理论；（2）法律与惩罚理论；（3）分配正义或社会正义理论。在这个划分中，政治正义一般来说涵盖了其他两个领域[3]。政治正义关涉政治权力和政治秩序的辩护，集中探讨国家宪法和立法；惩罚正义关涉如何辩护社会的惩罚措施，包括对违法或违背社会道德规范的行为进行惩罚。而分配正义则集中探讨社会资源的分配问题，即如何生产、配置、分派社会成员所需要的、应得的或有资格获得的资源。分配正义关涉社会分配问题。在这个意义上，分配正义意指社会正义。

现代意义上的分配正义要求国家保证财产在全社会进行分配，以便让每个人都得到一定程度的物质。分配正义的辩论往往集中在可保证的物质手段的数量，以及保证分配得以进行所需要的国家干预程度上。当然，这些问题是相互关联的。如果每个人应该得到的

---

① ［美］罗尔斯：《政治自由主义》，万俊人译，译林出版社2000年版，第21页。

② 同上书，第22页。

③ Ruth Chadwick, ed., *Encyclopedia of Applied Ethics*, Volume 1 (A－D), Academic Press, p. 816.

物质数量少，那么市场就可以进行充分的分配；如果每个人应该得到的福利保护内容很多，那么政府就需要重新分配以纠正市场的缺陷。如果每个人应该得到的物质一样多，那么自由市场将完全被国家分配体制替换掉。从这个意义讲，分配实际上是政府对于自由市场进行的一种干预行为。因此，分配正义蕴含着一个当然的前提，那就是对自由市场和私有财产的某种程度的拒绝，至少是在人类生活的某些领域中是这样。那些把自由市场当作信条的自由至上主义者显然质疑政府干预的正当性，诺齐克就是持此种观点的典型代表。

考虑到正义概念的历史复杂性，我们需要在下面几个条件下才能得出现代意义上的分配正义观：

（1）尊重和权利的概念：每个人都有一样东西值得尊重，个人在追求这种东西的时候应该得到某些权利和保护；

（2）应得的观念：必要物品的某些份额是每个人都应得的部分，是每个人理应得到的权利和保护的部分；

（3）理性的证明：每个人应得某种东西，这种事实可以被理性的、纯粹世俗的术语和逻辑来证明；

（4）可行性：这种应得份额的分配是切实可行的；

（5）保证人：私人、组织，尤其是国家应该成为分配的保证人。①

当然，这些复杂的各种观念相互交织在一起。对于它们的仔细分析和逻辑证明，就是本书要研究的主要内容。尤其是针对卫生保健的分配正义问题，构成了本书的核心内容。

二　分配正义的原则

在分配正义的诸原则中，有形式原则（formal principle）和实质原则（material principle）之分，它们也被称之为形式正义（formal justice）和实质正义（material justice）。形式原则是：平等之物必须平等对待，不平等之物必须不平等对待，这种最低的正义要求来自

① ［美］塞缪尔·弗莱施哈克尔：《分配正义简史》，吴万伟译，译林出版社2011年版，第8页。

亚里士多德①。这种原则实际上是相同的情况以相同的方法来处理，不同的情况以不同的方法来对待。之所以称之为“形式”，是因为它没有给出必须同等对待的具体情景，也没有提供同等对待的具体标准或原则。它仅仅宣称：除非人们或事情之间的差别与对待它们的方式之间具有相关性，否则所有人和事都必须同等对待。但这种形式原则具有明显的问题，就是缺乏实质性的内容：什么是同等？同等对待的方式是什么？谁应该同等对待、谁应该区别对待？什么样的差别和特征是需要使用不同的方式来对待的（区别对待）？这就需要实质性原则进行补充。

实质原则是那些把平等对待的相关特征具体化的原则，它们能够鉴定出进行分配的实质属性。实质原则规定了如何分配的具体标准，它是有内容的，因而是非形式化的。举例来说，需要原则就是一个实质原则，它主张基于人的需要的分配是正义的。说一个人需要什么，意味着没有这些东西他就会受到伤害，至少受到不利影响。但是在现实中显然并不要求对所有的善和服务都按照需要原则进行分配，比如奢侈品。这就需要我们限定实质原则的适用范围，而不是把唯一的实质原则毫无例外地应用于一切社会分配领域。

分配将主要涉及实质性的分配原则。与此相关的分配原则有：功利主义、平等主义（及其变体）、自由意志主义、需要原则，以及按努力程度、贡献大小、才能优点进行分配等等。这些原则，有些会涉及卫生保健的分配问题，有些则不会，对于那些具有相关性的原则，本书将在恰当章节进行充分讨论。如果要对这些不同的实质性分配原则做一个方法论上的划分的话，就可以得出如下三种类型：

（1）支配性的分配理论。主张用唯一的标准来支配所有的分配，比如马克思的需要标准、功利主义标准等等。就功利主义而言，他们把快乐视为最高的善，在分配中采用所谓的理性计算标准：每个人只能算一个而不能算更多。它们认为快乐和功利至少在

① Tom L. Beauchamp & James F. Childress, *Principles of Biomedical Ethics*, Fourth Edition, Oxford University Press, 1994, p. 328.

理论上是可以计算、量化和加总的，这样不管个人的还是社会的道德决策就变成了一个自动的程序。

罗尔斯的权利标准和诺齐克的资格理论也属于支配性的分配标准。这种方法的特征是：它相信能够确定单一的实质性的社会正义标准来协调整个社会，并认为它们具有理性说服力，主张自己的分配正义概念具有普遍的可接受性，至少是被具有善良意志的理性人所接受。如果正义原则来自于永恒的理想，或者像社会契约论那样来自于纯粹理性的需要，那么就可以赋予它们合法的支配性地位，以压倒其他的正义概念。为了保证理论的完整性和一致性，他们不得不建构一个构思精致的理论体系，就像罗尔斯那样从传统的契约论出发来构造一个完备的系统论证。然而，这种支配性的分配理论很容易受到攻击。不管是在理论前提假设上，还是从方法论上都可能遭到相应的反驳和质疑。

（2）怀疑论的分配理论。这种类型的分配理论直接反对支配性的分配理论。它认为任何分配标准都不是决定性的，所以最为恰当的分配途径是依靠理性的决策策略——此策略的手段和结果依具体环境而变化。休谟和哈耶克就持有这类观点。对怀疑论者而言，正义只是人虚构的一个道德概念而已，它只是以一种伪善的方式来为自私行为提供某种合法性。不管它如何掩盖，理想的正义观念始终与实践中的强势社会团体的利益相互冲突。正如柏拉图《理想国》中的色拉叙马霍斯所言，正义只是强者的利益。①

在休谟看来，正义的抽象定义是“给每个人其所应得”，但是每个特定个体的应得都是通过社会习俗来确定的，没有任何超验的标准能先于法律和社会习惯的判断标准。这样，社会正义就是一种财产分配的社会习俗，它是由市民社会所创造和实施的。

哈耶克式的自由意志主义理论也对支配性的分配理论进行了深刻的质疑。他认为每个人都有自己的目标和正义标准，这些目标和标准彼此相异。目标是个人偏好的合法表达，而标准是个人信念的

---

① ［古希腊］柏拉图：《理想国》，郭斌和、张竹明译，商务印书馆1986年版，第18页。

产品。没有任何人有资格决定他人的目标，也没有任何人的正义观能够获得普遍的认同。一个单一的、支配性的分配标准与这种自由意志观念显然是不相容的。基于这种自由意志观念，哈耶克对社会主义集体经济和政府干预手段进行了严厉的批评，认为自发生成的经济秩序是最好的秩序和财产分配方式。

（3）多元论的分配理论。主张有多种分配理论并存，它们之间也很难协调。所以，最明智的办法是确定我们通过分配要实现的是什么，然后根据这个目的来确定相应的分配标准。比如，亚里士多德主张实现人类繁荣，迈克尔·沃尔泽（Michael Walzer）主张自主性和公民权，阿马蒂亚·森（Amartya Sen）主张人的能力。

这种类型的分配理论不仅反对支配性的分配理论，而且反对怀疑论的分配方式。它认为支配性的分配理论是没有说服力的，单一的分配方式不能解决复杂的分配问题，不能解决所有的政治经济问题。多元论者也否认了怀疑论者的结论，怀疑论者对单一正义概念的普适性怀疑是对的，但是根本否认正义的存在是错的。多元论认为社会正义是存在的，只是在不同的社会领域需要采用不同的标准，适用于一个领域的标准对另外一个领域可能是不适用的。

历史地看，多元论的分配方式起源于亚里士多德。他对柏拉图的单一分配制度（共产主义）进行了批评，并发展了一种有关经济制度的分配正义，有点类似于现代的社会民主。他的理论在两种意义上是多元的：一是社会善的分配应该用来实现人类繁荣，二是有两种正义形式，即分配正义（向前看）和矫正正义（向后看）。现代的多元论理论不同于亚里士多德的观点，但是他们基本上都继承了亚里士多德关于社会善和物质财富的工具价值的观念。区别只在于亚氏从“善好生活”开始论证，而当代的理论多从平等角度入手。

沃尔泽在《正义诸领域》中发展了一种社群主义的多元分配理论。[①] 他主张，每种社会善决定了其自身的分配方式，它们都有自己特定的分配标准，尤其是在实践应用中也是如此。例如，如何获

① ［美］沃尔泽：《正义诸领域：为多元主义与平等一辩》，储松燕译，译林出版社 2002 年版。

得社会荣誉的标准显然不同于医疗保健的分配标准。沃尔泽非常审慎地拒绝了任何根本性的正义原则，但是他仍然提出了一个一般性的主张，即分配的最终目的是为了实现个人自主和公民权。这可以通过在社会成员之间创造“复杂的平等”来达到。当人们在不同的分配领域采用不同的分配方式，并且他们不能将自己的优势从一个领域转移到另外一个领域，更不能独自支配剩下的领域之时，一种复杂的平等就产生了。

复杂的平等在这个意义上可以理解为平等的公民权，它不是各种单一的分配原则以一种支配性的方式所产生的分配结果，它自身也不是一个根本性的分配原则。最好理解为，它是在分配领域中个人自主实现之后的副产品。每个分配领域都有自己相应的分配标准，一旦我们知道了应该分配什么，就知道了如何分配（通过什么手段，分配给谁）。比如，医疗保健的分配标准是需要，货币与商品的分配标准是市场中的自由交易，教育的分配标准是平等的初级教育以及接受高等教育的能力。如果在分配标准上存在分歧，那么它也只是关于（不同的社会）善本身的分歧而已。所以，一旦解决了后者的问题，分配问题便迎刃而解。

多元理论具有两个根本特征。首先，它拒绝承认普遍的正义原则适用于所有的社会领域。没有唯一的支配性标准能够解决所有具体的社会分配问题。应当把正义看成是在特定的时间创造特殊的政治共同体。多元论试图建构社会善的事实属性（特殊性）和分配标准之间的内在关联，认为前者的具体情况决定了后者。其次，多元论不是从抽象的原则出发，而是从日常社会经验出发来寻找分配标准。这种经验特征把分配正义理论带向了日常生活，并考虑到一些非常真实的不公平案例。

三　分配的范围

分配的范围关涉到这样几个问题：（1）应该分配什么东西？（2）将这些东西分配给谁？（3）每个人应该得到多少？很明显，这些问题是相互联系的。

对于第一个问题，自罗尔斯之后哲学家们争论得很活跃。罗尔斯主张分配社会的基本善，德沃金主张分配他所说的“资源”[①]，功利主义者主张分配快乐、效用和福利。罗尔斯认为，功利主义者往往纠缠在快乐、功利或福利的定义上。福利到底是什么？它在多大程度上依赖于人们想要的东西？罗尔斯用基本善的概念，就是要把分配正义的焦点从快乐或福利转向理性人渴望的社会基本物品。这些基本物品是人人都需要的，不管他们的最终目标是什么。社会基本善是人们实现自己价值目标的最重要手段。

不过，有些理论家并不赞同罗尔斯社会基本善的观点。杰拉尔德·柯亨认为，社会应该把目标定在让每个人平等拥有“接触优势的权利”上。[②] 阿马蒂亚·森和玛莎·纳斯鲍姆认为，社会应该将分配的政策目标定在确保人的基本“能力”的平等化上。[③] 还有一些人建议在政治和物质产品之外考虑分配“象征性”的物品。如果我们相信分配正义的理由是人人必须有实现其行动能力的手段的话，就要考虑文化认同的问题，比如一个女同性恋者是否有机会接触公共空间以自由地表达她的性取向。如何让少数族群在公共生活中感到安全，并且不因自己的身份低下而觉得丢人，这是教育和媒体必须面对的正义要求。威尔·基姆利奇卡（Will Kymlicka）把文化成员的身份当作基本物品，提出了国家应该帮助保存弱势少数族群文化的观点。[④] 耶尔·塔米尔（Yael Tamir）建议国家在公民中平等分配文化资源。[⑤] 詹姆斯·塔利（James Tully）为重新分配承认

---

① Cf. Ronald Dworkin, “What is Equality? Part 2: Equality of Resources”, *Philosophy and Public Affairs*, Vol. 10, No. 4, 1981, pp. 283-345.

② Cf. Gerald Cohen, *If You're an Egalitarian, How Come You're So Rich?*, Cambridge, MA: Harvard University Press, 1998.

③ Amartya Sen, “Equality of What?”, in S. McMurrin, ed., *Tanner Lectures on Human Values*, Vol. I, Cambridge: MIT Press, 1980, reprinted in Sen, *Choice, Welfare, and Measurement*, Cambridge, Mass.: MIT Press, 1982, pp. 353-369. Martha Nussbaum, “Nature, Function and Capability: Aristotle on Political Distribution”, in *Oxford Studies in Ancient Philosophy*, edited by Julia Annas and Robert H. Grimm, Supplementary Volume, 1998. Oxford: Oxford University Press, 1988.

④ Will Kymlicka, *Liberalism, Community and Culture*, Oxford, UK: Clarendon, 1989, chapter 8 & 9.

⑤ Yael Tamir, *Liberal Nationalism*, Princeton, NJ: Princeton University Press, 1993, pp. 53-56, 107-111.

资本进行了辩护，他认为应该给予公民以某种形式的公共承认，挑战性别主义、种族主义、外国人恐惧症等社会规范，从而为女性、少数群体、残疾人、土著居民等提供上大学、找工作的机会。①

对于第二个问题，它关涉得到被分配物品的人，不管这些物品是什么。一般认为分配的对象是每个公民，即每个公民都应该被合理地分配到一些份额，不管这些份额是指罗尔斯的“社会基本善”，还是功利主义的福利、效用，抑或是森的“能力”。也就是说，每个公民都有资格得到被分配的物品。

如果问题是这么简单，那么现实中很多的不平等将会消除。实际上，在一个社会中，并不是每个公民都享有被分配到某些物品的权利，很多人被排除在社会的分配制度之外。社会存在着各种各样的歧视，比如对艾滋病人的歧视和污名化，使得他们很难享有正常人的隐私权、自尊和医疗卫生服务的权利。因此，正义要求每个公民都应该成为分配正义关涉的对象，而不是像现实中的某些人被迫沦为二等公民。

如果每个公民都有资格获得被分配的物品，那么一个很自然的问题是：这种资格是否存在地域的限制。在一个像中国这样地域广阔的国家，各个省份之间的社会福利政策存在很大的差异，那么是否允许一个人从福利较差的省份移民到福利较好的省份？举例来说，在北京考上大学的机会，尤其是上名牌大学的机会比其他省份相对容易很多，那么是否允许一个考生将户口从其他省份（比如说湖北）转到北京来，以获取更多的上大学的机会？如果受教育权是每个公民都享有的权利，那么禁止人们转移户口的理由是什么？以户口（多半由父母的籍贯或自己的出生地决定）这样一个偶然的因素来决定一个人受高等教育的机会，在道德上的理由何在？

如果我们将视野从国内转向国际，那么会产生更多的棘手问题。国家应该如何对待那些居住在国内的外国人的需要，那些拥有众多福利的国家（比如说欧洲的一些高福利国家）是否应该限制移

① James Tully. “Struggles over Recognition and Distribution”, *Constellations*, No. 7, 2000, pp. 469-482.

民？我们是否有帮助世界公民的义务？国际性的援助，其道德基础何在？这些都是涉及全球正义的问题。有些人主张分配正义是国际性的，每个人都应该帮助世界任何地方的穷人，他们责备罗尔斯把分配正义的对象仅仅限定在民族国家的范围之内。[①]

对第三个问题，哲学家们争论得更激烈，它实际上涉及的是社会物品该如何分配的问题。对此，几乎每个哲学家都有自己的主张。比如，马克思提出在共产主义社会按需分配的主张，中国目前实行的是以按劳分配为主、其他分配方式并存的制度。罗尔斯提出了两个分配正义的原则，但诺齐克对这两个原则提出尖锐的批评。

基本上，目前存在两股较强的分配原则主张，一股是倾向于平等，一股是反对平等。在主张平等分配的阵营里，又有各种各样的差别，这种差别在于他们对什么东西的平等（也就是第一个问题）存在着理解上的差异。比如，德沃金主张资源的平等，森主张能力的平等，阿内逊（Arneson）主张福利机遇的平等[②]。不仅如此，他们对平等的程度也存有分歧。位于罗尔斯左翼的思想家认为，只有更严格的平等才能考虑到民主社会中的公民平等，或者适当反映每个人的平等价值。而位于罗尔斯右翼的思想家认为，对所有人的同等尊重只要求最低保障，在此基础上的不平等有众多的社会和道德上的好处。

四　诺齐克的挑战

诺齐克对分配正义提出了激烈的批评，这集中反映在他向罗尔斯的正义理论提出了挑战。他秉持的是一种自由意志主义（libertarianism）[③] 的理论。自由意志主义起因于社会主义的失败和“二战”之后其他非马克思主义政治理论的破产。自由意志主义与平等主义

---

① Cf. Charles Beitz, *Political Theory and International Relations*, Princeton, NJ: Princeton University Press, 1979. Also see Thomas Pogge, *Realizing Rawls*, Ithaca, NY: Cornell University Press, 1989.

② Richard J. Arneson, “Equality and Equal Opportunity for Welfare”, *Philosophical Studies*, Vol. 56, 1989, pp. 77-93.

③ 也称为“自由至上主义”。

尤其是社会主义的平等主义构成了对立的两极，其理论的核心特征是完全的个人主义，它拒绝任何集体、社会和国家能够作为权利和义务的承担者。社会集体只有完全属于自愿个体的集合时才具有合法性。因此，自由意志主义者是半个无政府主义者，它只承认最低限度的国家的合法性，这个国家只保护个人的财产权。

自由意志主义在方法论上的本质是自由放任的经济学，以及对于政府干预手段的极度不信任，认为政府的干预对个人自由实施了社会和法律的约束。它把政治自由和市场自由看作最重要的东西，任何限制性的法律、税收、福利、国家经济控制都应该取消或最小化。所有的人类个体都有特定的自然权利，其中最重要的自然权利就是财产权，它们是神圣不可侵犯的，不能以任何集体利益的名义来剥夺。

因此，自由意志主义在分配问题上离社会主义的平等主义最远。他们是典型的个人主义者，把工作的经济回报看成是应得的，工商业所有者由于对国家做出了贡献，他们的财富也都是应得的。他们认为总体上的财富不平等以及个人之间的财富不均是可以接受的，每个人都应该对他自己的命运负责。平等地分配金钱和财富，侵犯了个人的平等权利，尤其是他们所拥有的财产权。这种侵犯个人权利的行为在道德上永远都是错的，权利永远胜过其他的考虑。

诺齐克对分配正义的批评主要表现在以下几个方面：

（1）对分配和再分配的批评。在他看来，“分配”一词意味着由一种社会制度按照某些原则来集中地提供某些东西。但是，在一个自由主义社会中，“没有任何集中的分配，没有任何人或群体有权控制所有的资源，并共同决定如何将它们施舍出去。”① 在自由主义的社会中，人们的决定是分散的，生产、交换和资源的控制是分散进行的，所有人的合力形成了总的结果。在这里，没有统一的意志、目标和结果。分配在自由的市场经济中没有任何位置。

分配正义的关键是再分配，但是再分配必须由国家采取某种手段将一部分资源从一些人转移给另外一些人。诺齐克批评这种理论

① Robert Nozick, *Anarchy, State and Utopia*, New York: Basic Books, 1974, p. 149.

是不中立的，因为它“只考虑到了接受者的利益，而没有考虑到给予者的利益；只关心财富到哪里去，不关心财富从哪里来；只维护天赋较低者的利益，没有保护天赋较高者的利益；只把处境最差者当成目的，而把处境最好者当成手段。”① 诺齐克指出，马克思、罗尔斯等思想家的理论中有一个前提假设：社会被看作是一种合作模式，而不是无计划地凑在一起。但是，为什么应该把个人看作和他人分享命运，并为周围的人的遭遇负责呢？诺齐克指出，甲有钱而乙贫穷，这不一定意味着甲做了任何事情让乙变得贫穷。所以，我们不清楚为什么甲欠乙东西，为什么甲有义务给乙一些物品，虽然甲可能出于友好或慈悲心肠主动地帮助乙。总而言之，任何国家的再分配都侵犯了那些被转移财富的人所拥有的财产权。

再分配最常用的手段是税收，这种强行的手段在诺齐克看来无异于强迫劳动。因为税收所支持的是从一些人的手中强行夺走某些东西，然后给予另外一些人，其实质是强迫一些人为另外一些人劳动。“其他人违反不得越界的边界约束，故意进行干预，威胁使用强力来限制选择，在这种情况下人们或者缴纳税收，或者（大概是更坏的选择）刚好维持生存——这个事实使税收制度成为一种强迫劳动，并使它区别于没有强迫但选择受限的其他情况。”② 诺齐克指出，任何重新分配的计划都会对个人的自由构成威胁，它会给政府官僚赋予过多的权力，这在本质上与他的最低限度的国家理论相冲突。

（2）对模式化的（patterned）分配原则的批评。诺齐克指出，“如果一种分配原则规定分配随着某种自然维度、自然维度的权重总和或自然维度的词典式序列而变化，那么我们就把这种分配原则称为模式化的。”③ 这些模式化的原则按道德功绩、对社会有用、智商、需要、边际产品、努力程度或者各种总和进行分配，包括罗尔斯的两个分配正义原则在内，“几乎所有被提出来的分配正义原则

---

① 姚大志：《何谓正义：当代西方政治哲学研究》，人民出版社2007年版，第83页。

② Robert Nozick, *Anarchy, State and Utopia*, New York: Basic Books, 1974, p. 169.

③ Ibid., p. 156.

都是模式化的"①。

诺齐克对模式化的分配原则进行了激烈的批评。他通过张伯伦的例子表明，"不对人们的生活进行持续的干预，任何最终—状态原则或模式化的分配正义原则都不能得到持续的实现。……为了维持一种模式，或者必须不断干预以阻止人们如其所愿地转让资源，或者必须不断（或周期性地）干预以从某些人那里取走资源，而这些资源是别人出于某种理由而愿意转让给他们的。"②模式化的分配原则限制了人们正常地自愿地转让资源，从而侵犯了个人的财产自由。

为了砸碎模式化原则的锁链，诺齐克诉诸人的自发行为，"说每一种模式化的（或最终—状态）原则都注定被个人的自发行为所破坏，而这些个人自发地转让他们在这种原则下所得到的份额，这也许有些言过其实。因为，也许某些非常弱的模式没有被这样的自发行为所破坏。随着时间的推移，任何带有平等主义成分的分配模式都会被个人的自发行为所颠覆；每一种令人非常满意以致实际上被设为分配正义之核心的模式化条件，也会如此。"③诺齐克区分了历史原则和模式化原则。后者试图把社会硬塞进一些模式中，构造一些理想的最终状态，而不是让个人自己去寻找达到不同最终状态的方法。如果人们真正尊重自由的话，坚持正义的历史原则比"模式"原则更好，因为它只控制人们用来实现自己目的的手段。

（3）对目的—结果原则的批评。诺齐克把非历史的分配正义原则，包括即时原则（current time-slice principles）称为目的—结果原则（end-result principles）或最终—状态原则（end-state principles）。即时原则由某种东西如何分配来决定，即谁拥有什么东西。例如，功利主义的分配方式就是即时原则，福利经济学也是一种即时原则的理论。A拿20份而B拿10份，与B拿20份而A拿10份，对功利主义而言具有同样的功利效果，因此选择哪一种都是无

---

① Robert Nozick, *Anarchy*, *State and Utopia*, New York: Basic Books, 1974, p. 157.

② ［美］诺齐克：《无政府、国家和乌托邦》，姚大志译，中国社会科学出版社2008年版，第195—196页。

③ 同上书，第196—197页。

关紧要的事情，由一种分配变成另一种也不涉及不正义。

诺齐克提出了与即时原则相对的历史原则。他认为，“一种分配是否是正义的，依赖于它是如何发生的。”“大多数人并不认为即时原则能够说明关于分配份额的所有事情。他们认为，在评估一种分配状况的正义时，不仅需要考虑它体现为什么样的分配，而且需要考虑这种分配是如何发生的。”① 不是按照分配的现成结果来评价其是否正义，而是考虑这种分配是如何演变过来的，以及与分配相关的各种信息。人们过去的历史行为能够产生对事物的不同权利。“正义的历史原则主张，过去的状况和人们的行为能够产生对事物的不同资格或不同应得。”② 与正常的工人相比，一个在监狱服刑的犯人应该在分配中得到一个很低的份额，他的所得与先前的犯罪行为是相关的，由于犯罪而受到应有的惩罚，这符合人们的正义观念。

按照诺齐克的理论，罗尔斯的差别原则实际上强调了某种“目的状态”（end-state）的正义，即对社会中处境最差的群体予以补偿。这种特殊的财产分配虽然就其自身而言具有合理性，但是它忽视了实际分配的历史过程，正是这个过程给予人们拥有财产的资格。正义内在于资格正义的链条之中，而不存在于某个时刻的分配结果之中。

五　对诺齐克的反驳

针对诺齐克的三种批评，可以对它们予以相应的回应。

1. 诺齐克对分配和再分配的批评主要建立在他关于财产的权利理论和国家理论基础上，但是他的这种权利理论并非是不可反驳的。

第一，他认为财产作为一种自然权利先于政治生活与国家，但是没有表明这种权利来自哪里。他所指的自然权利不是法律权利，并且可能与法律权利相冲突：法律权利是由政府来制定的，自然权利也可能来自于“自然法”，在理想情况下它应当指导立法和法律

① ［美］诺齐克：《无政府、国家和乌托邦》，姚大志译，中国社会科学出版社2008年版，第184—185页。

② 同上书，第186页。

的形成。但是赋予人们财产权的自然法究竟是什么，这是不清楚的。

第二，诺齐克没有为财产权提供一个有力的正面论证来支持自己的观点。诺齐克没有说明：为什么一个人对已经拥有的物品的财产权总是优先于其他人拥有一些最低限度财产的权利，而这些最低限度的权利却可能是他人自由的条件？历史财产权凭什么总是占据权利的空间？这种绝对的优先权来自哪里？举例来说，一个无家可归者具有生命权，这是诺齐克也承认的。但是他需要食物和住房。那么他是不是可以要求一个有多余粮食和住房的人为他提供这些生存必需品呢？进一步地说，他是否可以要求国家为他提供这些呢？诺齐克的回答是否定的，他对这些人的悲惨处境无动于衷。诺齐克认为存在一种对人的行为的边界约束（side constrains），正是这种约束使得穷人不能为了自己的生命权而去侵犯富人的财产权。我们可以质问他：难道富人的财产权绝对地优先于穷人的生命权吗？如果一个社会连人的生命都不能保存的话，它的正义性何在呢？

第三，诺齐克宣称任何再分配计划都是把富人当成手段，而把穷人当成目的，这违反了康德人性目的原则。但是，在一个贫富悬殊的社会中，究竟谁是谁的手段？究竟国家在偏袒谁？事实上，在资本主义制度中，那些贫穷的劳工难道不正是遭受资本家的剥削而沦为他们的手段的吗？诺齐克显然忽视了这样一个基本的历史事实，即那些社会处境最差者、弱势群体、贫苦劳工往往都是遭受到了社会的不正当待遇、歧视甚至残酷的剥削。

第四，诺齐克宣称在自由主义的社会中不存在任何集中的分配，这一理想的假设建立在他关于个人的理论之上。他认为个人才是唯一的实体，社会和国家既不是实体也没有生命，国家应该在个人之间保持中立，不偏袒任何人。在这个意义上，权利是属于个体的，而不是属于群体的。然而，这种抽象的原子式的个人在现实生活中是不存在的，它只不过是诺齐克假设的一个乌托邦理念。个人是否以及在多大程度上能够从社会中分离出来，马克思对此表示了深度怀疑。很明显，一个人无法离开他所在的社会和国家独自生存。每个人都在一定的社会群体中生活，都以某种方式与别人生活在一起。连诺齐克也承认，离开了国家的保护，个人的权利也无从实现，尽管他要求的是一个最低限度的国家。

第五，诺齐克对税收的批评也站不住脚。表面上看来，对富人征税是对他们劳动的剥削。但仔细想来，在资本主义制度中，富人是很少劳动的，或者基本上不劳动。拥有跨国公司的股权的资本家，只是利用它所掌握的资本来获取收益，他根本没有参与实际的生产和劳动。当打工仔们在工厂里辛苦工作的时候，他可能在夏威夷的海边度假。因此，强迫劳动说是毫无道理的。

最后，诺齐克的权利理论忽视了那些不能参与社会产品生产的人，忽视了他们的需要和权利。[①] 这将导致残疾人、老年人、患者和其他边缘群体被排除在正义范围之外。这将使得那些最弱势的群体只能依靠他人的怜悯和慈善而生活。这样，自由意志主义的政策将在穷人和富人之间造成广泛的社会不平等。在这样的社会中，社会和谐是很难维持的，阶级之间的冲突将导致暴力与犯罪。

总之，诺齐克的权利是一个否定的概念，它仅仅告诉我们权利是不可侵犯的，但是没有告诉我们可以去要求什么权利。一个按照诺齐克理想建立起来的自由放任主义的社会，可以不侵犯任何人的权利，但因它造成的巨大贫富差距的社会仍然是一个不正义的社会。

2. 诺齐克指责模式化的分配原则限制了人们的自由，更具体地说限制了人们的财产自由。但事实上，并非如此。有些模式化的原则完全可以容纳公民的自由权利。

以罗尔斯的两个正义原则为例。他的第一个原则正是要保证公民最广泛的自由，并且这些自由都是平等的，它们包括：政治上的自由（选举和被选举的权利）、良心自由和思想自由、言论及集会自由、个人的自由和保障个人财产的权利、依法不受任意逮捕和剥夺财产的自由。[②] 罗尔斯也明确地表明要保护个人的财产权利，不能任意地剥夺个人财产。并且，罗尔斯设定了两个正义原则的词典

---

① 这种批评同样适用于罗尔斯，只是他还提出了一个差别原则来补偿处境最差者。

② ［美］罗尔斯：《正义论》，何怀宏等译，中国社会科学出版社 1988 年版，第 61 页。

式的顺序，以保证自由的优先性。在罗尔斯的理论中，自由并没有由于模式化的原则而受到任何影响。

诺齐克以人的自发行为来反对模式化的原则。但是，仔细研究发现，他所列举出来的那些模式化原则，几乎无一不是人们在历史的生活实践中自发地形成和发展的。道德功绩、对社会有用、智商、需要、边际产品、努力程度，这些各个不同的分配标准在任何历史阶段都没有占据主导地位，并成为那个时期唯一的分配模式。这些原则也并非某个贤能的圣人所设计的，而是随着历史的发展而逐渐形成的。在古代中国，由于儒家传统的影响，按照人的道德功绩来评价占据很重要的位置，但还存在着按智商、努力程度、对社会有用这些标准来选拔贤良人才，科举制就是一个典型的例子。

3. 诺齐克对“目的—结果原则”的批评也与他自身的理论不相吻合。

首先，自由主义的一个基本理念是：个人有自由设定自身的目的、追求自身想要的任何价值的权利，只要这种价值不侵犯到其他人的权利。这是诺齐克也不可否认的。假如，在一个自由的社会中，所有人都自愿地同意按照某种“目的—结果原则”来分配社会财富，这又有什么不可以呢？例如，假设所有的公民都认为改善社会福利对个人和社会是最重要的价值，那么就会去选择功利主义的目的原则。根本而言，选择什么样的原则来分配，按照契约论的观念，这是公民的自由。

其次，诺齐克所主张的历史原则遭到了来自历史现实的致命批评。考虑分配是如何演变而来的，就是要考虑人们的历史权利有没有受到侵犯。如果受到了侵犯，那就需要诺齐克所说的“矫正正义”予以纠正。但是如何纠正呢？如果我们追溯历史的链条，就会发现当今的世界状况多半是由历史上的不正义造成的。美国本身就是不正义的产物。印第安人和波利尼西亚人在北美大陆和夏威夷生活了几千年或几万年，他们应该是这些土地的主人，然而欧洲白人移民者强占了他们的土地，并建立了一个白人统治的国家。这种强占该如何矫正呢？是否应该将所有的白人赶回到他们原来所在的地方呢？诺齐克从未对这些问题予以回答。[①]

总之，诺齐克几乎是完全按照前现代世界称之为“交换正义”的东西来理解正义概念。只要满足了交换正义，就符合了他的正义要求。但是，在现代世界，交换正义所规定的财产权并没有穷尽一个人可能制造或拥有的东西的全部正当性要求。交换正义需要其他的理论予以补充。按照现代传统，把某些东西最终落入穷人之手是公正分配的一个条件。但诺齐克把正义完全限定在分配是如何产生的，而不是分配到底是什么样子的，通过这个途径，他从整个现代传统中抽身而去。[②]

① 姚大志：《何谓正义：当代西方政治哲学研究》，人民出版社2007年版，第88页。

② ［美］塞缪尔·弗莱施哈克尔：《分配正义简史》，吴万伟译，译林出版社2011年版，第162页。

第二章

健康公平与卫生保健公平

卫生保健的分配正义即是要追求卫生保健分配的公平性。毫无疑问，卫生保健分配的公平涉及一个关键性的问题：健康公平。因为卫生保健只是实现健康的一种合理手段而已，其本身并不构成一个必然的价值判断领域。要点在于，卫生保健的分配会影响到人们能够享有的实现健康目标的手段的份额，进而影响了实现健康价值的机会。这种对于卫生保健享有的机会公平是健康公平的核心内容之一。因此，对卫生保健分配正义的探讨要求我们先行探讨健康公平，只有把握健康公平的概念，卫生保健公平与卫生保健的分配正义才能获得理解的前提和解释的出发点。

健康公平的概念与健康责任紧密相关，合理的健康责任分配是健康公平的内在要求。健康责任的分配要考虑到两个相关的问题：一是该责任的分配是合理的，这意味着它在伦理上能够得到辩护，这种辩护要么是基于正义的理由，要么是基于行善、仁慈、互助等其他道德理由；二是责任主体对该责任的承担是切实可行的，也就是要么能够对健康有所助益、能够改善健康状况，要么能够对健康损失予以补偿。

为什么要谈论健康责任而不是卫生保健的责任？卫生保健的分配正义似乎确应以后者为中心。有两个理由使本书将前者作为论述的焦点。首先，卫生保健作为实现健康的重要手段，对它的责任实际上意味着对于健康的责任。很显然，没有谁会无缘无故地去追求卫生保健却不是为了健康的目的。其次，健康责任比卫生保健的责任在范围上更为广泛，健康责任可能在生病之前，而卫生保健或医疗保健的责任则主要在生病之后。运气均等主义（第五章中将着重探讨）对于个人责任的考虑，就是针对个人审慎的健康行为。个人的健康行为是否审慎，这直接关系到卫生保健分配时的份额和优先性。基于这一点，即使单纯地考虑卫生保健的责任，也应该追溯到前卫生保健（pre-health care）的个人行为上。本章论证的焦点虽然是健康公平与健康责任，但其目的却是要通过对健康公平与健康责任的探讨，过渡到对卫生保健公平和卫生保健分配正义的探讨上。

第一节　健康的决定因素

一　健康的定义

健康是个人的首要财富，其他的价值都建立在它的基础之上。所有人都会不同程度地认识到，生命本身就是终极目的，我们的首要追求就是增强生命的活力，并且丰富它的意义。不管个体还是国家，只要失去了对健康和正常身体发展的首要关注，注定要处在严重无能的厄运中。①

虽然人们十分清楚健康的价值，但是它作为一个学术概念并不是十分明了。随着人们对健康认识的不断加深，健康概念也在不断地延展。在现代生物医学、心理学、社会学和神经科学的背景下，健康的意义远远超越了传统的疾病概念，从而具备了丰富的内涵。本节的主要任务就是对健康概念做一番清楚的探讨，以为健康公平的社会正义问题奠定明晰的事实基础。

为了清楚地理解健康这个概念，我们需要探讨健康和疾病的关系。通常来说，人们普遍存在着这样一个观念：健康就是没有疾病，而疾病（包括由创伤导致的畸形或残疾）则是一个物种成员对自然功能性组织的偏离。② 这是一种典型的生物医学模式的定义，

① Louis W. Rapeer, "Health as a Means to Happiness, Efficiency and Service", *Annals of American Academy of Political and Social Science*, New Possibilities in Education, Vol. 67, 1916, pp. 97-106.

② Norman Daniels, *Just Health Care*, Cambridge University Press, 1985, p. 28.

它涵盖了人在内的所有生物物种。因此，这里的生物医学也是一个宽泛的概念。当科学家对一个有机体特性的自然功能做出论断时——通常是功能性归因解释——他实际上就该物种的自然适应性做出了论断。这样，生物体的自然功能包含了一种目的论概念和某种进化理论，它的正常自然功能只有在这种理论之内才能得到恰当的解释。所以，疾病的概念不是一个单纯的统计学概念——对统计规范的偏离，毋宁说它是对有机体的目的给出了某种非统计学的理论解释。

就人的健康与疾病而言，这个定义依赖于生物医学如何描述人的自然功能，这是生物医学的任务。至于生物医学家们究竟如何描述，以及在描述它时存在什么样的理论困难，这是生物医学科学需要解决的难题。在此要指出，生物医学对疾病和健康的解释存在着极大的争议。

首先，把健康定义为没有疾病，这种界定显得过于狭隘。这种狭隘在于生物医学只道出了健康的一个维度，没有考虑到健康的心理因素和社会因素。这种单纯的生物医学观念促使人们把过多的精力放在身体疾病的医疗上，而忽略了它的心理病因和社会病因。

其次，疾病的概念不是单纯描述性的，而是具有规范性的意义：疾病是对社会规范的偏离，而不仅仅是对物种的功能性组织的偏离。许多疾病是当人们抱怨时才被发现或者治疗的，在这之前人们或许并不把它当作一种疾病。在文明社会，读写困难被理所当然地看作疾病，但在文盲社会中它再正常不过了。生物医学模式对疾病所做的这种规范性判断，提供了关于什么是不可欲的身体现象的解释，同时为哪些疾病现象需要进入“病患角色”而作辩护。

如果生物医学模式的疾病和健康观不纯粹是一个事实性描述的话，那么它就必然存在一个内在的张力。一方面，生物医学试图以一种纯粹的生物医学科学来描述疾病现象，试图以其客观性的面貌来展示它的科学解释力；另一方面，生物医学却无法完全抛弃那些它想竭力驱逐的规范因素，不可避免地带有某种主观性的色彩。一方想要最大可能地迈向纯粹自然科学的领地，另一方却在迈向该领地的途中设置了种种障碍。生物医学正是在这种矛盾体中锻造了自身作为科学知识的范型，在其背后掩藏的是某种人的社会性视角。

然而，生物医学在其自身的领地之中确保了科学性和有效性。在此，“自身的领地”意味着生物医学处在其理论预设的范围之内，在这个范围之内它享有经验科学的证明力，正是这种证明力赋予了生物医学的有效性。这种单纯的生物医学视角要求我们把健康与疾病当作一个事实性的自然现象来看待，把那些规范性的社会性视角暂时置于一旁。只有这样，生物医学才能实现其恰如其分的功能。生物医学也只能做这么多，我们不可对它期望太高。

幸运的是，生物医学在界定疾病问题上所存在的困难对临床实践中的判断并无多大影响。对于一般的案例而言，疾病和健康之间的区分往往通过公众可接受的标准而具有确定性。例如，公众通常把不孕当作一种疾病，而不想怀孕却不被看作是一种疾病。有功能障碍的鼻子算作一种病，而鼻子的外形不符合审美观，这不能算作疾病，对它的美容治疗也不应享受医保。

这样，生物医学模式的优点是能够做出如下明确的区分：利用卫生保健服务去预防和治疗疾病以及用它来满足其他社会目标（如审美需求）。这些其他的社会目标可能是重要的，但它不应该将自身的基础建立在卫生保健之上。对卫生保健的公平性的探讨，不应该包括这些非纯粹医学的需求。卫生保健的分配正义不应该考虑这些不相关的个人需求或社会需求。因此，这种区分为卫生保健服务的分配正义确定了明确的事实性基础，它区分了什么是健康与疾病，什么是正常的健康需求，什么是公平性所应该考虑的范围。[①]

---

① 有些情况可能更为复杂，比如在美国由医疗救助（Medicaid）所资助的流产。按常理，不想要的怀孕不是一种疾病，因此非治疗性的流产不能算作卫生保健需要，所以不应该得到救助。但是，如果得不到救助，一些非常贫穷的妇女可能会选择一些不安全的诊所来堕胎，从而给自己的健康与生命带来威胁。为了避免更大的社会不公，如果我们认为穷人和富有的女人有权利同等地控制自己的身体，那么资助这些流产妇女就能得到辩护。See，Norman Daniels，*Just Health Care*，Cambridge University Press，1985，p. 31.

因此，对卫生保健的分配正义研究而言，本书采取生物医学模式的健康定义，而不是世界卫生组织对健康的定义。之所以采取这个定义，是想将卫生保健包括狭义的医疗保健界定在相对狭窄的范围之内，而不是无限制地扩张其范围，从而导致概念外延的宽泛性。世界卫生组织对健康的定义是，身体和精神的完好状态（well-being），而不仅仅是没有疾病。[①] 这种定义模式实际上是"生理—心理—社会"三维模式的健康定义。尽管这个模式能够满足人们对健康和幸福的理想追求，但是它的问题也是很明显的。丹尼尔·卡拉汉（Daniel Callahan）认为 WHO 的健康定义是很危险的，因为接受这个定义将使我们去追求一个不可达到的目标。[②] 他建议我们放弃 WHO 对健康的定义。他甚至怀疑医学进步和健康促进之间的紧密关系，任何"进步"的信号事实上都表明了我们促进健康的限度。

值得注意的是，在采用生物医学模式的健康定义时，不可过度夸大医疗的作用。医学与社会的变化极大地改变了人们的价值观。在医学中，当代最为深刻的变化是生物医学的迅猛发展，并逐渐成为强势的、居于主导地位的医学模式。这一变化令人鼓舞，因为它极大地减少了人类的疾病和痛苦。但是，生物医学的成功被夸大了，它已经变成了一个关于医学权力的"文化神话"[③]。

二　健康的社会决定因素

几乎没有任何一种疾病的原因是单一的，同样，健康的原因也是多种多样的。健康与个人基因、卫生服务、生活方式和习惯密切相关，而生活则是教育、家庭、事业、朋友、挣钱、消费、精神文化等等。但是，对生命有益的因素在社会中不均匀地分布，导致了我们在健康和死亡因素上体现了社会的不平等现象。

---

① WHO. *Constitution of the World Health Organization as adopted by the International Health Conference*, New York 19-22 June, 1946.

② John H. Knowles, *Doing Better and Feeling Worse: Health in the United States*. New York: W. W. Norton & Co., 1977, p. 26.

③ Ibid., p. 193.

迈克尔·马默特（Michael Marmot）在他的两本代表性著作中详尽地研究了影响健康的社会决定因素，并提出了社会地位综合征的概念。这两本有影响力的著作是《地位综合征：社会地位如何影响我们的健康与长寿》（*The Status Syndrome: How Social Standing Affects Our Health and Longevity*）和《健康的社会决定因素》（*Social Determinants of Health*）。该书对健康影响因素的探讨，主要基于他的研究，当然也参照了其他人的成果。

（一）地位综合征

一个人患病的机会以及生命的长短与其社会地位密切相关。社会地位越高的人，他们的健康水平就越高。换句话说，健康是顺应一种社会等级的。这种现象叫“地位综合征”（The Status Syndrome）[①]。地位综合征指的不是穷人患病而其他人健康状况良好，而是指它有一个渐变的等级，这种随着社会地位的升高而渐变的等级差别，称之为健康等级。健康等级是社会差异的结果，所有的社会都存在社会等级，因此所有的社会都存在健康等级。

那么什么疾病遵循社会等级的差别呢？几乎所有的病都是这样。总体而言，社会地位越低，心脏疾病、中风、肺部疾病、消化道疾病、肾脏疾病、HIV（人类免疫缺陷病毒，即艾滋病）、结核、自杀、其他意外伤害和暴力致死的风险都会很高。流行病学的统计数据表明，当社会富裕到足以应对营养不良和卫生条件恶劣的问题以后，就会遇到相关的疾病：心脏病、糖尿病、精神疾病。这些在过去被错误地打上了“富裕病”的标签。在一个富裕的国家，灾难并不是影响幸福生活的主要原因，真正的主角是我们在办公室、银行、工厂、住所和社区的日常生活。事实上，权力、融入和参与社会等权利的不平等分布，才是健康水平不平等分布的主要原因。健康的社会分层现在已成为一个重要的公共卫生问题。[②]

马默特以一个生动的比喻来说明了健康等级的存在。假想我们见证一个大规模的游行。每个人都根据自己所受到的教育来分层，

---

① Michael Marmot, *The Status Syndrome: How Social Standing Affects Our Health and Longevity*, New York: Henry Holt and Company, 2004, p. 1.

② Ibid., p. 6.

从低到高地来排列。从那些受教育年限最低的人开始，依次从我们面前走过。游行队伍从那些残疾人和智障人士开始，然后是小学没有毕业的，之后是初中、高中、大专、大学毕业的。沿着游行的队伍，可以看到他们的行为举止、自信心、财富存在着明显的变化。一个更为奇特的现象就是：健康之光不断增强。①

健康等级的经验实证数据来自马默特所做的“白厅研究系列”（Whitehall studies）。白厅指的是英国政府，这个研究通过收集关于公务员工资和生活的信息，得出了政府机关中存在严重健康等级的结论。图 2—1 展示了英国白厅各职业等级从 1940 年到 1989 年在死亡率上的差别。② 数据显示，以所有的公务员人群的平均死亡率为基准（为 1），那么行政官员在 40—64 岁死亡率是平均死亡率的一半，而“其他”人员则是平均死亡率的两倍多，因此上下相隔四倍多。这是一个非常明显的健康等级差别。

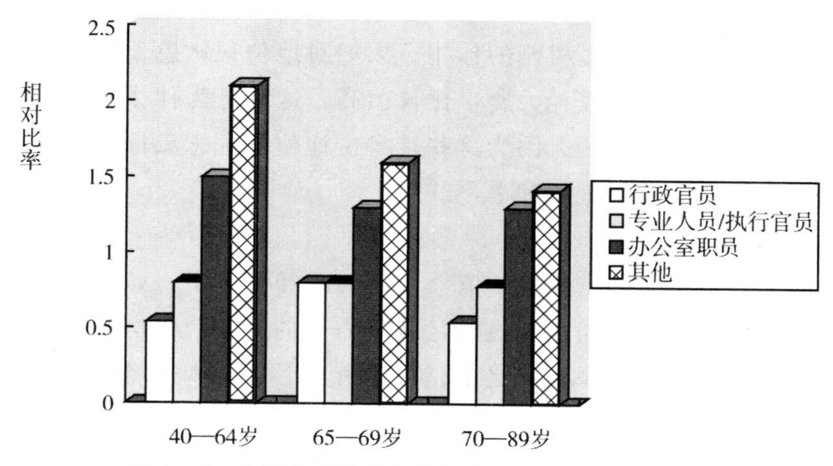

图 2—1　英国白厅各职业等级在 25 年内的死亡率

政府公务员作为一个阶层，它表面上的同质化掩盖了这个组织中天然存在的巨大等级。公务员系列就像一个巨大的白领公司。这

① Michael Marmot, *The Status Syndrome: How Social Standing Affects Our Health and Longevity*, New York: Henry Holt and Company, 2004, pp. 14-15.

② Ibid., p. 39.

些官僚机构就像大公司一样等级森严，有过之而无不及。这些由知识精英组成的大型机关，他们的等级是由能力和资历决定的。最底层的是信使和搬运工，然后是文职等级，然后是专业人员和执行官员，最后是能够飞黄腾达的高官。

对地位综合征的一个简单解释是，社会地位的差别极大地影响了个人的自主程度和参与社会生活的自由。可以预见，当人们的物质生活水平超过一定阈值以后，另外一种形式的幸福就成为核心了。自主（能够在多大程度上掌控人生）和参与社会生活的机会，对人们的健康、幸福和长寿意义重大。这些因素的公平性，对健康的社会分层起到了重要的作用。自主和参与程度是地位综合征的潜在原因。[①] 阿马蒂亚·森在《以自由看待发展》中表达了相同的意思，人不仅要活得好，而且要能够主宰自己的生活，发展的要点在于保证人们的基本自由。[②]

社会心理学的证据还表明，相对社会地位低会导致人们的地位焦虑。这是一种心理机制的作用，人们对地位很敏感，丧失地位以后心里疼痛，担心其他人爬得比自己高，这就是为什么那么多人汲汲于功名利禄的原因，因为这些是身份地位的标志象征，能够确保他在这个社会中的地位和尊严。[③]

（二）收入

金钱对健康的重要性，依赖于最初的经济水平。如果你一无所有，那么更多的钱可以通过满足基本需要的食物、住房和卫生保健来提高健康。但是，在此之上，当物资匮乏、基本需要得到解决之后，一个人拥有的绝对收入对他来说，就不如与其他人相比较而言

---

① Michael Marmot, *The Status Syndrome: How Social Standing Affects Our Health and Longevity*, New York: Henry Holt and Company, 2004, p. 2.

② Amartya Sen, *Development as Freedom*, New York : Oxford University Press, 2001.

③ 比如，学者们通常以象征性意义的武器来捍卫自己的地位，而不是通过身体暴力和挥霍性的消费来展示自己的地位。他们可能会恶语中伤、满怀嫉妒和不满，或破坏其他人的学术计划和方案。拼命地发表核心期刊论文，出版专著，争取国家课题，争选长江学者、院士等，一系列行为都是追求学术地位。

的相对收入重要了。[1] 因此，我们必须从两个角度来思考收入对健康的影响：绝对收入和相对收入。

1. 绝对收入

绝对收入是指一个人拥有的金钱的绝对数目。绝对收入越低，他就越贫穷。如果你的钱很少，那么更多的钱将会通过满足食物、住房、卫生条件的基本需求来提高健康水平。也就是说，绝对收入的重要性体现在基本需要的满足上面。贫穷和处于社会底层的一个重要特征就是无助，即缺乏自我控制的环境。直接地说，绝对收入只能解决"绝对的贫穷"或"全面的贫穷"[2]，它对那些一无所有的人起的作用最大。因为，提高他们的绝对收入，能够直接地改善他们的居住条件、营养状况、饥饿、饮水等基本的生存需求。相反，将一个百万富翁的收入再增加一万美元，这对他的生活和健康状况不能带来多大的改善。但这一万美元对陷入无家可归境地的人却有着生命攸关的作用，能够极大地改善他的健康和幸福指数。这符合我们的基本直觉，同时也是经济学上的边际效用递减规律的一个例子。

收入对健康的影响存在滞后性。这种影响要通过一定的时间才能反映出来，比如它可能影响了人们的行为（抽烟、酗酒）、影响了人们对医疗服务的可及性等。因此，从公共政策的角度，缓解收入差距对健康的不利影响，需要加大医疗的公共投入，提高医疗服务对于贫困人口的可及性，进而改善他们的健康水平。据国务院扶贫办最新摸底调查显示：目前，全国现有的7000多万贫困农民中，因病致贫的有42%；因灾致贫的有20%；因学致贫的有10%；因劳动能力弱致贫的有8%；其他原因致贫的有20%，这些贫困农民绝大多数都没有增收的产业。[3] 因病致贫和因病返贫的现象将恶化贫

① Michael Marmot, *The Status Syndrome: How Social Standing Affects Our Health and Longevity*, New York: Henry Holt and Company, 2004, p. 62.

② 绝对贫穷指的是每天赖以生存的金钱不足两美元，实际上大约有25亿人生活在这个标准之下。

③ 国务院扶贫办：《全国7千万贫困农民42%因病致贫》，http://business.sohu.com/20151216/n431429923.shtml.

困人口的收入水平和健康状况。收入差距对健康的影响说明了政府对收入进行再分配政策的必要性。[①]

2. 相对收入

相对收入是指与他人相比的收入状况。如果与社会各阶层的其他人相比，自己的收入显得很少，那么就陷入相对收入低下的境地。如果一个人绝对收入很高，但相对收入很低，那么他就可以形象地称为“富有的贫困”。

当贫穷造成的问题得到解决之后，你有多少钱的绝对数目就不如相比较的相对收入重要了。也就是说，在这种情况下，相对收入更能够影响一个人的健康水平。[②] 相对收入较低，通常会使得一个人缺乏社会参与，不能够控制自己的生活。也就是不能够过自己想过的生活，进而会导致慢性焦虑，由此而引发一系列疾病的发病风险，其中包括心脏病。[③]

有一个调查实验印证了相对收入对人们生活的重要性。假设有两个场景，一个是你生活在一个平均收入是 10 万美元的社会，而你自己的收入是 12.5 万美元；另一个是你所在的社会平均收入是 20 万美元，而你的收入是 17.5 万美元。在这两个社会，1 美元的购买力相同。那么你会选择哪个社会生活呢？实验结果显示，大多数人都会选择第一个，尽管在那里的收入比第二个场景中还要低 5 万美元，但他们宁肯牺牲物质条件来换取相对收入和相对地位的提高。[④]

相对收入的差距体现了经济水平的不平等状况。经验研究表

---

① 封进：《健康需求与医疗保障制度建设：对中国农村的研究》，格致出版社、上海人民出版社 2009 年版，第 118—119 页。

② 相对收入或（在社会中的）相对地位与主观的福利水平存在类似的关联。一个怪诞而幽默的说法是：你很富有但不快乐。比方说，1965—1990 年，美国经济年增长 1.7%，但是人民的快乐感并没有增强；同时期的日本经济增长率一直在 4.1%左右徘徊，但是其国民的快乐水平依然没有提高。快乐程度是由我们与其他人的相对位置所决定的，经济上占优势的那些人会更快乐。平均快乐程度并不随平均收入水平的提高而增加，因为不论贫富，总会有一些人比其他人过得更好。See Michael Marmot, *The Status Syndrome: How Social Standing Affects Our Health and Longevity*, New York: Henry Holt and Company, 2004, pp. 84-85.

③ Ibid., p. 75.

④ Ibid., pp. 95-96.

明，社会经济不平等的程度越大，健康不平等就越大。这样，处在不平等社会中的中产阶级，其健康状况可能比处于（相对）平等社会中的低收入人群的健康状况要差。虽然我们不能做一一对应的归因，但是社会不平等对健康的影响的确存在。

图2—2清楚地反映了美国家庭收入平等状况和健康之间的关系。[①] 这个表显示，对每一个收入组而言，那些处在较高的收入不平等的州的人，他们所报告的不良健康状况的比例总是超过处于较低的收入不平等的州的人。也就是说，"收入—不良健康状况"曲线（the income-poor health curve）随着收入不平等的加剧而升高。

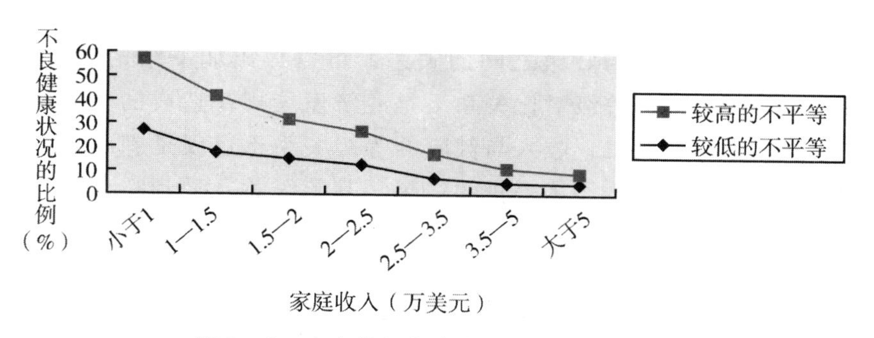

图2—2　家庭收入和个人健康之间的关系

相对收入不平等会导致相对剥削，并对健康造成不平等的影响。相对剥削不是指缺乏基本的生存资源（水、食物、住房），而是指缺乏基本生存资源之外的其他资源，比如维护自尊的资源，这些资源对于充分地参与社会活动是很重要的。这种不平等会使人失去很多发展的机会，也就是说，相对剥削使人只能生存而得不到发展。

相对收入意味着一个人能用自己的收入干什么。这一点可以用森的"可行能力"（Capabilities）概念来解释。森争论说，比我们

① Norman Daniels, Bruce P. Kennedy & Ichiro Kawachi, "Why justice is good for our health: The social determinants of health inequalities", *Daedalus*, Vol. 128, No. 4, 1999, pp. 215-251.

拥有的东西（以收入来反映）更为重要的是，我们在体力上、心理上和社会上能做什么。能做什么，这构成了人的能力。收入本身不能看作是终点和目的，它只是实现高质量生活的手段。森更愿意将能力或自由看作这个终点。

相对收入对健康的重要作用会使我们在直观上提出这样一个健康政策：将富人的钱重新分配一部分给穷人。因为，降低富人的一部分收入对他的影响很小，引起的健康水平降低也很少，有时候可以忽略不计。相对而言，用这部分钱来增加穷人的收入，则可以极大地改善他们的健康水平。富人所遭受的损失远远小于穷人所得到的好处。因此，更平等地分配收入可以提高社会的平均健康水平。这实际上是一个功利主义的政策。①

通过考察收入和健康之间的关系，可以得出如下结论：第一，收入和健康之间的等级对比关系不是经济发展规律造成的，而是政策影响的结果。第二，收入与健康的等级关系不仅仅是剥削穷人的结果，更是整个社会经济安排的结果，其等级关系受到整个社会不平等程度的影响。第三，相对收入或社会经济地位比绝对收入水平更能够影响人的健康地位，因此单纯地消除贫穷不能解决健康不平等的问题。第四，就社会不平等对健康的影响途径而言，存在着可以鉴别、确定的社会方式或心理方式，这些方式是与特定的政策相适应的，而政策应该受到社会正义的约束。②

（三）教育

人们的健康状况和受教育水平有着紧密的关系。一般而言，教育程度越高，越能找到好的工作，从而拥有不错的收入，进行影响自身的健康。也就是说，教育和收入是两个高度相关的要素，它们

① 当然这样的政策是有代价的。经济学家们会担心社会福利的净损失，因为将钱从富人那里转移到穷人那里会有效率损失。除了管理费用之外，富人也会想尽办法逃税。这实际上是平等和效率之间的争论，更为详细的讨论参见本书第七章。

② Norman Daniels, Bruce P. Kennedy & Ichiro Kawachi, "Why justice is good for our health: The social determinants of health inequalities", *Daedalus*, Vol. 128, No. 4, Bioethics and Beyond, 1999, pp. 215-251.

共同对人的健康状况起到重要的影响作用。[①] 举例而言，相比其他国家而言，瑞典更讲究平等主义。《人类发展报告》数字表明，该国有6.6%的人处于贫困状态，而美国则是17%。但是在瑞典，人们的健康水平与教育也有着密切的关系。如图2—3所示，那些只受过义务教育的男性的死亡率是博士的两倍多。[②]

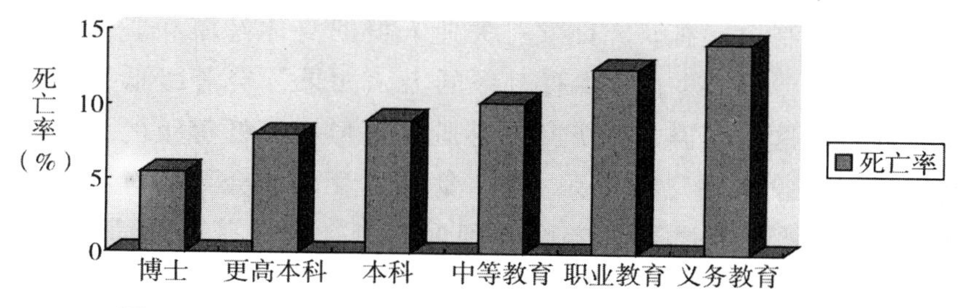

图2—3　1990—1996年瑞典不同教育水平的男性死亡率

对教育影响人们的健康水平的合理解释是，接受更高的教育，可以让人更能够主宰自己的生活。这同收入影响健康的解释是一样的。教育不仅提高了人的认知能力和知识储备，能够使人认识健康的作用，同时知道如何去改善自己的健康。从这个意义上讲，实行健康教育也是很重要的一个方面。学习医学知识、了解健康常识总是有好处的。

（四）工作压力

你是否有一份工作以及这份工作的稳定程度，都与健康紧密相关。工作有一条长长的影子，首先为我们提供了收入和生存的机会；二是我们的工作就是我们自己，构成了我们的社会身份；三是

---

① 有研究显示，在中国农村地区，受教育程度较低的人群生病的概率更大，其看病所花费的医疗费用更高，有更高的概率在生病时不去就医。同样，收入较低的人有更高的概率生病。考虑到这一情况，中国农村的健康不平等程度要比单纯用收入度量的不平等更加严重。因此，旨在降低健康不平等的再分配政策十分必要。见封进《健康需求与医疗保障制度建设：对中国农村的研究》，格致出版社、上海人民出版社2009年版，第18—19页。

② Michael Marmot, *The Status Syndrome: How Social Standing Affects Our Health and Longevity*, New York: Henry Holt and Company, 2004, p. 77.

职业界定了我们的社会地位；四是我们花费了大量的时间在工作上，它是我们痛苦或快乐、付出和回报、挫折和成功的地方。

工作的压力不是单纯地指任务重，有许多工作要做。它来自两个方面：一是需求和控制的平衡点，也就是在多大程度上能够把控工作的任务和要求；二是付出和回报的不平衡，工作就充满压力。[①]在职业中的社会等级越低，控制力就越弱。如果一个人失去了工作就失去了控制力。有研究证实：失业人群的身体健康和心理健康比在岗的人要差。[②] 对于那些有工作的人，如果社会等级低，控制力就很低，在这些人群中有更高的心脏疾病风险。低等级的人更容易吸烟、缺少锻炼和身材矮小，这些都对健康的社会等级有很大的影响。[③] 工作努力通过三个方面得到回报：金钱、尊重和事业契机。如果人们的努力没有得到恰当的回报，他们将遭受精神的创伤和压力的折磨。经验证明，高付出、低回报和冠心病的风险相关。[④]

（五）家庭及社会关系

家庭是一个社会单位，婚姻使它变得更完美。单身者遭受的疾病比非单身者要高，离婚者会遭受更多的疾病。婚姻是一项健康资产，单身个体比处于婚姻状况的人更可能遭受不幸。[⑤] 有一项研究数据表明：单身男性的死亡率是已婚男性的两倍，单身女性的死亡率是已婚女性的1.5倍。[⑥]

社会关系对健康的影响主要有四个途径：社会支持网络、社会影响、社会参与和归属、资源和物品的获得。这些路径对健康发生影响，主要是他们对心理机制、压力路径和健康行为的影响。[⑦]

社会关系中的信任因素也参与了健康等级的建构。很简单的道理是：敌意对你有害，既包括他人对自己的敌意，也包括自己对自

① Michael Marmot, *The Status Syndrome: How Social Standing Affects Our Health and Longevity*, New York: Henry Holt and Company, 2004, p. 122.

② Ibid., p. 130.

③ Ibid., p. 126.

④ Ibid., pp. 136-137.

⑤ Ibid., p. 153.

⑥ Ibid., p. 155.

⑦ Ibid., p. 161.

己的敌意。一方面，阶层或阶级是社会的普遍特征；另外一方面，合作和信任也是社会的基本特征。如果说阶层对健康有害，那么人们之间的合作和信任就对健康有益。① 生活在一个信任度低的地区将对健康不利。日本的人均 GDP 比美国低，医疗上的花费也比美国低很多，但是日本的男性预期寿命是 77.5，女性是 84.7；而美国的数据则是男性 73.9，女性是 79.5。这在很大程度上归因于儒家文化对亚洲价值观的影响：对集体的忠诚、尊重和承诺、团队精神和信任。②

（六）父母的地位遗传

父母的地位和遭遇有很多路径可以“遗传”给孩子：社会经济地位，包括教育和收入；生活的社区、家庭生活；健康行为，如是否吸烟、喝酒；基因遗传，等等。这些因素有一些不受自己的控制，它们或者是与社会有关，或者是与生物遗传有关；有一些则与你对生活的控制程度和社会参与程度紧密相关。地位综合征不仅影响成年人，而且影响着下一代，并决定他们的生活机会，从而影响他们的健康。③

幼年时的影响可能延续一生。早年生活经历很重要，这是因为它能够影响孩子在随后生活中能否拥有令人满意的机会，进而影响健康。父母对孩子的影响有三种模式。第一种是潜伏期模式，即在某个关键时刻发生的事对随后生活中的疾病风险有长期的影响。例如，怀孕期胎儿的经历，将为随后的生活编织身体新陈代谢的反应机制。第二种模式是，在孩子一生中可能存在优势或劣势的积累，这是渐进的影响形式。第三种模式是，你从哪里出发，将影响你到哪里；你到哪里将直接影响你的健康。成年期的遭遇与早年生活有很大关系。这三种模式交互作用，对孩子的健康成长有着深远的影响。④

---

① Michael Marmot, *The Status Syndrome: How Social Standing Affects Our Health and Longevity*, New York: Henry Holt and Company, 2004, p. 166.

② Ibid., pp. 171-173.

③ Ibid., p. 217.

④ Ibid., pp. 233-234.

三 健康的自然与个人因素

并不是所有的疾病都是由社会因素造成的。有些疾病或许纯粹是上帝造成的（假如他存在的话），比如一些先天的疾病，包括基因缺陷。还有一些疾病是由个人不健康的行为和不良的生活方式造成的。

（一）基因

基因是决定一切生物行为、特征和生死的基础。基因主要依靠父母的遗传，所以它是先天性的因素，是我们无法选择的，正如我们无法选择自己的父母，也无法选择自己生在什么样的家庭一样。基因会造成先天性的智力差异，比如先天性的痴呆、残障等。父母的既有病史也会影响到下一代的健康成长。

生长在肥沃土壤中的花朵之间的差别，主要取决于基因差异；而生长在贫瘠土壤中的花朵间的差别，则取决于给予这些花朵的额外照料的质量（例如水、肥料）。[①] 这说明，基因和环境因素同等重要，在同等环境条件下的个体差异可以用基因差异来解释。如果环境因素（比如营养条件）不同，那么环境对健康的影响远远大于基因的影响。在很多情况下，基因和环境是相互强化的，它们共同造成了人们之间的健康差异。

95%的肺癌患者都吸烟，但大多数的烟民都不是死于肺癌。根据流行病学研究传染病的三维模式：宿主、媒介和环境，吸烟只是一个感染性的媒介，一个不患肺癌的烟民，可将其原因归结为宿主的抵抗能力比那些患肺癌的人强。抵抗能力的强弱很大程度上基于先天性的基因差异，有些人由于遗传性的原因而患有易感基因。

（二）生活方式

有很多媒介都属于生活方式的范畴，比如喝酒、高脂饮食、敌对行为、不安全性行为等。比如，食盐摄取过多容易造成高血压，高

---

① Michael Marmot, *The Status Syndrome: How Social Standing Affects Our Health and Longevity*, New York: Henry Holt and Company, 2004, p. 230.

脂肪饮食造成肥胖、心脏病，吸烟引起慢性肺部疾病或肺癌，不安全性行为造成艾滋病等。这些不同的媒介决定了个体所能患的具体疾病，但是社会条件则决定这种疾病所遵循的社会等级。在临床医学领域，出发点是关注个体差异，公共卫生考虑更多的是群体的健康。

当然，有些生活方式是不能自主控制的，至少是不能部分控制的。以吸烟为例，青少年吸烟很可能受到同伴的压力，如果身边的朋友都是吸烟的，就会受到他们的诱导；如果不吸烟，就很难融入朋友圈子之中，这样他就可能参与吸烟而保持与朋友的关系。喝酒也是一样，在中国这样的“酒文化”国度，朋友聚会、请客吃饭等都免不了喝酒。如果你不喝酒，就不够哥们儿；如果领导让你喝酒，你不喝就没有机会得到升迁。这些都是社会性的因素参与到生活方式的建构。

生活方式也表现出社会等级的特征。随着社会等级的下降，吸烟和不良生活方式的因素越来越普遍，这些危险因素对于那些处于社会底层的人的健康危害要比处于社会高层的人大一些。一个工作等级低的吸烟者，患心脏病的风险要高于工作等级高的吸烟者。而同样一个低等级的非吸烟者，他患心脏病的风险也高于高等级的非吸烟者。不过，与生活方式相关的危险因素顶多能解释 1/3 的健康社会等级，2/3 的原因在于其他社会性因素和基因差异。①

图 2—4 显示了 1973 年和 1996 年英国的吸烟率状况。② 从 1973 年到 1996 年，最富的人群吸烟率从 40% 多一点降到不足 20%，而最穷的那群人的吸烟率不降反升，高达 70% 多。穷人也许是由于无知而吸烟，但是这种解释忽视了吸烟率所存在的明显社会等级：越穷的人吸烟率越高，越富的人反而越低。

---

① Michael Marmot, *The Status Syndrome: How Social Standing Affects Our Health and Longevity*, New York: Henry Holt and Company, 2004, p. 45.

② Michael Marmot, "Social Causes of Social Inequalities in Health", in *Public Health, Ethics, and Equity*, ed. by Sudhir Anand, Fabienne Peter and Amartya Sen, New York: Oxford University Press, 2004, p. 50.

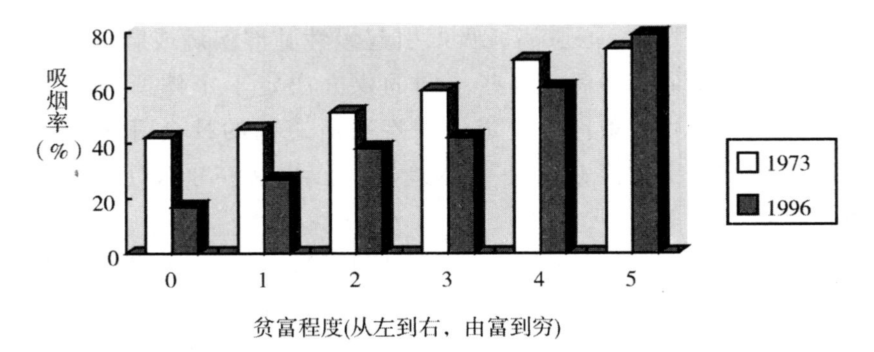

图 2—4 1973、1996 年英国贫富差距下的吸烟率

即便如此，适当控制饮食、参加体育锻炼（假如工作不忙，有时间的话）、保持积极乐观的心态，这些在很大程度上还是可以自主控制的。你也许可以说，那些暴饮暴食的人是由于意志薄弱，或者天生有“贪吃”的基因而无法控制自身，但这样的人毕竟是少数。而那些吸烟的人，或者是由于焦虑，或者是由于意志薄弱，前者是属于社会性的因素和个人因素共同作用的结果，后者似乎完全是个人因素，它可能被克服，也可能无法克服。

总之，健康的决定因素是非常复杂的，几乎我们生活和工作的各个方面都参与了健康的建构，包括那些看得见的和看不见的，能自主控制的和不能自主控制的。马默特给出了一个简化的模式，来说明影响健康的各个路径。如图 2—5 所示。①

所有的社会都有阶层，相应地，健康也体现出分层的特征。由阶层不平等导致了可行能力的不平等——过他们想过的生活的能力。这些可行能力中最重要的是自治和社会参与。你的阶层越低，你将越不可能对你的生活拥有充分的控制以及充分的社会参与的机会。自治和社会参与对健康极其重要，缺乏它们将导致健康的恶化，并且构成解释健康等级差异的主要原因。

① Michael Marmot, “Social Causes of Social Inequalities in Health”, in *Public Health, Ethics, and Equity*, ed. by Sudhir Anand, Fabienne Peter and Amartya Sen, New York: Oxford University Press, 2004, p. 49.

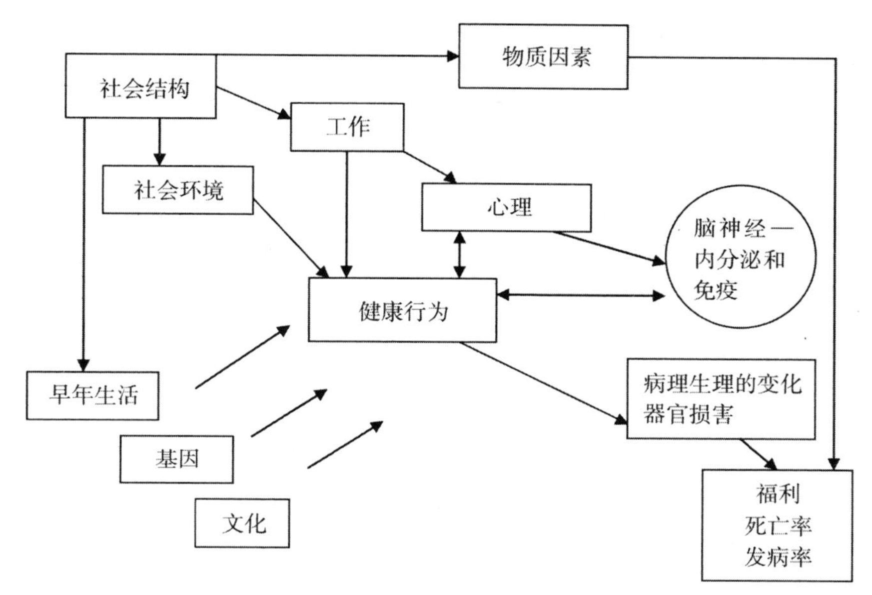

图 2—5　健康的影响因素路径模型图

在贫困社区，影响健康的风险是基本卫生、住房和营养；在更为富裕的地区，则是环境质量和个人行为，例如吸烟、饮酒、饮食、体育锻炼等生活方式。需要注意的是，有些影响健康的因素不论人们的社会地位如何，都会对健康产生影响，例如环境的改善和健康的个人行为都有利于每一个人。但是这些影响所有人的因素并不能说明存在健康等级或健康分层。在此，自治和社会参与成为理解健康分层的主要因素，而不是饮食、吸烟等因素。

社会分层对健康分层的影响，说明了影响健康的因素在社会中的分配存在着极大的差异和不平等。是社会力量导致了处于低社会阶层的群体比高社会阶层的群体的健康水平更差。社会群体之间的这些系统性的差异，意味着我们可以采取行动来减少不平等，促进健康平等。但是，在着手去减少健康不平等之前，一个首要的伦理问题产生了：为什么要减少它？道德依据何在？这就进入到对健康公平的伦理探讨之中。

第二节 健康公平

一 健康公平的定义

健康公平的一个可操作性定义是：在不同的社会群体（这些群体处在社会等级的不同级别之上，拥有不同的优势或劣势地位）之间不存在系统性的差异①。所谓“系统性的差异”是指由社会经济制度等人为的社会因素造成的健康差别。健康公平意味着要追求健康领域中的公平正义，意味着要把健康公平纳入到社会正义的考虑范围之中。社会正义所探讨的范围相当广泛，健康公平是其中非常重要的主题。

健康之所以成为社会正义所关注的主要对象之一，是因为在健康上存在不平等现象，而这种不平等现象是由社会不公造成的。如上文所言，健康不是人的一个单纯自然状态，而是由许多社会因素所决定的。这些不同的社会因素参与了健康差异或健康不平等的缔造过程，从而把一个原本属于生物学事件的自然状态变成一个复杂的社会事件。处于优势地位的社会群体能接受好的教育、享有良好的工作环境、不菲的工作收入和优越的居住条件、有能力购买较好的医疗服务，他们的健康状况在总体上好于那些处于不利地位的社会群体。换句话说，社会等级和社会阶层的差别导致了不同经济社会群体在健康上存在着较大差别。健康不平等的事实蕴含着内在的社会不公平，这种社会不公平必须由社会正义来进行规范，必须受到正义原则的约束。在这个意义上，健康公平意味着对社会正义的追求。

健康公平要求消除各社会群体之间不公平的健康差别，消除那些由社会原因造成的健康不平等现象。不同的社会群体处在不同的社会地位和社会等级，有些处在有利地位，有些处在不利地位，有

① Paula Braveman, “Defining Equity in Health”, *Health Policy and Development*, Vol. 2, No. 3, 2004, pp. 180-185.

些是强势群体，有些是弱势群体。这些不同地位的社会群体包括：由收入、财产和教育水平来衡量的社会经济群体，种族或宗教群体，性别群体，以及由年龄、性取向、地域、残疾等其他相关特征决定的社会群体。健康差别和健康不平等与这些社会群体之间的有利或不利地位紧密相关，它们之间的关系不是偶然的、随机的，而是必然的、经常的。健康差别或不平等一方面是由社会因素决定的，另外一方面使得原本处在不利地位的社会群体的社会处境进一步恶化。因病致贫、贫上加贫就是现实的写照。

个人的健康水平是与其所处的阶级或阶层相关的。一个人越富有、受教育程度越高，他（她）就活得更健康、更长寿。在此，核心问题是，不同社会经济群体之间的健康不平等在什么情况下是不公平的？是不是有些健康不平等是可接受的结果？如果它是公平的，那么对谁来说是可接受的？是不是作为策略性考虑，当它为了一个更大的正义安排时才是可以接受的？要回答这些问题，就必须研究社会正义理论。正义理论将帮助我们解释健康不平等什么时候是不公平的，什么时候是可以忍受的。

在相关文献中，健康公平被划分为水平的公平（horizontal equity）和垂直的公平（vertical equity）。水平公平意味着有相同需要的人得到相同的卫生保健服务。[①] 垂直公平意味着有不同需要的人接受相应的不同程度的卫生保健服务。[②] 这种区分符合人们对于公平概念的直觉，也是形式正义（formal justice）原则所要求的：即相同的同等对待，不同的区别对待。

二 健康公平的伦理诉求

让我们来引用一个经常被论及的关于健康不平等的例子：泰坦尼克号的灾难。溺死的比例根据乘客乘坐的船舱等级而不同。三等

---

① 对水平公平的研究参见 Wagstaff, A., Van Doorslaer, E. & Paci, P., "On the Measurement of Horizontal Inequity in the Delivery of Health Care", *Journal of Health EcoNomics*, No. 10, 1991, pp. 169-205.

② 对资源分配中的垂直公平的研究参见 Gavin Mooney, "Vertical Equity in Health Care Resource Allocation", *Health Care Analysis*, No. 8, 2000, pp. 203-215.

舱的溺死比例最高，二等舱其次，一等舱最低。至少有两个理由对此加以关注：个人的和道义的。个人的理由是：上帝保佑，让我活着。尽管我们大多数人的生活并不在头等舱，也不在末等舱。但是随着泰坦尼克号一起沉没的可能就是我。我们大多数人并不属于顶层群体，因此，地位综合征适用于我们：与那些生活在社会顶层的人相比，我们遭遇的风险更大。①

但是，从道义论的立场出发，每个人都是值得关注和尊重的。如果我们属于二等舱或头等舱，那么是否只要我们活着，就完全不用去关心三等舱的乘客是否被溺死？道义论给出的回答是否定的。我们每个人的生命都是平等的，每个人都有过一个完整正常的生活的权利。

对于健康的关注也是一样，如果每个人的健康具有同等的重要性，那么我们也应该给予同等的关注。如果没有这么做，有人就声称存在“健康的不公平”。那么健康公平这个概念该如何理解？

（一）健康结果公平

说到健康公平，我们首先想到的是在健康结果上追求公平。这是健康公平的第一种伦理诉求。健康是一种身体状态，对这种状态追求公平，意味着要去追求产生这种状态的所有因素的公平。更具体地说，就是要求在健康的社会决定因素、自然因素和个人因素上保持公平。在这三个因素方面，如果存在任何的不公平，健康结果就会出现不公平。如此看来，健康本身就成了一个值得追求的目标和价值。任何阻碍实现这种价值的方式都可能是不公平的。

请注意：健康公平并不意味着追求健康结果上的平等，并不要求所有人都处在相同的健康水平。道理很简单，公平不是平等，平等的东西不一定公平，公平的东西也不一定平等。健康平等的意思是，要求所有人在健康状况上都一致、处在相同的水平，这在实践上是不可能的。健康公平只意味着消除那些由不公平的社会原因造成的健康差别，绝不是去消除那些由自然因素（如年龄、基因）导

---

① Michael Marmot, *The Status Syndrome: How Social Standing Affects Our Health and Longevity*, New York: Henry Holt and Company, 2004, p. 244.

致的健康差别。并非所有的健康差别都是不公平的，一个老年人不可能像年轻人一样健康，新生女婴在总体上比新生男婴体重要轻。但如果男孩和女孩在营养水平、免疫药物的利用上存在差别就是社会不公，由此导致的健康差别就是不公平的。

（二）健康手段公平

健康公平的第二个伦理诉求是追求实现健康的手段公平，也就是说在采取的任何有助于实现健康的手段上都保持公平。实现健康的手段有直接手段和间接手段。直接的手段包括医疗保健、以健身为目的的体育锻炼、合理饮食、充分睡眠等；间接的手段包括改善居住环境、公共交通、生态环境等。追求健康的手段是多样化的，因此健康手段公平作为伦理诉求的要求也是多样而复杂的，并且这些不相同的诉求之间也存在相互关联。我们所探讨的卫生保健的分配正义属于其中的一种，它是以一种最为直接显眼的方式去追求健康，因此就显得尤为紧迫和必要。

健康手段公平和健康结果公平之间的关系是，如果保证了一切健康手段上的公平，就能确保健康结果上的公平。在这个意义上，我们把健康结果公平当成后果正义或实质正义，而把健康手段公平当作工具正义或程序正义。按照纯粹程序正义的假设，如果保证了手段性的程序是公平的，那么由它产生的结果也是公平的。由此看来，二者作为伦理诉求的目标是一致的。

不过，这两种诉求之间存在一个细微的差别。如上所述，健康结果公平要求在所有影响健康的因素（自然、社会和个人的因素）上都保持公平，但是有些因素无法成为公平的恰当评判对象，比如先天的基因缺陷。而健康手段的公平则要求在所有能够促进健康的手段上都保持公平，即使是以一种自然的方式来改善健康。这意味着，先天的基因缺陷虽然不能成为公平的对象，但是人类用基因工程技术来治疗基因缺陷，在这一技术的使用上必须对所有患有同种疾病的人保证公平的使用。

值得注意的是，人们通常把太多精力花在了影响健康的直接手段上，而忽略了影响健康的间接手段。健康的社会决定因素就是最重要的间接手段，它之所以被人们忽略的原因就在于它是间接的、隐性的、不易发觉的。健康的社会决定因素是疾病产生的“原因的原因”（the causes of causes）。因此，促进健康公平的一个最重要的方式是消除在健康的社会决定因素方面的不平等。

然而，考虑到健康社会决定因素的复杂性（事实上这些因素存在彼此关联），作者主要从健康的直接手段——卫生保健——来探讨健康公平。无论如何，卫生保健公平是实现健康的一种手段公平，而不是结果公平。

三 健康不公平的判断标准

如果健康公平意味着要消除健康不公平现象，那么首先必须要知道哪些健康状态或事实是不公平的。换句话说，必须寻求一种健康不公的判断标准。主张一个健康状态是不公平的，这需要足够的理由和充分的证据，也就是说要承担举证责任。健康不公平是“那些不仅是不必要的、可避免的，而且是被看作不公平、不正义的健康差别”①。

把一个有差别的事态设定为不公平的，通常需要满足如下标准：

（1）该差别是可以避免的（Avoidable）；

（2）该差别不是人们的自由选择（Choice）；

（3）必须把该差别事态归因于一个责任主体（Responsible agent）。②

对此标准的解释是：对第一个而言，如果某种差别是不可避免的，也就是说它是必然的不可改变的，那么就无法用社会公平的手段来进行改造，也就意味着不存在公平问题。对第二个而言，如果某种差别是个体自由并自愿的选择，那么就意味着个体愿意承担由此造成的后果，也就不需要用社会正义的手段来调节。对第三个而言，差别必定由某种原因造成，那么就必定要找到这种原因，或者承担这种原因的责任主体，唯有如此，我们才能消除造成不公平的

① Whitehead, M. *The Concepts and Principles of Equity and Health*, WHO, EURO Report, 1991, p. 5.

② Alexandra Bambas & Juan Antonio Casas, *Assessing Equity in Health: Conceptual Criteria*, PAHOWHO, 1999.

原因，或者对责任主体进行责任追究以行使矫正正义。

按照这个定义，健康差别作为一种事态，如果主张它是不公平的，那么必须同时满足以上三个条件。同样，卫生资源作为一种社会善，它的分配也如此。虽然这些标准既可以适用于个人分配，也可以适用于社会分配，但是它们所暗含的意义是不一样的。在健康和卫生保健中，我们更加看重于后者，因此对它们的解释就不是针对某个特定的个人的特殊状况，而是主要针对特定人群或群体的健康状况或卫生保健使用状况。下面就可避免性、选择和责任主体三个关键概念做简要说明。

可避免性（avoidability）是判断是否公平的一个关键标准。如果一个分配不是可以避免的，那么它很难在社会意义上被解释为是不公平的。我们也许会有关于宇宙或生命正义与否的观念，但它一般被看作是不幸的（如果是不可避免的），基于公平的社会主张与它有很大的不同。对于健康服务和健康的宏观决定因素的分配来说，可避免性意味着：

（1）技术上可避免：当前的科学技术知识能够提供一种成功的分配方案；

（2）经济上可避免：有足够的财物资源支持这个方案；

（3）道德上可避免：这个方案没有侵犯其他的更大的正义。

可避免性的这三个方面与健康不公的社会经济主张是高度相关的。尽管可能存在技术上可以避免的个人案例，比如自然发生的基因变异，但除非能给出合理的理由证明相反的情况可以存在，否则一般不把这类个人案例当作社会经济意义上的健康不公。对经济上的可避免性，要考虑到边际效用递减规律（rule of diminishing margins of utility）。这个规律虽然不构成对再分配的反驳，但是对可利用的资源进行了限制：如何用有限的资源来尽最大可能地减少健康不公。此外，对经济资源的考虑不能仅限于当前的公共财物支出，还要对可利用的外部资源进行评估，要在宏观的经济水平上考虑可利用的卫生经济资源。最后，要评估实施被选分配方案的可能后果，看它是否违背了更大的不正义，是否侵犯了其他的社会价值（比如自由）。①

自由选择是判断健康公平与否的第二个关键标准。它与保护个人自主性密切相关。健康行为表明存在着可能的选择问题。个人选择的范围包括参与一个活动和购买一个产品来优先满足某种需要。假定在信息充分和保证机会平等的前提下，人们会选择那些增进其健康的活动和行为。虽然这样的情况并不总会发生，但是对健康公平的辩护就要考虑到个人与健康相关的行为究竟是否出自自愿的选择行为。如果一个人在信息充分和拥有自由意志的前提下做出对自身健康不利的行为，那么主张健康结果不公平就不能得到辩护。

基于人群健康的分析，自由选择的问题显得比较复杂。社会经济意义上的健康不公平基于这个假设：群体不会自由地选择较差的健康水平。群体的选择行为比较复杂，处在群体之中的个人行为会相互影响。详细地分析群体的选择行为是社会学或社会心理学的任务，在此只需要明白人的选择是有限度的，尤其是处在复杂的社会人群关系中。

需要注意自由选择和决策（decision making）之间的区别。决策包含对优先性的考虑，即决定优先满足哪些需要，而自由选择则有更丰富的含义。如果一个穷人只能以牺牲修建房屋的钱来投资自己的健康，那么他的选择很难说是真正意义上的自由选择，而毋宁是一个决策，它是有限资源情况下的别无选择。因此，真正的自由选择要排除社会经济因素的障碍（经济、交通、教育、社会压力、心理压力等等）。在完全无障碍的情况下，个人的自愿行为才是自由选择，才是个人需要承担责任的。

那些社会再分配的反对者通常赋予人的自由选择以极高的意

---

① Paula Braveman对可避免性标准进行了两点质疑：第一，可避免性意味着不必然、不必要，而不是公平、正义；第二，有些健康不公平特别难以处理，对它的改变需要社会经济结构的根本性变革，在这种情况下消除可避免性不是公平的恰当尺度。严格地说，第一点不构成反驳，因为不公平的判断包括三个标准，而不是可避免性这唯一的标准。第二点指出了健康公平的复杂性，以及与整个社会制度之间的关联。健康公平与分配正义不奢求处理更为宏大的制度正义问题，这远远超出了本书的处理范围，而只要求在既有的根本制度框架下寻求卫生保健领域中的公平正义。See Paula Braveman, "Defining Equity in Health", *Health Policy and Development*, Vol. 2, No. 3, 2004, pp. 180-185.

义，他们认为在程序正义的前提下每个人的选择都是自愿的，由此导致的行为结果是符合公平正义的。穷人不能保护自己的健康，是由自己的无知造成的，是他们自己把自己推向这个境地，而不是由他们无法控制的社会、经济和政治不利条件造成的。这是典型的右翼自由主义观点。

责任主体是判断健康不公平的第三个标准。我们可以追究那些造成直接伤害或间接伤害的过错责任（culpability）。对健康的伤害可能是由环境恶化和职业危险带来的。过错责任有时候具有隐藏性，在缺乏经验证据的前提下，对过错责任的认定显得很困难。此外，在健康的社会经济差别中，由社会政策造成的系统性伤害比具体的个人过错具有更紧密的相关性。这就导向对政府责任的追究。政府应当为所有公民提供特定数量的健康服务，并确保卫生资源实现公平分配。政府必须对自己的决策失误承担相应的责任。

基于以上的分析，可以建立如下的健康差异系谱（图 2—6）：

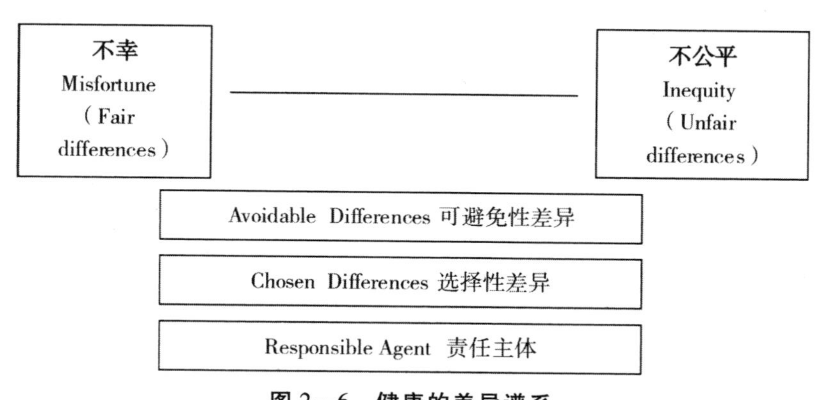

图 2—6　健康的差异谱系

根据以上三个标准，我们的判断在不幸和不公之间移动。出生时的基因缺陷和因年迈而死亡是不幸的事件。自由度受到严重限制的生活方式所导致的健康损害、处在不健康和有压力的居住和生活环境、不能充分获取卫生保健服务、社会动员所导致的健康水平下降等等都是不公平的。当我们主张一个健康差异是不公平的时候，证据和论证的力度将决定不公平的程度。当然，随着研究的进展，这三个标准的解释力也会改变。

第三节 健康责任

一 可控制性责任观

可控制性责任观主张以内在的可控的因果关系作为判断责任的必要条件。内在的可控制性意味着服从于人的意志的改变或调节，如果不服从人的意志的约束，那么就是内在的不可控。无行为能力人无法控制自己的意志，他们就无法为自己的行为承担责任。比如小孩、精神病患者，这些人不是恰当的责任主体。一些虐待儿童的事件发生，是由于父母错误地认为幼小的儿童应该为自己的行为负责。

可控制性责任观的分析过程可以用如下树状图来表示（见图2—7）：①

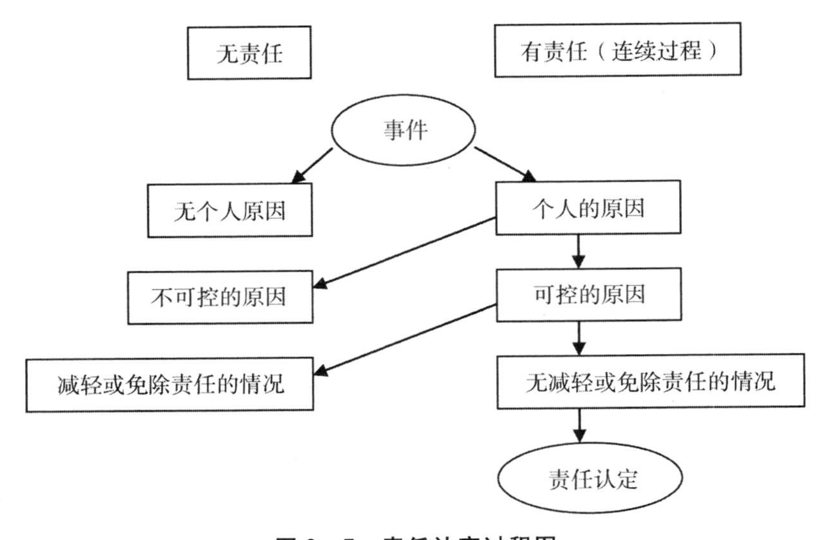

图2—7 责任认定过程图

① Paula Braveman, "Defining Equity in Health", *Health Policy and Development*, Vol. 2, No. 3, 2004, p. 12.

这一过程反映了从原因归因（attribution）前进到对当事人的推断。该图表示，责任过程开始于一些事件。如果判断有个人的原因存在，那么可能得出责任判断，而且这个过程不断前进。然而，如果没有个人原因存在，那么做出无责任的判断，并且这个过程终止。再进一步确定个人原因是否可控。假如是由个人的可控原因造成，并且无减轻或免除的情况存在，那么就做出责任判断。请注意，这一分析只适用于个人责任的判断，它不适用于集体责任的分析。集体责任的情况更加复杂。

可控制性责任观的道德基础实际上来自康德对自由意志的界定。康德划定了价值领域与知识领域、道德领域与科学领域。他认为，在科学领域一切都服从自然法则，在这里，自然的机械作用必然始终构成向导，一切都是由自然法则决定的，无所谓自由。但是在道德实践领域，个人的意志是自由的，正是这种自由性，才确立起道德责任的根据、对道德法则的敬重以及人的尊严和人格。在自由意志领域，道德责任不是外在强加的，而是以自由为根据的自我立法，因此，"责任"与"自由"是内在统一的，责任和自由与选择有着密切的联系。康德提出了如下的定律："意志自律是一切道德律和与之相符合的义务的唯一原则；反之，任意的一切他律不仅根本不建立任何责任，而且反倒与责任的原则和意志的德性相对立。"①

如果人失去了自由意志，那么一切都受到自然界的必然规律的约束，一切都是被规律决定的，那么人就不是自主的个人，就失去了承担责任的前提条件。从这个意义上讲，人就是一架机器，作为机器是没有理由让它承担任何责任的，就失去了担当责任的可能性与必要性。康德的论述告诉我们：个人的自由意志是确立道德责任的基础和根据，个人自由意志的丧失意味着个人成为与物、与机器无异的存在，是根本谈不上道德责任和道德信念的。

值得注意的是，可控制性的道德责任观受到了盖伦·斯特劳森

---

①［德］康德：《实践理性批判》，邓晓芒译，人民出版社2003年版，第43页。

(G. Strawson) 的质疑。[①] 他认为，道德责任与一个人的行为或性格的因果历史相关，为了能够真正地对我们的行动负责，我们就必须成为自己性格的原创者。“如果因为历史原则意味着行动者必须对他做出一个决定的根源负责，对他思考那个根源的考虑负责，对那些考虑的根源负责，如此下去以至无穷，那么这个原则就产生了一种道德责任的无穷后退。在这种情况下，如果行动者无法表明他自己就是道德责任的终极根源，那么道德责任就变得不可能。”[②]

徐向东对斯特劳森的论证提出了批评。实际上，斯特劳森的论证存在如下假设：在决定论条件下，行动者不可能对其决定的根据负责；这个假定不言而喻地意味着，我们的行动的一切因果前提都是由我们无法自主地支配的因素决定的。“如果真正的道德责任要求行动者用一种不受任何外在影响的方式把自己的自我独立地创造出来，那么我们大概不可能有这样一个自我，因此也不可能真正地对自己的行为负责。然而，如果道德责任实际上取决于人类个体所能具有的某些能力，例如反思性地认同价值观念的能力，按照这种认识来采取行动和控制行动的能力，那么道德责任对我们来说就不仅是可能的，也是任何值得向往的人类生活的一个本质要素。”[③]

实际上，责任的判断并不像斯特劳森等人所认为的那样是一个全有或全无的问题，而是存在着一个程度上的差别问题。在责任的程度判断上存在有意和疏忽的差别。一位“有脑子”的人应该具有理性的推理能力，并且能预测到行为的可能后果。责任不是一个“全或无”的判断，它存在程度上的变化。有意的行为是指：这个人想从事不适当的社会行为，从事可以预见的并且知道其后果的行为。疏忽的行为是指：这个人不想从事某些不适当的行为，但是由于主观上的差错而导致不好的结果发生。谋杀、逃税是典型的故意行为例子，而误杀和缴税时计算错误则属于疏忽的例子。故意行为

---

① Strawson, G., 1984, “The impossibility of moral responsibility”, reprinted in Lou is P. Pojman and Owen McLeod (eds.), *What Do We Deserve: A Reader on Justice and Desert*, Oxford: Oxford University Press, 1999.

② 徐向东：《自我决定与道德责任》，《哲学研究》2010年第10期，第99—106页。

③ 同上。

要承担全部责任，疏忽大意一般也应该承担全部责任，尤其是在职责范围内的疏忽大意，比如医生做手术时的疏忽大意造成对患者的伤害，他必须承担全部责任。只是在后果很轻微或可以忽略不计的情况下，疏忽大意才可以减轻处罚或免责。一个人可能由于服务于更高的目标而导致责任的减轻或抵消。比如，由于照看生病的父母而无法正常上课，或者在上学的途中帮助盲人引路而上学迟到。这些都是在道德上值得赞许的行为，这种情况下的个人责任应当予以免除，以激励人们做好事的动机。

二　健康的个人责任

（一）个人责任及其承担方式

人们应该对自愿行为所导致的结果承担责任，这是我们的道德直觉，也是运气均等主义所主张的。责任是自由的代价，是作为自由的公民宣称自我决定权应该付出的代价。人们有权选择自己的偏好、喜好、个人目标、价值观、人生计划，这意味着一旦这种选择的结果不怎么如人意，人们应当为自己的选择承担相应的责任。个人选择了冒险，别人就能合理地期待他自己承担冒险的后果。

德沃金区分了个人责任和政府责任，他指出："要求政府采用这样的法律或政策，它们保证在政府所能做到的范围内，公民的命运不受他们的其他条件（经济前景、性别、种族、特殊技能或不利条件）的影响"①，这是一种集体责任。同时他还说，"就一个人选择过什么样的生活而言，在资源和文化所允许的无论什么样的选择范围内，他本人要对做出那样的选择负起责任"②，这是一种个人责任。

就健康而言，个人责任意味着选择过一个健康的生活方式，意味着在个人能够合理控制的范围内减少健康风险因素。健康和长寿与一个人的生活方式密切相关，这激励人们要好好地照顾自己的身体、关心自己的健康。过一个审慎的健康生活，能够降低生病和早死的概率。为了保持一个健康的生活习惯，首先要理解个人行为和

① ［美］德沃金：《至上的美德》，冯克利译，江苏人民出版社2003年版，导论第7页。

② 同上。

健康之间的因果关联，然后接受这个观念：在一定程度内我们能够控制自身的健康状况。

个人健康行为的作用主要体现在非传染病上。在发达国家，非传染病逐渐成为导致疾病和早死的主要原因[①]，国家的传染病干预措施的重要性相对降低了。对于非传染病，最有效的措施不是国家的干预，而是个人的健康生活方式。这就要求个人行为模式的改变。

个人承担责任的方式是多样的，主要有三种途径来分配个人责任：禁止冒险行为、降低治疗时的优先顺序、强制保险。禁止冒险的例子包括：开车时系安全带、骑摩托车时戴头盔。这些要求虽然有家长主义的嫌疑，但都是为了保护个人的健康。降低治疗时的优先顺序，一个常见的例子是肝脏移植。对于酒徒，同等条件下他们不能得到优先移植。有人认为这么做是对酒徒的歧视，但是考虑到器官来源的稀缺性，若给嗜酒如命的人移植就是资源浪费。还有一个例子是IVF（试管婴儿），对那些抽烟的妇女，她们在这项服务方面没有优先性，因为抽烟会降低怀孕的可能性。强制保险主要是在事发之前以特定税收或使用费的方式强制征收，对一些危险的体育活动就必须这么做。

个人的健康责任在健康政策上有相应的体现。一般来说，假设其他条件相同，对于那些采用冒险生活方式的个体，他们在接受治疗方面享有较低的优先性，或者应该支付额外的保险费用。在公共卫生政策的层面上，也应该考虑到个人的责任。有限的公共资源应该投向那些非自愿地卷入疾病之中的人群，而不是那些自愿地冒险的人群。

为了让个人能够完全承担起相应的健康责任，社会可以建立一个健康的社会环境，为个人提供健康信息、健康知识和健康教育。尤其是对于那些影响健康的风险因素，社会还可以采用公共健康的

---

① 在高收入国家，导致死亡的前十个主要原因是：缺血性心脏病、脑血管疾病、气管支气管肺癌、下呼吸道感染、阻塞性肺部疾病、结肠和直肠癌、老年痴呆症、糖尿病、乳癌、胃癌。See Richard Skolnik, *Essentials of Global Health*, Jones and Bartlett Publishers, 2008, p. 27.

措施来进行干预。个人可以利用相关的健康知识来改善生活方式，减少疾病风险因素。健康的生活方式要求一种审慎的自我管理。①

福利国家的健康政策为所有人保证一个最低的福利水平，不管个人是否应该对自己的健康问题承担责任。对于这种由社会和国家包揽式的健康政策，人们会批评说：如果什么都是由社会来承担，什么都是社会的责任，那么就不存在个人责任了；社会有责，意味着人人有责，而人人有责在实践中就会导致人人无责。因此，必须把个人的责任纳入健康政策的考虑范围之内。②

（二）*反驳与辩护*

对个人责任的第一反驳是：将个人责任纳入卫生保健的考虑之中，这会惩罚那些本来就已经处于社会弱势的人群。关键之点在于，正是穷人们在健康方面不审慎。穷人通常不遵守医嘱、吃不健康的食物、不热爱锻炼身体。也就是说，穷人很难保持一个健康的生活方式。这一方面有客观的原因，比如忙于工作没有时间锻炼身体，没有钱购买优质食品，居住区没有公园等；另一方面也有主观的原因，对健康不够重视，不过这可能是由于教育文化水平不够。让这些穷人承担一部分健康责任，对他们而言可能会是双重的处罚，使得他们的生活处境更加糟糕。

对此，有几点予以回应。首先，并非只有穷人在健康方面才粗心大意。富人也参与一些冒险的活动，比如滑雪、赛车等，这些都会导致身体伤害。富人生育很晚，这会增加患乳腺癌的风险，增加生育照顾成本。因此，卫生保健的个人责任并非只是针对穷人。其次，即使不审慎的健康行为与社会经济的不利处境相关，对处在相

---

① 健康的生活方式乃是一个常识的概念，比如掌握基本的医学知识，学会自我保健；戒除和纠正不良的生活习惯（抽烟喝酒、暴饮暴食等）；加强体育锻炼抵抗疾病。

② 刘远明认为，中国传统的医疗保障制度导致了个人责任的沦丧。我国传统的职工医疗保障制度包括公费医疗制和劳保医疗制，它们是计划经济的产物，这种政府和企业包揽的模式会误导职工的医疗行为、造成浪费和自我保健意识的淡化，以及职工对医疗机构监督责任的丧失。笔者认为，这种对传统医疗保障模式的批评尽管是中肯的，但是由此得出的结论并非是要推卸政府的责任。毫无疑问，对于那些弱势人群，政府应当承担更多的保障责任，而对于体制内的人群则是要强调他们的个人责任。参见刘远明《医疗保障制度改革与个体的健康责任》，《医学与社会》1999 年 6 月第 12 卷第 3 期，第 19—21 页。

同的社会不利处境中的个人来说，考虑他们的个人责任也仍然是合理的。两个人的社会处境相同，但一个比另外一个的行为更不检点、更粗心大意，那么让他承担更多的健康成本，这是很合理的。最后，对个人责任的考虑是不要因为不审慎的行为而浪费卫生资源，这同样提出了一个背景性的社会要求：社会有义务提供安全的居住环境、清洁的空气、干净的饮用水、充足的空闲时间等，只有这样才能保证个人不因为外在客观原因而产生健康问题。也就是说，要让个人承担责任的前提是，必须为个人提供恰当的客观环境、排除外在的障碍，唯有如此他才能负起相应的责任。

对个人责任的第二个反驳是：生活方式不健康给卫生保健制度带来负担，这一点值得怀疑。以吸烟为例，抽烟的人可能早死，从而实际上节省了很多医疗资源；而那些生活方式健康的人活得时间长久，他们反而占用了很多医疗资源。① 如果事实确实是这样，那么对抽烟的人摊派治疗成本是无法得到辩护的。我们可能反而要奖赏他们因早死而为我们节省了一笔费用。

表面看来，这个反驳好像很有道理。仔细想来，却是有问题的。生活方式健康的人到老年可能仍然身体很好，从而并不需要多少费用去治疗。生活方式不谨慎的人注定需要占用很多医疗资源。

不过，如果这个反驳观点可以成立，那些抽烟的人却是为我们省下了一笔费用，那么我们就没有必要向他们征税。但是，由于不抽烟的人占用了更多的医疗资源，这反过来要求向他们征税吗？的确，这些生活方式健康的人活得更长久，消费了更多。但是，对他们征税是没有理由的。向生活不健康的人征税，是因为他造成的治疗费用本来可以避免；而健康的生活却正是卫生保健所要追求的目的，为此而付出的成本是必要的、值得的、受欢迎的。

第三个反驳考虑个人责任的后果。Wikler 担心分配个人责任会带来一些负面的后果。如果要考虑每个病人的个人责任，那么医生

① Louise Rusell 利用成本效用分析比较了相同年龄、相同血液胆固醇含量的男子在卫生保健花费上的差别。研究发现，在平均每年的卫生保健费用方面，不吸烟的、低血压的男子远远高于吸烟的、高血压的男子。See Louise Rusell, "Some of the Tough Decisions Required by a National Health Plan", *Science*, Vol. 246, 1989, pp. 892-896.

和护士必须先得到一些相关的过错证据之后，才能决定是否以及如何治疗病人。这显然会增加治疗的前期工作，增加医生的工作时间成本；不仅如此，在过错问询的过程中，作为医生的良好美德——关照病人、病人利益至上——会不断地被削弱，从而很难维护其自身的职业精神。如果把每个人仅仅当作病人来看待，而不去追问他曾经的历史，那么每个人都将从医疗保健中受益。考察病人的生活是否审慎，这会弱化我们对同伴的同情心。①

Wikler 的这种忧虑实际上是没有必要的。他担心追究病人的历史过错会弱化医生的同情心，而同情心应该成为医生的美德。在实际的医疗处境中，医生并不要求对那些不审慎的病人予以差别对待，医生在治病救人的时刻实际上要求一视同仁。病人承担个人责任的方式大多并不是发生在生病治疗之后。以抽烟为例，烟民的个人责任已经包含在烟草税之中了，医生并不需要直接地去追究烟民的个人生活史；相反，医生往往会对烟民提出戒烟的建议。只有在资源极度稀缺的情景中——比如，肝脏移植——医生才需要对病人的生活方式予以考虑。但即使是在肝移植的案例中，医生首要的考虑是从医学的立场出发，其次才是资源是否有效利用而不被浪费。因此，医生的同情心——如果确实被弱化的话——绝不是因为个人有不良的生活嗜好而减弱，对此应当寻找其他的原因。

Wikler 正确地指出了不能忽略个人的健康责任的理由，这首先在于个人对自由选择的意愿和追求。只有在个人自由选择的基础上才能实现个人的自我发展，才能按照自我的意愿管理个人生活。一旦承认自由选择对个人生活的价值，就必然要求个人承担自由选择的相应后果。责任是自由的代价，这是任何自由主义者都必定要承认的。有争议的并不在于人们是否应该为自由选择承担相应的后果，真正的争议在于什么样的行为属于自由意志的行为。然而，这在事实上已经不再是一个哲学问题，而是一个实践智慧的问题——我们要以一种恰当的方式来判断哪些行为是出自个人的真实意愿，

① Daniel Wikler, "Personal and Social Responsibility for Health", *Ethics & International Affairs*, Vol. 16, No. 2, 2002, pp. 47-55, 51.

而非受到任何外在的威胁或影响。

我相信，让个人承担责任除了来自自由意志的论证之外，还存在许多其他的理由。这些理由常常为人忽视，它在根本的意义上指向的不是一个自由选择生活的道德责任和可能性问题，而是对于健康本身的理解问题。从这一层面来说，健康受多种因素的影响，涉及生物、心理和社会方面的复杂因素，其中个体的行为和生活方式始终是重要的根源。这正是本章详细探讨健康的决定因素的原因。除此之外，我们对医学功能的盲目信任也会导致对个人健康责任的忽视。实际上，医学只能解决部分问题，现代医疗技术也并非是万能的，还存在着许多不治之症，这就更加依赖于个人自身的保健行为。①

三　健康的家庭责任

（一）家庭责任与仁爱原则

健康的家庭责任意味着家庭成员之间应该关心和照顾彼此的健康，在力所能及的范围内相互支援。这种相互照顾和帮助的责任，不仅是一种最自然的义务，也是最合乎人伦道德的义务。从人的生物性本能和自然情感来说，父母对子女的爱使得他们对子女的无限关爱、无限帮助成为可能；而子女对父母的照料也是由最自然的情感所引发的回馈行为。因此，个人作为家庭内成员的自然事实导致了相互责任的必然性。

在中国文化语境中，提起家庭责任，很自然地使我们联想到儒家的仁爱原则。儒家思想从关系型的角度来理解人，从个人在家庭中的位置来规范个人的行为，仁爱原则正是从这种家庭成员之间的自然关系中产生的。当代儒家生命伦理学家范瑞平先生对此有独到的论述：

> 每个人都是在家庭中出生和成长。个人的身份首先和主要

① 刘远明敏锐地意识到了这一问题。见刘远明《医疗保障制度改革与个体的健康责任》，《医学与社会》1999年第12卷第3期，第19—21页。

地是从他们所承担的家庭角色中得到确认：丈夫、妻子、儿子、母亲、儿女、兄弟、姐妹，等等。人类的这种以家庭为中心的生活方式并非个人选择的结果，而是给定的——每个人生来都接受过来的。亲子关系不仅构成人类生活中最重要的联系，而且生动展示了人性中最深刻和最高尚的一面，即，每个人都具有同情的能力，亦即孟子所说的“不忍人之心”。这种自然的同情心本身包含爱的倾向。对孔子而言，亲子之爱是仁的基础……必须培育并推广以亲子之爱为本的仁，才能构建善的社会。①

由此可见，儒家的仁爱基于亲子之间的血缘关系。“亲子之爱不是情爱。它涉及的是相互之间深层的依恋与关怀，这种情感纽带与性方面的吸引与冲动无关。这种爱甚至不是互惠意义上的——无论是父母对子女的付出，还是子女对父母的回报，都不应理解为一种好处的交换，而是只求耕耘，不问收获……亲子之爱超出任何一种契约关系。”②

（二）仁爱与正义原则

与范瑞平教授的论证不同，笔者认为，对家庭责任的辩护并不必然要承诺儒家的价值观，完全可以在自由主义的框架内对家庭责任予以辩护。

首先，可以把基于特殊的家庭成员关系的仁爱原则看作一种自然义务，而不必将它纳入儒家家庭主义的人性观和价值观之中。罗尔斯认为，“相互援助和相互尊重”是针对个人的自然义务③，这一点可以应用于家庭成员之间在健康方面的关照。家庭成员之间的相互援助可以基于爱的情感或同情的恻隐之心，这是一种朴素的自然情感。但是，爱和同情心并不限于家庭成员之间，相互援助的义务也不限于家庭成员之间。事实上，我们还可以、也能够爱家庭之外

① 范瑞平：《当代儒家生命伦理学》，北京大学出版社 2011 年版，第 118 页。

② 同上书，第 119 页。

③ ［美］罗尔斯：《正义论》，何怀宏等译，中国社会科学出版社 1988 年版，第 109 页。

的其他人，没有必要承诺以家庭为本位的儒家家庭主义。

其次，儒家的仁爱是一种差等之爱，这种差等之爱是人的自然情感，正义的原则不能仅仅止步于这种自然的情感行为，而应该诉诸平等关怀的普遍精神。“爱有差等”构成了儒家的重要价值，即“亲亲”。范瑞平反对自由主义的平等关怀，他宣称：“儒家认为，要求平等地看待家庭成员的利益和陌生人的利益是伪善的；人应当更看重家庭成员的利益，这才是唯一适当的做法。重要的是，这种非平等的道德必须贯彻和体现在社会政策里。例如，在儒家看来，福利主要属于家庭负责的范围；由政府采取全面的福利计划来实现每个人福利的平等，是错误的做法。这种平等主义的尝试与儒家家庭主义的道德情感是不一致的，因为这种做法势必削弱家庭使用自己的资源自主地为其家庭成员谋求最佳利益的能力。”①

这种论调表面看起来很好，但实际上难以成立，有以下几点原因：

（1）在有限的范围内，人的爱的能力确实是有限的，在大多数场合个人也首先从关爱自己身边的人开始。“爱有差等，一个人必须从爱自己的家庭开始，优先考虑到自己的家人。”② 但儒家家庭主义者把这种自然的事实宣称为道德上唯一正确的做法，显然是错误的，因为事实上如何并不能推出道德上的应该如何。为什么同等地关爱陌生人就是伪善的，范瑞平对此没有解释。难道就没有一个人怀着真诚的心这么做吗？

（2）将家庭作为福利的主要责任主体，并排除政府的平等关怀，这一论断显然过于武断绝对，它没有考虑到那些没有家庭的人，也没有考虑到家庭关怀的有限能力。儒家大概也承认“鳏寡孤独皆有所养”，对于这些没有家庭的人，如何让家庭承担责任？显然唯一可靠的做法是让政府承担责任。儒家也许反对说，在这种情况下可以诉诸邻里关怀，因为这也属于儒家仁爱的应有之义。但问题在于，缺乏国家强制力保障，人们的仁爱是有限度的，并非所有人都愿意供养身边那些没有家庭的人。并且，这些人可能会以儒家

---

① 范瑞平：《当代儒家生命伦理学》，北京大学出版社 2011 年版，第 123 页。

② 同上书，第 137 页。

的差等之爱为借口，认为照顾自己家庭的精力都不够，从而拒绝给予关怀。

（3）追求福利平等的主体是政府，儒家家庭主义道德情感（差等之爱、恻隐之心）主体是家庭中的个人，政府的平等关怀与个人的不平等关怀完全可以并存，政府的平等关怀并没有排除个人去追求以德性为基础的儒家式生活。政府的平等主义关怀基于中立性原则，它是政府的合法性来源。

（4）政府采取全面的福利计划政策，这并不必然会削弱家庭的自主能力；相反，对于那些弱势的家庭，政府的措施反而会加强他们的自主能力，并且按照正义原则，这些弱势的家庭必须予以补偿。

最后，家庭责任的实现并不必然以德性为目的，对家庭责任的辩护并不必然要承诺一种充满内容的目的论框架，自由主义的正义原则完善可以容纳家庭成员彼此之间对健康的关爱与照料责任。

在儒家看来，德性是一种内在善，“是美好生活的目的”，“缺乏内在善的生活不会是真正意义上好的生活，即使这种生活在工具性善方面非常富足。相反，一种德性的生活即使没有足够的工具性善的支持，也是好的生活。”“儒家首先关注的是如何提高与正当相关的内在善的追求，而不是与正当无关的工具性善的分配，因为儒家认为，内在善对人类而言是基础性的。”①“进德修身”是儒家善的生活的核心，在完善自我的基础上完善家庭、国家和天下：“身修而后家齐，家齐而后国治，国治而后天下平。自天子以至于庶人，壹是皆以修身为本”（《大学》）。其中，对家庭的关爱是完善德性（仁）的最重要内容，是个人修身的自然出发点，是追求内在善的必然要求。

对于个人在实现家庭责任的过程中究竟追求何种目的，自由主义并不做出唯一正确的限制，一个人完全可以选择以德性追求为根本目的，把实现德性的完满当作内在价值来追求。自由主义并不排斥儒家以德性为基础的目的论框架，反而给予充分的自由让个人去

① 范瑞平：《当代儒家生命伦理学》，北京大学出版社 2011 年版，第 130—131 页。

追求之。相反，自由主义反对的是儒家把德性当作唯一值得追求的内在善。根本而言，究竟选择何种善的生活、何种善的生活观念，这应该由个体自身来决定，而不应该做预先的家长主义式的独断决定。一个自由民主的社会应该“允许理论分歧，允许现有社会的成员持有多元的、相互冲突的、实质上不可通约的关于善的生活的理念”①，对罗尔斯而言，这就是一种可行的政治正义观念。

总之，普遍的平等关怀是正义原则所要求的，仁爱原则是在正义原则之外的道德要求，构成了正义原则的重要补充。在家庭的范围内，互助的仁爱构成了一种自然的义务，但它不必承诺一种儒家家庭主义的人性观，不必承诺一种以德性为基础的目的论框架。

四　政府责任与社会责任

（一）政府责任及其辩护

德沃金对政府责任有着精辟的论述，他说：“我们能够对平等不闻不问吗？宣称对全体公民拥有统治权并要求他们忠诚的政府，如果对于他们的命运没有表现出平等的关切，它也不可能是一个合法的政府。平等的关切是政治社会至上的美德——没有这种美德的政府，只能是专制的政府。所以，当一国的财富分配像非常繁荣的国家目前的财富状况那样极为不平等时，它的平等关切就是值得怀疑的。因为财富的分配是法律制度的产物：公民的财富大大取决于其社会颁行的法律……当政府削减福利计划或放慢其扩大的速度时，它的决策将使穷人的生活前景暗淡。对于那些因此而遭受不幸的人，我们一定得准备做出解释：即便如此，他们为什么依然受到了平等的关切——这是他们的权利。”②

德沃金的要点在于政府对公民的平等关切的要求，也就是说一个统治公民并要求其忠诚和守法的政府必须对其全体公民一视同仁。这一论点显然来自他对平等价值优先性的追求，平等在德沃金

---

① John Rawls, “Justice as Fairness: Political Not Metaphysical”, *Philosophy and Public Affairs*, Vol. 14, No. 3, 1985, pp. 223-251, 225.

② ［美］德沃金：《至上的美德》，冯克利译，江苏人民出版社2003年版，导论第1—2页。

那里被称之为“至上的美德”。如果平等确实如德沃金所说的那么重要，那么关键的问题在于如何实现平等的关怀，这恐怕是平等理论的核心所在。因此，对政府责任的辩护，最根本的是要指出政府责任最终必然要落实到什么地方，这样才能构成一个真正有意义的伦理辩护。

责任政治构成了责任政府的基本内涵。责任政治中的“责任”具有两个方面的特性：可算账性（accountability）和可解释性（explicability）。前者是指人民可以找政府“算账”，后者有义务向人民“交账”或“报账”，而“算账”的结果可以帮助人民判断“账目”是否清楚、责任是否分明，从而决定政府行政人员的去留。可解释性则是指政府行政人员的行为应当做出合理的解释，行政行为的动机、过程、结果及影响，都能得到相应的合理说明，否则就是不负责任、可以问责的。[1]

按照责任政治的要求，政府的健康责任体现在多方面。[2] 首先，政府应该把增进人民健康作为卫生工作的首要目标。健康是社会发展之根本，也是卫生服务和卫生改革的根本目的。健康是社会经济发展的基础，缺乏健康素质的人无法成为强大的生产力。其次，政府要协调各个部门之间的工作。卫生工作是一项跨专业、跨学科的活动，牵涉到各个部委和部门之间的合作，涉及社会各个领域，是一项庞大而系统的工程。政府各个部门必须协调起来，把卫生工作的目标、内容和任务变成各自目标、内容和任务的一部分，各尽其责。最后，政府应当制定相应的卫生法律法规及各项规章制度，保证各项卫生事业有法可依。对于已有的法律规章，要及时根据现实情况予以完善。另外，政府还应组织实施健康教育，促进公民建立

---

① 毛羽：《凸显“责任”的西方应用伦理学——西方责任伦理述评》，《哲学动态》2003年第9期，第20—23页。

② 严格地说，政府的健康责任与健康的社会决定因素是相对应的。健康因素的复杂性决定了健康责任的多层面性。在此，对于与卫生保健不直接相关的那些因素，本书不予以直接讨论。比如，政府（包括整个社会）有责任创造一个安全舒适、有利于健康的工作环境，有责任创造清洁卫生的自然环境（环保），有责任营造健康的社会环境（有利于青少年健康成长的社会环境，一个典型的例子就是农村的留守儿童，他们因缺少家庭的温暖和社会的关爱，健康状况堪忧）。

良好的生活习惯。运用现代传媒进行健康知识的普及和教育，提高公民的健康意识和自我保健能力。比如，关于戒烟的宣传教育就是一项值得推广的活动。公共卫生是政府责任中最重要的一项职能之一，长期以来遭到忽视，因此有必要引起重视。在传染病预防、非传染流行病控制等方面政府必须加大投入力度，真正有效地促进人群健康。

针对卫生资源的配置和分配，有中国学者把政府的责任分为四大类①。第一类是筹资责任。筹资责任主要涉及卫生服务递送体系和医疗卫生保障体系的建构。前者主要是市场主体不愿意进入的社会卫生服务和农村基层卫生服务，后者主要的目的是建立一个全民覆盖的医疗保障制度。

第二类是政府的购买责任。按照公共管理理论，在卫生服务领域实行购买和提供分离，即由政府购买卫生服务（政府买单）、医疗卫生机构来提供服务的模式，由此来实现政府提供公共产品的职能。由此，在理论上就形成了卫生服务消费者（患者）——卫生服务提供者（医疗机构）——卫生服务购买者（医疗保险机构）的三角关系。②

第三类是政府的规划责任。这主要指针对卫生资源配置的区域规划责任。区域规划包括各个级别层面的规划，如整个国家层面的规划和各省市的地区规划。要按照现代科学的标准合理制定规划，包括卫生服务的需求、质量、数量等。在规划中尤其要考虑到卫生资源的稀缺性和公平性，将财力和物力投向基层和弱势群体，发挥社区卫生服务中心的守门人功能。

第四类是政府的监管责任。在医疗卫生资源配置中的监管责任主要包括：对卫生服务市场垄断行为进行监管、对医患双方信息不

---

① 杜仕林、赖长泓：《政府健康责任研究———基于医疗卫生资源配置视域的思考》，《法学杂志》2009 年第 7 期，第 134—136 页。

② 但在中国，由于医疗保险覆盖不全面，医保机构没有参与到与医疗服务机构的谈判之中。在实行由病人向医保机构直接报销的制度下，医保机构将工作的重点放在控制病人，而不是去监督卫生服务提供的道德风险。这样，患者就处于双重的不利地位。因此，政府的重要责任就在于推动医疗模式从直接报销制度向现代契约模式转变，真正地去监督卫生服务机构。

对称的克服以及对医疗保险中患者的道德风险①和保险机构的逆向选择②的控制。政府监管的目的是矫正市场失灵、建立正常有序的市场游戏规则，而非取代市场；监管的手段主要是行政手段和法律手段。③

总之，政府责任回归健康领域，不仅是政府公共权力的必然结果，也是健康产品外部性的客观要求，更是纠正市场失灵的必要条件。市场体制下，政府在卫生领域的责任是有限责任，主要包括经济责任（筹资与购买）、政策规划责任与监督管理责任。经济责任是保障健康公平的前提，包括政府筹资与投入分配；政策规划责任是健康公平实现的机制保障，要求政府为社区医疗建设以及社会资本进入卫生领域制定合理的政策；监管责任是健康公平实现的必要保障。④

（二）社会责任及其辩护

社会责任是人超越于利己行为之外的职责行为或者利他行为。社会责任并不必然要求个人具有高尚的利他主义行为，而只要求一个公民作为社会成员应当承担的那些适度责任。例如，每个人都应当在自己的责任范围内保护环境，因为每个人每天都在不同程度地制造垃圾，这些垃圾污染了环境，进而影响公民的健康。

对社会责任的一个辩护来自德国哲学家阿佩尔（Karl－Otto Apel）对共同责任的论证。他的共同责任原则包括两个方面的内涵：一方面是指人们作为对话者共同寻求认清和解决问题的义务⑤，另一方面是保证人类的持续存在与努力谋求改善社会制度环境，实现对话的规范性条件的共同责任。对阿佩尔来说，共同责任是一种

---

① 指患方投保者选择性参保而降低风险池容量。

② 指私人保险机构的风险选择行为。

③ 在监管方面，中国存在的主要问题是监管主体不明确、监管错位。卫生部门尚未管办分离；对卫生服务的质量与标准等该监管的领域没有监管，对卫生服务市场准入等该相对放松的领域却过于严格；同时对违规行为的惩处不够严厉，致使违法成本过低，违法行为屡禁不止。

④ 陈化：《健康公平、政策导向、政府责任》，《学术论坛》2011年第1期，第66—71页。

⑤ 这意味着通过参与对话来承担共同责任。参与对话就是担当一个人作为对话者的角色，就是针对其他的对话者提出和论证自己对相关问题的观点，就是对自己在对话中自我负责。显然，这一观点类似于哈贝马斯的商谈伦理。

"原初责任"（primordiale Verantwortung）。阿佩尔强调共同责任不同于传统的、可落实到具体个人的责任，比如一个人的角色义务或职责。这种具体的责任是一种外在的制度和习俗的规定。共同责任属于制度之上的责任[①]，这种制度之上的责任并不是要否认传统的具体责任，而是要跳出传统责任观的窠臼，站在更高的层面上思考制度的构建。也就是说，个人的责任行为参与了制度的建构这一事实要求每个人承担他所应当承担的相应责任，这就构成了共同责任的基本内涵。

就健康而言，公民的社会责任主要体现在以下几个方面。首先，积极参加与人群健康有关的社会公共活动。例如，植树造林的环保活动、戒烟的宣传教育、艾滋病防治等。其次，不做危害他人健康行为的举动，不侵犯他人的健康权益。比如，不在公共场所抽烟、不乱丢垃圾、不随地吐痰等。

就健康而言，社会团体的社会责任最直接地体现在医疗卫生服务机构、药品和医疗器械生产企业、食品生产企业和环境保护机构。医疗服务机构最直接地面对病人的健康问题，以医学的手段来治疗患者的疾病，恢复他们的健康。药品生产企业必须生产安全有效的产品，决不能生产假冒伪劣、损害公民健康的药品。同理，食品生产企业也必须保证生产的产品安全。环境保护机构承担着改善生存居住的自然环境的职能，它对人的身心健康有着长远的影响。

在健康的社会责任中，公立医院[②]承担着十分独特的功能。公

---

① 阿佩尔区分了人与制度的三种关系：一是人在制度之下，人屈服于制度；二是人在制度之中，受制度的限制，在制度内求生存；三是人在制度之上，对制度的合理性进行反思。这三种不同的关系对应于理性自主性的不同程度的自觉。参见罗亚玲《阿佩尔的共同责任原则》，《哲学动态》2008年第9期，第45—49页。

② 针对医院的社会责任，邱仁宗教授提出了针对医院管理行为的伦理框架。具体包括如下内容：（1）有义务采取有利于它服务的对象（病人、社区/社会）以及医院及其员工的行动。有利要最大化。（2）有义务采取不给病人、社区/社会以及医院及其员工带来伤害或损害的行动。伤害或风险要最小化。（3）有义务尊重受行政管理决策影响的那些人，尤其是病人和医务人员的自主性，并尊重他们的人格。（4）有义务在做出影响它服务的对象（病人、社区/社会）以及医院及其员工的行政决定及资源分配时要公平和不偏不倚。参见邱仁宗《医院的社会责任：伦理学的视角》，《医学与哲学》（人文社会医学版）2006年6月第27卷第6期，第1—5页。

立医院的社会公益性、福利性决定它必须对公民的健康负责，有义务为社会提供优质低价的基本医疗服务，有责任控制医疗费用的过快增长，以解决当前突出存在的看病难、看病贵的问题，以实现基本医疗服务的可及性和公平性。然而，公立医院的社会责任是有限度的，其服务能力也是有限的。因此，要以医院的能力为限度，以符合医院的发展战略为原则，以不削弱医院的生存和发展为条件，构建一个具有可操作性、符合我国国情的公立医院社会责任理论模型。①

当然，除了这些直接与健康相关的个人行为和社会团体行为之外，还有许多能够间接影响公民健康的社会因素，如公共交通、健康教育、居住环境、公共环境等。举例来说，汽车制造厂在设计时，应充分考虑减少尾气中有害物质的排放，房地产公司在建造房屋时，应充分考虑居室的采光，各幢楼之间保持一定的间距；在建造公用设施，如隧道时，应充分考虑建成后通风排气的状况。除了生理健康之外，还要关注心理健康，心理治疗和心理咨询机构也要承担相应的职责。

值得注意的是，责任的划分只是一种相对的确认，而无截然的界限划分。对于同样一种现象，可能存在着多种不同的责任主体，也就是不同的责任主体都参与了负责任行为的建构。当然，我们也不能忽略健康的个人责任、家庭责任、政府责任和社会责任之间的复杂关系。有时候某种责任占据主导地位，有时候多种责任共同参与了健康行为结果的建构。比如，慢性病不具有经济上的外部性，个人的不良生活方式是疾病产生的主要原因，因此个人责任在此占主导地位；而传染病则具有外部性，且在外部传染的过程中个人能够控制的影响程度较小，因此它应该主要由政府和社会来共同承担责任。在公共卫生中的责任问题就更为复杂。比如，艾滋病，有些

① 刘肖宏提出了一个公立医院社会责任的理论模型，该模型把公立医院的社会责任分为内部责任和外部责任。内部责任包括对员工和业绩的责任，外部责任包括对患者、政府、环境和医保部门四个利益相关者的责任，其中对最大限度地满足患者的医疗保健需求是公立医院最基本、最重要的社会责任。参见刘肖宏《公立医院的社会责任研究》，硕士学位论文，青岛大学，2009年，第9页。

是由于个人婚外性行为、吸毒、同性恋等个人原因造成的，有些则是由输血等非个人原因造成的。按照个人责任原则，那些由吸毒等个人原因导致的艾滋病似乎应该完全由个人来承担，但是这显然违背了公共卫生追求公共利益的本质目标，没有考虑到这种非常规性治疗中的社会集体责任，因为对于这样一种严重的传染病，依靠任何单个人的力量都是无法有效解决的。因此，对于艾滋病等具有强外部性的公共卫生问题，政府和社会应该承担主要责任甚至全部责任。

值得注意的是，福利国家的健康政策常常是过度强调了政府责任和社会责任，而忽略了个人责任。普遍的福利政策为所有人提供一个最低的福利水平，不管个人是否应该对健康问题承担责任。这种由社会和国家大包大揽的健康政策虽然符合健康公平的道德直觉，却忽略了个人责任的成分。如果社会有责，意味着人人有责，而人人有责在实践中就会导致人人无责。这种完全由政府包揽的模式会误导职工的医疗行为，造成浪费、自我保健意识的淡化和监管的丧失。

总之，健康责任的建构是一个多方参与的过程，政府、社会、家庭与个人各负其责，才能有效地实现公民的健康权益保障。结合当前中国的现实，最为妥当的办法是建立以政府责任为主导、以家庭和社会责任为主干、以个人责任为基础的健康多元化责任体系。[①] 任何一方责任都不可偏废，才能有效地实现健康社会的目标。

第四节　卫生保健公平

一　卫生保健的定义

卫生保健（Health Care）通常是指通过医疗、辅助医疗、替代医疗、临床服务等医学手段对疾病的治疗和管理以及健康的维护。

① 赵敏等人表述为以“政府责任为主导、集体责任为主干、个人责任为基础”。见赵敏等《从国外医疗保障制度看健康责任的分担》，《国外医学：社会医学分册》2005年9月第22卷第3期，第108—113页。

广义的卫生保健包括所有被设计用来促进健康的服务与善，它包括“预防性、治疗性和缓解性的手段，不管是针对个人还是针对群体”①。在本书中，除了特别说明之外，一般采用宽泛的卫生保健概念，包括医疗服务、公共卫生等。

在人们普遍使用卫生保健一词以前，英语世界通常用“医学”或“健康部门”（Health Sector）来指代对疾病的预防和治疗。② 人们容易混淆卫生保健、健康保险（Health Insurance）和公共卫生/公共健康（Public Health）三个概念。健康保险是一种对疾病风险的社会承担机制，主要是对看病、就医过程中产生的医疗成本进行报销。公共卫生/公共健康是指一个群体或人群的集体健康状况，或者集体的健康活动和健康行为，以促进和保护该群体的健康水平③。

卫生保健和健康的区别是明显的。健康作为人的身体状态是卫生保健的目的，它是卫生保健所要导向和实现的结果，而卫生保健是预防和治疗疾病的医学手段。卫生保健的这种功能主要建立在医学的有效性基础上。

卫生保健和健康的这种紧密联系使得人们很容易混淆健康公平（Health Equity, Justice of Health）与卫生保健的公平（Justice of Health Care）这两个概念。显然，健康公平的观念所要求的内容更加宽泛，因为所有能够影响和促进健康公平的社会因素都应该纳入其中。与之相对，卫生保健的公平性只单纯地考虑卫生保健本身的公平性问题，尤其突出地考虑卫生资源的分配正义，而对于涉及健康公平的其他要素不予考虑。

二　卫生保健的特殊性

考虑到健康的社会决定因素，卫生保健是影响健康的要素之一，但不是唯一。卫生保健主要针对疾病的治疗和预防，也就是说它仅仅关照人的身体—生物学要素，而不考虑影响到健康的心理—

① World Health Organization Report, *Why do health systems matter*? 2000.

② Wikipedia, “Health Care”, *Accessed time*: *Tuesday*, April 13, 2010.

③ James Wilson, “Towards a Normative Framework for Public Health Ethics and Policy”, *Public Health Ethics*, Vol. 2, No. 2, 2009, pp. 184-194.

社会—文化因素。卫生保健在最关键的时刻——生病的时候——为患者提供治疗措施，或者在可预见的范围内采取医疗卫生措施对特定疾病进行有针对性的预防。因此，卫生保健是维护和实现健康的重要手段。

卫生保健不仅涉及与健康相关的个人行为，更多地涉及整个社会与国家。卫生保健的社会性和国家性主要体现在以下几个方面：

首先，卫生保健远远超越了个人能够控制的有效范围。在现代社会，疾病所导致的风险尤其是一些重大的疾病导致的风险，是个人无法独立承担的。疾病的治疗已经被纳入到整个国家的卫生制度之中，它所产生的治疗成本有时候是十分巨大的。个人也许能够以自己的有限收入或家庭收入来抗拒一些轻微的疾病，却无力承担重大疾病带来的高昂医疗费用。这就导致了现代社会中的医疗保险/健康保险制度的产生，而这种制度显然带有社会性或国家性。

其次，卫生保健乃至整个现代医学的产生是一个现代性的社会事件。卫生保健是建立在现代生物医学的迅猛发展之上，生物医学的成功造就或奠定了卫生保健制度的科学基础。

再次，卫生保健制度已经成为现代社会的一项基本的社会制度。各国政府卫生部门的设定都证明了健康问题不是一个私人问题，而是一个公共的社会问题。世界卫生组织（WHO）作为一个国际性的组织，证明了健康问题在广泛的意义上乃是一个全球性的问题。从前（在原始社会和封建社会）作为私人领域的健康问题，在现代社会无一例外地被纳入整个国家乃至全球性的卫生保健制度之中。今天，卫生保健制度全面涵盖了医院、药厂、药物流通、医疗保险、政府卫生部门、医学教育、卫生立法等各个方面，关涉到所有的医生、护士等医务人员的工作，以及所有患者乃至我们每一个人的生命健康。

最后，卫生保健或医学已经成为现代国家控制社会的重要制度性工具。作为这种控制的最突出表现是公共卫生。公共卫生一经诞生就成为政府控制社会的重要筹码，政府以对公共健康承担责任的名义把公共卫生合法地纳入自己的权力范围。在卫生制度改革的名义下，政府操控着卫生资源的分配（包括空间地域的分配、群体之间的分配等）、对医学从业人员进行资格限制、对医疗行业进行立法和监管、对医药市场进行规范等一系列行为，从而直接地、广泛地影响到民众的健康。在卫生保健和医学领域，政府的权力无处不在。在微观方面，这种权力不仅对个人的疾病进行调整，而且对人的身体进行了监管与规制。①

值得注意的是，对卫生保健的社会性和国家性的强调并不意味着要有意忽视个人行为所起的重要作用。甚至可以说，在某些关键场合，个人的行为包括心理素质对于个人健康有着比卫生保健更为突出的作用。一个很好的例子是，对于癌症病人而言，积极良好的心态能够使得病人与疾病作顽强的抗争，并可能延长寿命。当然，反过来说也一样，强调个人的心理素质并不意味着忽视卫生保健。卫生保健在其自身的领地内能够发挥有效的作用。一般地说，一个有效的治疗方案包含了多重的要素，卫生保健、个人意志、心理素质、家庭支持等因素都参与了疾病的抗争史，忽视任何一方都是有偏颇的。

三　卫生保健公平

卫生保健的社会性和国家性确保了它能够成为社会正义的恰当对象和主题。卫生保健作为一个系统性的社会制度理应受到公平正义的约束。卫生制度的各项安排都是公共政策所必须考虑的，它的重要性取决于健康的属性以及它在整个公共事务中所处的位置。卫生制度在更深层的意义上牵涉到整个国家的根本制度，而这又毫无疑问是公平正义的恰当主题。无论是把卫生制度当作国家的一项根本制度，还是就其各项具体内容属于公共政策而言，卫生保健都应当受到社会正义的约束与考量。

卫生保健公平是指在卫生保健分配上的公平性，它在最基本的意义上是指对卫生保健资源获得的机会公平。在此有必要区分健康公平和卫生保健公平。前者比后者更宽泛，要求更多，它要

① ［法］米歇尔·福柯对此有深刻的洞察，见《临床医学的诞生》，刘北成译，译林出版社2007年版。

求所有人在所有能够促进健康的因素上都实现公平，保证每个人都能够有机会实现自己所追求的健康状况，这是健康公平的最高要求。而后者含义相对狭窄，它只要求人们在卫生保健或医疗服务的可及性和利用上保持公平，保证每个人都有机会（在医学的可能限度内）实现医疗卫生服务上的公平使用，这是健康公平的最低要求。

当然，即使这种最低的要求（单纯地保证卫生保健的机会公平），也要涉及很多其他的社会因素，其中最重要的是：在一个付费服务的医疗系统中患者需要有足够的收入来支付医疗费用，如果不能保证这一点，卫生保健的公平性也难以达到。在此，本书将采用狭义的机会公平（即卫生保健公平）概念，对它的进一步分析和论证将在后文中充分展开。

总之，卫生保健公平只是健康公平的一个侧面，卫生保健公平最终目的是为了实现健康公平。但是，健康公平的完全实现还有赖于教育公平、收入公平等其他社会公平。卫生保健的分配正义即是探讨卫生保健在分配上的公平性，它要求将现代政治哲学的分配正义理论应用到卫生保健的分配上来。

第五节　小结

从健康公平到卫生保健公平，从卫生保健公平到卫生保健分配正义，是卫生保健资源分配正义问题所展现的逻辑顺序。依照这个顺序，卫生保健就纳入到分配正义的探讨范围，纳入到当代政治哲学的视野中。卫生保健的分配正义是本书所要探讨的主题。这一主题的选定，一方面来自于对中国当前的卫生资源分配现状的现实观照，另一方面来自于对分配正义的理论考察。从实践到理论，将理论研究融入实践考察之中，这一直是本书研究的思路。

卫生保健为什么存在分配正义问题？问题是如何出现的？如何解决？这些都需要一种统一性的思路和理论来解决。为了解决这些问题，理论的重构是必需的。这种理论的重构一方面要求把分配正义理论牢牢把握在研究的范围中，另一方面要求把卫生保健制度始终置于理论研究的核心。只有将理论研究和实践观照结合在一起，卫生保健的分配正义才能获得真正的、有实质性意义的理论探索。

第三章

权利论：卫生保健权的证明

任何一种宣称“全民覆盖”、“人人享有”[①] 的卫生保健目标，都是追求一种普遍的卫生保健（univesal health care）行为。对于普遍的卫生保健，它究竟意味着什么、它如何在伦理上得到辩护，这都是尚不明确的事情。如果有人如此宣称，却未给予伦理上的说明，那在伦理上就不是一件妥当的事情。本章的目的正是去处理这一棘手的问题。

何为“普遍的卫生保健”?“普遍”意味着不排除任何人，意味着将所有公民都纳入到自己的覆盖之下。以国家为界限，普遍的卫生保健就是要为每一个国民提供某种形式的卫生保健。本章论证的一个基本思路是：如果卫生保健被证明为一种基本的权利，那么它就能合理地在道德上被认为是“人人享有”的，因为权利显然是普遍的，它对每一个公民都适用。这样，对某种形式的卫生保健权利的证明就成为本章的核心内容。

第一节　权利的概念

一　健康权

在很多研究文献中，不少学者都在使用健康权（right to health）这个概念，但这个概念本身极容易产生混淆和误解。权利一般有其

① 早在20世纪70年代，世界卫生组织就提出“2000年人人享有卫生保健”的全球战略目标，并得到了联合国大会和各国政府的响应。

客体，比如财产权的客体是财产。而在健康权的概念中，健康本身不是一个恰当的客体，那些促进健康的行为才是恰当的客体。如果我的健康状况很差，并且不是由于其他人的过错或社会环境造成的，那么很难说我的什么权利受到了侵犯。我们可以说有不被侵犯的权利，却无法对健康主张什么权利。健康本身只是人的一种身心状况。

因此，如果存在某种形式的健康权，它最好被理解为：特定的个体或群体（甚至整个社会）有义务执行特定的行为以促进权利人的健康，并且有义务不去侵犯他的健康。“健康”一词在这里只是描述特定行为的功能概念，其目的是为了涵盖所有影响健康的行为，包括环境保护、卫生保健服务等。①

在此，健康权一般被认为是消极权利，它表明人们拥有保护自己当下的健康状态不受侵犯的权利。② 它不仅要求免于遭到他人的健康威胁③，而且要求国家和社会积极地保护公民免受化学物品、放射物、污水、传染病、职业病等社会环境的危害。在这个意义上的健康权，最好被理解为受国家保护的消极权利。健康权这个概念很复杂，宽泛意义上的健康权实际上包含了积极权利的因素，国家在预防传染病的时候通常介入了公民的积极权利，它要求政府实施积极的保护行为，比如为易感人群提供流感疫苗。所以，很难把健康权单纯地理解为消极的权利，健康权的实现有赖于社会和政府的积极行动。并且，那些健康权的捍卫者通常也不仅仅是把它当作消极权利，而且还当作积极权利，要求人们采取广泛积极的措施来改善健康状况。在这个意义上，健康权仅仅是卫生保健权的一种简要

---

① Norman Daniels, "Rights to Health Care and Distributive Justice: Programmatic Worries", *The Journal of Medicine and Philosophy*, Vol. 4, No. 2, 1979, p. 175-176.

② 洛克认为，任何人都不应该侵犯他人的生命、健康、自由和财产，这是人的自然权利。See John Locke, *Two Treatises of Government*, Of the State of Nature, 6.

③ 健康权，在这种最弱的意义上，意指不受他人（包括自然环境/社会环境）的侵犯。这类似于人的生命权、自由权、财产权不受侵犯一样。国家应该设定相应的法律制度和惩罚机制来追究侵权责任。分析详见 Szasz, T., "The Right to Health", In *Moral Problems in Medicine*, edited by S. Gorovitz et al. Englewood Cliffs, N. J.: Prentice-Hall, 1976.

形式。①

此外，把健康权仅仅当作消极的权利可能会导致意想不到的结果：对于相同的疾病种类国家承担的责任可能不一样。同种疾病有时候是由于社会原因造成的，有时候是由于生物遗传导致的。例如，血胆脂醇过多有时候是由于家族遗传造成的。如果把健康权处理为消极权利，那么由家族遗传造成的疾病国家就没有义务去为它提供治疗（因为没有任何个人和社会因素侵犯了他的健康，他仅仅是自然“中彩”而已），那些由其他社会原因造成的相同疾病则会享受国家提供的医疗服务。此外，在疾病产生的原因尚不明确的情况下，很难去推测责任的归属，这样如果仅仅主张消极的权利，那么我们就无法决定国家是否有义务去提供医疗服务。所以，把健康权单纯地看作消极的概念，这不管在理论上还是在实践上都行不通。②

但健康权本身会面临着问题。首先，社会必须对健康做一个规范性、限制性的决策。这种限定的目的在于：保证每个人的健康都能得到恰当的界定，保证健康与其他（人所必需的）社会善能够并行不悖，在资源和技术的限度内实现健康最大化。其次，如果社会有责任满足人们的健康权，那么它必须融贯地解决如下问题：个人对于健康的责任；对疾病预防服务（而非治疗）的强调；初级卫生保健的扩展；持续的紧急医疗服务；持续地使用高新医疗技术以确保健康水平。

二 卫生保健权

西格勒认为卫生保健权利的主张是多层面的，并且它包含了医疗保健的权利。③ 按照权利和义务的对等性，X 对 Y 享有权利，那么必定有一个义务承担者 Z。在卫生保健的语境中，Z 必然包括医

① Norman Daniels, “Rights to Health Care and Distributive Justice: Programmatic Worries”, *The Journal of Medicine and Philosophy*, Vol. 4, No. 2, 1979, p. 175.

② Tom L. Beauchamp & Ruth R. Faden, “The Right to Health and the Right to Health Care”, *The Journal of Medicine and Philosophy*, Vol. 4, No. 2., 1979, pp. 118–130.

③ Mark Siegler, “A Right to Health Care: Ambiguity, Professional Responsibility, and Patient Liberty”, *The Journal of Medicine and Philosophy*, Vol. 4, No. 2, 1979, p. 148–157.

学职业人士（医生、护士等）。这样就面对如下问题：（1）医学职业对谁（客户、病人、公众）负责？这些多重责任之间的冲突如何解决？对这些责任有何限制？由谁来限制？（2）医学职业为了什么而负责？为了满足客户或病人的利益、权利、幸福、需要、欲望、还是健康？或者是为了自己的职业声誉？或者仅仅对自己的行为后果负责？但如何界定医学职业的负责任行为？由职业法规、制度还是政治手段？（3）对客户和病人的个人自由、自主性和审慎将产生什么样的影响？

卫生保健权实际上包含了对健康的权利诉求，而不仅仅是对卫生保健的权利诉求。理由是：卫生保健权的诉求不在于过程（卫生保健的使用、分配），而在于结果（健康），卫生保健仅仅是作为达到健康的手段；病人追求卫生保健的目的也在于想要获得健康，卫生保健是结果导向的。这一点可以类比于教育，社会追求义务教育的目的不在于九年义务教育过程本身，而在于通过教育来提升国民素质，塑造有知识、有文化的公民。

卫生保健权通常被解释为积极的权利，因为它的实现需要他人（比如医生和护士）的积极行动和社会服务（比如社会工作者、志愿者的服务等）。但是，如果“卫生保健”包含了预防和保护性的措施，那么卫生保健权也同样有消极权利的因素。所以，很难单纯地把卫生保健权利理解为积极的权利。

一般来说，作为消极的权利，健康权/卫生保健权争议不大。真正有争议的问题是：社会和国家承担什么义务来促进公民的健康？也就是说，积极的卫生保健权要求社会和国家如何对待涉及公民健康的公共事务，以及个人在此应该承担什么样的义务。对这个问题的回答关涉到卫生保健权能否以及在何种意义上得到充分的辩护。在下文的论证中，本书将处理这个复杂的问题。

三　相关法律规定

《世界人权宣言》第25条的解释特别谈到了所谓的“健康权”：“（一）人人有权享受为维持他本人和家属的健康和福利所需的生活水准，包括食物、衣着、住房、医疗和必要的社会服务；在遭到失业、疾病、残废、守寡、衰老或在其他不能控制的情况下丧失谋生能力时，有权享受保障。（二）母亲和儿童有权享受特别照顾和协助。一切儿童，无论婚生或非婚生，都应享受同样的社会保护。”这一条款影响极大，具有重要的历史意义，它经常被人权捍卫者用来证明自己所拥有的相关权利。但是，对此存在着不同的解释。

首先，这一条款可以解释为：人们享有追求健康和福利的普遍权利（universal right），健康就像人的生命和自由一样是不可随意侵犯或剥夺的。按照这种解释，医疗和卫生保健的权利就是一个消极的权利。[①] 这种消极的权利仅对个人的行为做有限的限制，要求不侵犯他人的健康权和卫生保健权即可。这一解释尽管合理，但它不是《世界人权宣言》的真正目的，也不是起草宣言者的真正意图。

因此，第二种常见的解释主张一种积极的权利，人们为了自己的健康和福利有权享受必需的食物、衣着、住房、医疗等。按照这种解释，卫生保健的权利就被视为积极的权利，即每个人都应该享有充足的医疗和卫生保健。这恐怕是该宣言的真正目的。

然而，抛开对它的多种解释可能性，我们会发现这一宣言本身的修辞性质，并进而使我们怀疑它能否在道德上得到合理的辩护。《世界人权宣言》作为一个普遍的政治诉求，其主要目的是号召大家关注人类的基本需要（包括食物、衣着、住房、医疗）。[②] 这个文件只是未来行动的蓝图，而不是宣称每个公民在自己的国家真正拥有卫生保健或医疗的权利。这个文件很难解释，是因为它起源于政治修辞和政治妥协。它不仅包括了来自经典的西方独立宣言中的权利，而且包括了社会主义国家关于最低生活水平的权利论述。[③] 它扩展了积极权利的范围，但它并没有考虑到其背后的道德合理性究竟何在。

---

① Nora K. Bell, “The Scarcity of Medical Resources: Are There Rights to Health Care?”, *The Journal of Medicine and Philosophy*, Vol. 4, No. 2, 1979.

② John C. Moskop, “Rawlsian Justice and a Human Right to Health Care”, *The Journal of Medicine and Philosophy*, No. 8, 1983, pp. 329-338.

③ Tom L. Beauchamp & Ruth R. Faden, “The Right to Health and the Right to Health Care”, *The Journal of Medicine and Philosophy*, Vol. 4, No. 2, 1979, pp. 118-130.

中国宪法相关条文的解释。《中华人民共和国宪法》第四十五条规定："中华人民共和国公民在年老、疾病或者丧失劳动能力的情况下，有从国家和社会获得物质帮助的权利。国家发展为公民享受这些权利所需要的社会保险、社会救济和医疗卫生事业。"这一条文明确地规定了"公民在年老、疾病或者丧失劳动能力的情况下有从国家和社会获得物质帮助的权利"。首先，这种权利的规定是很狭窄的，它没有将这种权利的主体扩大化，只是限定在某些特殊的群体身上。至于说每个公民是否享有卫生保健的权利，这是不得而知的。其次，该条文规定的对这些特殊群体的帮助依赖于国家社会保障制度的建立和完善，如果国家没有完善的保障制度，这一条文将形同虚设，或至少部分地打折扣了。最后，在疾病的情况下有获得帮助的权利，这也没有具体化，公民患了什么样的疾病有权利获得帮助呢？国家是否要对每一个人所患的疾病承担责任或者进行补偿呢？这些都是未加详细规定的。

第二节　彼彻姆和邱卓斯的论证

为卫生保健权提供道德论证，这就是权利论证的路径（rights-approach）。权利论证把卫生保健处理为一种权利，或者说一种基本的人权，称之为卫生保健权（right to health care）。卫生保健权这个词早已成为陈词滥调。它通常被当作一种口号，用来支持各种社会保健项目。它也经常被政治活动家用来作为社会运动的口号，以保护、捍卫甚至要求合法化某种基本的、根本的或自然的人权。所谓"基本权利"、"根本权利"或"人权"，通常是用来表示一些非常重要的道德关注。很显然，卫生保健权也常常被视作基本人权之一。[1]

① H. Tristram Engelhardt, "Rights to Health Care: A Critical Appraisal", *The Journal of Medicine and Philosophy*, Vol. 4, No. 2, 1979, pp. 113-117.

尽管在各种政治文献或法律文献中，对卫生保健权有所论及，但在道德上它们究竟是否能够得到强有力的支持，是否有充足的伦理论证来支撑这个广为人知的权利，尚是一件不明确的事情。那些主张卫生保健权的人在自己的头脑里通常并没有一个特定的理论性解释，他们更多的只是一种直觉上的自然诉求，之所以有这样的诉求是因为在现实中确实存在着（种族、性别、地域上的）健康不平等以及医疗服务的不可及性。[①] 值得庆幸的是，已经有不少学者就这个问题展开了充分的讨论和争论。本章的目的就是来处理这些有争议的论证，看看他们是否能够为卫生保健权提供充分的道德理由，分析这些伦理论证是否能够成功。

一　对道德哲学原则的质疑

在讨论彼彻姆和邱卓斯（Beauchamp and Childress）的论证之前，笔者想先探讨一下他们使用道德原则对实践问题（包括卫生保健权）进行辩护的基本观点。尽管人们对他们的中层原则已有所闻并有所研究[②]，但清楚地阐述他们对于卫生保健权论证的总看法（路径、方法和辩护策略）尤为必要。在这一点上，他们表现出了对于道德原则能否解决现实问题的深刻忧虑和怀疑。

卫生保健权作为一个积极的权利，需要道德原则来辩护，并且必须充分地论证社会有义务来提供某种程度的卫生保健。只有得到了如此的充分论证，卫生保健权才能够得到有效的辩护，那么一种可能的路径就是去寻找某种道德原则。然而，寻求一个抽象的道德原则来辩护一个具体的、广泛的社会义务，其中存在着很大的问题和困难。

道德哲学具有抽象的特征，哲学家们长久以来一直渴求用这些一般的、抽象的道德原则来解决实际问题，希望道德原则能够逻

---

① Norman Daniels, "Rights to Health Care and Distributive Justice: Programmatic Worries", *The Journal of Medicine and Philosophy*, Vol. 4, No. 2, 1979, p. 174.

② 对彼彻姆和邱卓斯中层原则的讨论参见范瑞平的博士论文第三章第三节，Ruiping Fan, *Social Justice in Health Care: A Critical Appraisal*, Rice University dissertation, Houston, Texas, 1999 May.

辑一致地、严谨地塑造和影响公共政策。比如说，他们可能希望用罗尔斯的正义理论来处理具体的问题。但是，彼彻姆认为，这种努力在很大程度上失败了。公共政策涉及实践问题的复杂性，它不可能从一个高度抽象的原则中直接地、逻辑一致地推导和演绎出来。这样的推导在法律中都是不可能的，更不用说在哲学之中了。①

此外，当具体的有关正义的实践问题产生时，也不可能用一个单一的、实质性的分配正义原则或一组内在一致的分配正义原则来解决它。有很多不同的分配原则，有时候它们能够直接应用于具体的问题，有时候不能拿来直接应用，因为具体的实践情景要求使用不同的原则。总之，这种愿望是非常理想化的：用一个单一的正义理论或道德理论来为一些彼此不同的分配方案进行优先顺序的排序，并将它应用于具体的实践环境中。

如此说来，将抽象的正义原则直接应用于复杂的社会政策问题（比如，要建立一个全国性的卫生保健计划），这是不可能的事情。政策制定者们有自己的价值偏好和评价标准，因此很容易做出任意武断的决策。哲学家们则可能固守着一个缺乏灵活性的正义观念，平等主义者坚持平等的理性原则，而自由主义者坚持自己的自由原则。彼彻姆的建议是：那些真正关注公共政策的哲学家应该从实际的政策问题出发，而不是从抽象的道德原则出发；在实际的政策中存在着财政困难和具体的政治现实问题，这些依靠单纯的理论是难以消除的。

既然抽象的哲学原理和正义原则不能为卫生保健权做充分的辩护，那么是否意味着社会没有相关的责任提供卫生保健呢？对此，彼彻姆（Tom L. Beauchamp）给出了极为谨慎的回答：卫生保健权得不到抽象哲学和正义理论的辩护，并不意味着社会没有提供卫生保健的义务，相反，它只表明应该通过仔细的论证来限定社会责任的范围。而对于如何划定这个范围，他主张采用一种极为不同的替

① Tom L. Beauchamp & Ruth R. Faden, "The Right to Health and the Right to Health Care", *The Journal of Medicine and Philosophy*, Vol. 4, No. 2, 1979, pp. 118-130.

代方案——成本—效用分析（cost-benefit analysis）。[1] 成本效用分析受到体面的最低额标准（decent minimum criterion）的约束。不过，这种替代方案的目的不是为卫生保健权作辩护，而是为了确定社会在卫生保健方面应该承担什么样的义务。

他的结论是：如果一定要说存在着某种形式的卫生保健权，那么它仅仅是因为存在着分配卫生保健资源的社会责任；真正的问题在于如何为社会支出做辩护，而不是为预先存在的权利概念做辩护。[2] 这样，彼彻姆实际上转换了问题的提法和焦点，把权利主张转换为卫生资源的分配正义问题。这种转换降低了理论的高度，从一个极为抽象的哲学论证层次降低到社会资源的分配正义。

二　两个论证

尽管彼彻姆对抽象的道德原则应用于具体的实践问题表示了深刻的怀疑，但这并不妨碍他提出进一步的正面的、肯定的主张。实际上他也给出了关于卫生保健权的正面论证。这两个论证正如他的中层原则一样，并没有上升到抽象的理论高度，而是处在一个恰当的中间地带。站在这个自认为安全的中间位置，他们卓有信心地展开了关于卫生保健权的论证。正如中层原则一样，这两个论证以一种中道的、温和的方式阐述着人们对于权利观念的基本直觉。

彼彻姆和邱卓斯的两个论证展现在《生物医学伦理学原则》（*Principles of Biomedical Ethics*）一书中。这本书在生命伦理学界产生了广泛的影响，它基本上被当作生命伦理学的标准教材来使用。在此书中他们为卫生保健权给出了两条关键性的论证：（1）集体性的社会保护论证；（2）公平机会的论证。[3]

第一个论证诉诸健康需要和人的其他需要之间的相似性，这些

---

① 对成本效用的分析常见 Tom L. Beauchamp, "Morality and the Social Control of Biomedical TechNology", in *The Moral Uses of New Knowledge in the Biomedical Sciences*, edited by H. T. Engelhardt, Jr., and S. F. Spicker. Boston: Reidel Publishing Co., 1980.

② Tom L. Beauchamp & Ruth R. Faden, "The Right to Health and the Right to Health Care", *The Journal of Medicine and Philosophy*, Vol. 4, No. 2., 1979, pp. 118-130.

③ Dworkin, Ronald, "What is Equality? Part 1: Equality of Welfare", *Philosophy & Public Affairs*, Vol. 10, No. 3, 1981, pp. 351-355.

其他的需要在传统上都得到了政府的保护。对健康的威胁类似于犯罪、纵火、环境污染对人的威胁，这些威胁一般通过集体行动和集体资源来防范。实际上很多保护健康的集体计划已经存在了，包括环境保护和公共卫生。按照一致性的要求，如果犯罪、纵火、环境污染对人的威胁要求得到集体保护，那么用来消除健康威胁的卫生保健也应该主张集体保护和集体责任。这个比喻论证诉诸融贯性：如果政府有义务提供一种类型的重要服务，那么它就有义务提供另外一种重要的、性质上相似的服务。

这个论证可能会遭到如下反驳：政府的义务不包含公共善和公共服务，所有的这些责任都是不重要的、在策略上可以牺牲的。这种批评否认存在着卫生保健的法律权利和法律上的正当性。然而，这种批评是没有说服力的，除非它能够证明政府没有提供公共服务的义务，除非他持有自由至上主义（libertarianism）的正义观。反过来说，政府的服务产生了公共义务，这种义务包含了保护健康的公共服务，因而与卫生保健权产生了相关性。

然而，卫生保健和其他的公共计划之间确实存在着差异。公共计划涉及公共善（public good，或称共同善），比如公共卫生；而卫生保健在很大程度上是一个有关个体的私人善（private good）问题。因此，诉诸集体性社会保护的比喻论证需要进一步的补充。这个补充论证在于：人们有权利从他们对医疗卫生体制的投资中得到合理的期望和回报，这些投资包括医学教育和培训、生物医学研究以及其他与卫生保健相关的投资，以区别于公共卫生和疾病预防。人们期望从税收中得到合理的回报，这种期望范围可以合法地超出公共卫生，因为我们在医学中的投资远远不止公共卫生，还包括更多的培训和研究。不过，我们不能对所有的集体投资期望有一个直接的个人回报。有些投资仅仅是用于发现新的治疗方法。卫生保健权仅仅要求一个合理的、体面的回报，而不是全部的回报。这就涉及一个体面的、基本的最低额（a decent basic minimum）的卫生保健问题。

第二个论证诉诸公平机会的规则。按照这个规则，一个社会制度的正义性是由它反对机会丧失的倾向性来决定的，这些机会的丧失是由不可预料的糟糕运气和不幸造成的，而个人对此却无法控制。对于那些遭受严重疾病和伤害的个体来说，卫生保健的需求不仅巨大而且急迫，治疗所花费的巨大成本对个人来说有时是无法承受的。伤害、残疾和疾病对个人造成了巨大的不利，削弱了他的正常能力和功能。如果社会能够提供卫生保健资源来抵抗这种道德上的任意性和不利后果，从而保护个人在能力上的公平机会，那么社会正义就实现了。在公平机会规则的约束下，如果不公平地分配卫生保健资源，那么社会就没有承担它的义务。相对于这种社会义务，所有的公民都对卫生保健资源享有权利。

公平机会作为一般性的指南，意味着要赋予体面的最低额的卫生保健概念以具体的内容，并在各种资源的分配之间设定优先性。然而，为了保护机会的公平，对那些严重疾病患者来说，卫生保健需求是一个巨大的数目，他们的卫生保健成本将不可控制。对重症患者、慢性病患者和老年患者而言，个人资金是远远不够的。当卫生保健需要对人的机会和功能性能力产生重要影响时，不能获取卫生保健是不正义的。公平机会规则宣称存在着提供卫生保健的集体道德义务，以保证每个人尽可能地在自己的一生中获得公平的机会。

这两个论证可能会赋予社会以沉重的负担，除非对它进行额外的限制。它们将导致如下结论：社会有道德上的义务来注入资源以保证每个人实现机会公平的目标。但无论投入多少资源，有些严重的疾病患者永远不可能达到机会公平的目标。因此，这两个论证要求避免对于社会资源的不合理主张。这一点实际上也涉及什么是合理的、基本的最低额卫生保健，公民可以合理地主张什么样的卫生保健权内容。后文将进一步处理这个问题。

三　卫生保健权的范围

如果确实存在某种卫生保健权，那么关键的问题是如何确定这种权利的范围。只有明确了其具体的范围，权利论证才是完整的。有两种比较宽泛的界定：卫生保健的平等可及权（a right of equal access）、体面的最限度的卫生保健权（the right to a decent minimum of health care)[①]。这两种界定都是平等主义的，前者主张对所有的卫生保健资源都有平等的可及权利，后者只主张对根本性的（fundamental）卫生保健资源有平等可及的权利。

对于第一种界定，“卫生保健的可及权”有多种含义。有时候它仅仅指在法律上每个人都有获得卫生保健的权利，不能把任何人排除在外。在这个意义上，平等可及权并不要求其他人必须提供卫生保健或者平等分配保健服务。这种形式的可及性最终取决于人们的自由选择和经济能力。自由至上主义者赞同这种解释。然而，卫生保健的平等可及权主要指对于具体的物品或者特定的卫生保健服务的获得权，对于这些物品和服务，每一个有资格的公民都有平等的权利主张。在此，平等和团结的价值是非常重要的。这种形式的权利要求每个人对于每种医学治疗都享有平等的可及权。

第二种界定主张对于基本的最低限度的卫生保健有平等的权利。它首先要求基本的卫生保健必须是普遍可及的。这种形式的界定认同卫生保健的双重体制：第一层是基本的和重大的健康需求，这是社会必须予以强制保证、覆盖全民的；第二层是其他的健康需求，这是由私人提供、自愿购买的。第一层制度以需要为基础，保证基本卫生保健服务的普遍可及。这一层至少应该包括：公共卫生、预防保健、初级保健、急诊、对残疾人的特殊服务。按照这种观点，社会的责任不是无限的，而是为每个公民提供一个最低限度的安全网络，保证每个人都受到它的保护。

第二种解释实际上是各种理论的一个妥协，平等主义、功利主义、社群主义、自由至上主义都得到了某种程度的考虑。[②] 首先，它保证了基本卫生保健服务的平等可及，并且允许在此基础之上的个人购买自由和社会契约。它将私人和公共的分配形式结合在一

① 为了行文的流畅，本书在下文中将变换使用该术语，“体面的最低限度的卫生保健权”、“最低限度的体面的卫生保健权”、“最低额的医疗保健权”、“基本的医疗保健权”等，都表达相同的含义。

② 每一种正义理论都有其优点和缺点。经验表明，在一种情景中适用的理论，在另外一种情景中可能会产生灾难性的结果。将某种单一的理论作为卫生保健分配正义的唯一基础，这显然是令人担忧的，而且无法得到有效实施。对于卫生体制改革的民主进程来说，这样一种妥协也许是最恰当的可行路径。

起，同时肯定了集体的和自由市场两种卫生保健递送方式。功利主义者将会觉得它很有吸引力，因为它将公众的不满最小化、将社会效用最大化了，并且没有对税收构成过分的压力。它还允许采用一些功利主义的计算手段，比如成本效用分析。平等主义者将发现，平等可及原则和机会公平原则都得到了应用。社群主义的观点也没有被忽视，因为对于一个具有可行性的卫生保健体系来说，社会的价值共识是一个基本的要求，不管这种共识多么初步和不完整。为了建立一个基本的最低限度标准，共同善是公众审慎决策的一个基本参照点。最后，自由至上主义者将看到，自由市场的生产与分配得到了应用，双重体制确保了公众的自由选择权和自由行善的权利。各种市场主体都可以参与竞争，以提高卫生保健的质量和生产效率。

除了这些理论上的优点，基本的最低限度的界定方法也会遭遇一些解释上的和实践上的困难。一个基本的问题是：最低限度如何界定？除非对基本限度的卫生保健予以明确的、可操作性的界定，它将不可避免地带有模糊性。考虑到卫生保健制度的复杂性，这个问题是所有健康政策都必须面对的主要难题之一。特别是随着现代医学技术的快速发展，保健权的范围实际上在不断地扩大，原来不属于基本医疗的范围，现在则可能被纳入基本医疗，从而构成了卫生保健权的范围。比如，基本公共卫生服务所包含的内容在不断增加，这体现了人们对公共卫生重要性的认识在提高。当然，保健权范围的扩展并不意味着要将一些生活医学化的服务包括在内，比如对医疗美容的独特社会需求，这只能看成是一种个性化的、市场化的社会需要，应该由个人承担，而不是纳入基本医疗保健权的范围之中。另外，一些昂贵的、奇异的医学治疗也不应该纳入其中，比如肝脏移植，这些耗费巨大的医疗项目一旦纳入保健权范围就会对社会资源构成极大的压力，将会使得原本有限的医疗资源更加贫乏。

面对这个难题，在现代社会中一个常用的解决办法是诉诸民主决策。这种方法符合现代社会的民主精神，通过民主的审慎决策来制定基本的卫生保健额度范围。使用这种方法的前提是，民主决策程序本身必须是公平的。在民主决策的过程中，可能会采用一些功利计算的方法，比如成本效用分析、质量调整生命年等。使用这些方法必须确定成本和效益、处理不确定性、明确这些方法背后潜藏的价值等。

第三节　布坎南的“多元”论证

布坎南（Allen E. Buchanan）对彼彻姆和邱卓斯的观点提出了批评，认为（普遍）权利论证的方式很难成功，那种认为每个人都享有“体面的最低限度的卫生保健权”的观点很难得到理论证明。在布坎南看来，权利论证的路径很难成功，这促使他寻找非权利论证的路径（Non-rights based approach）。事实上，他也提供了一种多元的论证模式，其中最核心的是关于行善强制的两个关键论证。他的论证表明，实际上并不存在普遍的卫生保健权利，只存在某种可以辩护的强制行善义务，以此保证每一个人都享有基本的卫生保健。至于什么应该包含在基本卫生保健的清单中，则需要民主程序的集体选择。通过这种辩护路径，布坎南实际上成功地摆脱了两个沉重的理论工作：为普遍的卫生保健权（universal right to health care）作辩护；为了反对强制，必须为不受约束的私人财产权或其他道德权利做辩护。前者是卫生保健权的捍卫者们必须做的，而后者是自由至上主义者们不得不面对的任务。

事实上，布坎南并没有主张普遍的卫生保健权利，他的论证也不是严格意义上的权利论证路径。毋宁说，他极其聪明地绕过了权利论证的沉重负担。但是，他的论证方法在如下意义上是准权利路径（quasi-rights approach）：首先抽象出了权利的核心特征——强制力，然后为强制行善做道德辩护。这是我们在此深入讨论其论证方法的主要着眼点。

一　最低限度的卫生保健权

布坎南首先对“最低限度的体面的卫生保健权”这个概念做了

澄清。他问道："是否真的存在这样一种最低限度的权利？最低限度包括了什么？是否存在着比最低限度的卫生保健权更加广泛的权利？"在回答这些问题之前，我们有必要先对概念进行清理。但是仅仅依靠对"最低限度权利"进行概念分析是不够的，因为它是理论依赖（theory-dependent）的，以为通过概念分析就能知道是否存在这样的权利，这种想法是很幼稚的。[①] 所以，在概念得到澄清之后，还需要有相关的理论进行证明。

人们有时候把"体面的最低限度"应用于健康（health）而不是卫生保健（health care），主张每个人都应该拥有最低的健康水平或福利水平。这个观点是没有道理的。最主要的困难在于，保障所有人的最低健康水平，这超出了社会的控制范围。因为在社会资源稀缺的条件下，在健康上的花费和投资必定要受到约束，社会还需要把有限的资源投资在其他方面。

关于"权利"这个概念，它有如下几个特征。第一，说 A 对某事物 X 有权利，这表明 A 有资格获得 X，X 是 A 所应得的。第二，通常认为，合法的权利主张（至少是某些基本的权利）由处罚（包括强制）而得到支持，也就是说，侵犯他人的权利会受到相应的处罚。第三，合法的权利主张超过任何功利最大化的考虑，不管该功利是权利拥有者的功利，还是整个社会的功利。如果 A 对 X 有权利，那么损害 A 的权利以满足社会功利最大化或者 A 的功利最大化，这都不构成损害 A 的权利的充足理由。[②] 最后，一个普遍的权利（universal right）对所有人都是适用的，而不仅仅适用于某些特定的个体或阶层。

布坎南认为，其中的第二个特征——强制力（enforceability）——对于论证普遍的最低限度的卫生保健权是十分关键的。一

---

① Allen E. Buchanan, "The Right to a Decent Minimum of Health Care", *Philosophy and Public Affairs*, Vol. 13, No. 1, 1984, pp. 55-78.

② Ronald Dworkin, *Taking Rights Seriously*, Cambridge, MA: Harvard University Press, 1977, pp. 184-205. 笔者不同意德沃金这种强权利（strong rights）的说法，个人有权利决定是否用自己的权利换取自身的功利最大化。这里实际上暗含了权利与善的优先性之争的问题。

旦假定了这样一种普遍权利及其强制力，那么它就为国家强制保证每个人拥有体面的最低额提供了道德基础。因此，由强制力支撑的体面最低额是在一个假设之上进行运作的：它预设了人们对于体面的（卫生保健）最低额拥有普遍的权利。布坎南论证说，这个假设是错误的，事实上并不存在这样一个普遍的权利。

对体面的（卫生保健）最低额拥有权利，这个观点在程度上要强于如下说法：每一个人都应该有途径获取（have access to）最低额，即对每一个人是可及的；如果他们获得了最低额，那就是一件好事；如果社会不需要做出太大的牺牲就能够提供最低额，却没有这样做，那这个社会就是有道德缺陷的。后面几种说法都没有主张权利的存在，其力度不如前者，因为其中不包含国家强制力。具体地说，这种区分实际上是正义的命令（imperatives of justice）和仁爱的命令（imperatives of beneficence，charity or generosity）之间的区分，只有前者才有强制执行的可能。不管我们如何表明卫生保健或某些种类的卫生保健在道德上如何重要，这都不能证明就存在一个普遍的卫生保健权，除非能够证明它与正义原则有恰当的关联。

体面的最低额（a decent minimum），这个观念具有如下优点：首先，体面的最低额具有社会相关性，它取决于一个给定社会的可用资源之多少，以及人们对于健康的期待程度。如此主张权利实际上是对社会的相对条件主张权利，它要求社会变得富裕之后，最低额度水准也应该相应提高。其次，这个观念避免了强平等可及原则（strong equal access principle）的过分要求，但仍然保留了一个实质性的普遍权利。强平等可及原则主张每个人对可利用的、最好的卫生保健都有平等的权利。这一强原则的不合理性在于，它会使得我们在两难中抉择。按照这个原则，我们既可以将公众认可的平等健康水平设定在医疗技术最大可能之下，也可以设定在与最大医疗技术可能性齐平。在前种情况下，不管社会投入了多少资源来保证那个水平的平等可及，个人依然被禁止用自己的收入去购买更好的医疗服务（因为医疗技术可能性远在认可的平等水平之上），以免打破在健康水平上的平等局面。这显然是没有道理的，既然人们可以用税后收入去购买其他的东西，为什么就不能投资于自己的健康呢？在后种情况下，如果把平等健康水平设定在最大技术可能性上，那么大量的资源就会投入到健康上来，尖端医疗技术会消耗大量钱财，其他社会投资（比如教育、住房等）就会减少，从而导致社会资源枯竭。最后，体面的最低额限定了卫生保健的范围，将它限定在“最基本”的医疗服务上，对健康而言的正常“充足”水平，或者“体面”的、“可忍受”的水平。但是，人们的健康需求是异质的，所以需要进行优先性的排序，以满足那些重要的需求。体面的（卫生保健）最低额并不告诉我们哪些是最重要的。①

二　布坎南的多元论证

布坎南认为，要贯彻执行最低限度的体面的卫生保健权，就必须有制定这种权利的国家强制权力存在，以保障它的运行。因此，关键之点在于如何为国家、政府的这种强制力做辩护，以保证它确实能够代表所有公民执行这样一种公共权力。这就要求为强制执行的最低额政策提供充分的道德基础，它需要一个融贯的、可辩护的正义理论来支撑。为此，布坎南提供了一个多元的、综合的道德辩护，来保证每一个人都获得最低额的卫生保健。它包括以下几个论证：

（1）特殊权利（special rights）论证。普遍权利要求所有人都享有同等的最低额的卫生保健权。与之相反，特殊权利只限定在特定个体或人群上。特殊权利论证包括三个方面：首先，要求纠正过去和现在的制度不正义。比如，美国黑人和土著在历史上曾经遭遇了政府的不正义对待，而这些不正义的遭遇对他们的健康造成了恶果，所以他们应该享有特定的医疗保健服务。其次，对那些遭到不正义的伤害，或者在工作时遭遇健康风险的人必须给予补偿，比如那些遭受核化学污染影响的人。第三，对那些为社会做出过突出贡献的人必须给予特定的医疗保健权，比如在服军役或战争中受到伤害的战士。很显然，特殊权利论证能够为理性人所接受。

① Allen E. Buchanan, “The Right to a Decent Minimum of Health Care”, *Philosophy and Public Affairs*, Vol. 13, No. 1, 1984, pp. 55-78.

（2）预防伤害（prevention of harm）论证。预防论证主要是针对传统的公共卫生服务，它要求政府提供公共卫生服务以保护聚居的居民免受大规模的传染病危害。公共卫生服务是减少发病率和死亡率的主要因素之一，它包括环境卫生、饮水安全、卫生免疫等。这些措施是卫生保健的重要组成部分，对它们的辩护是人们普遍接受的预防原则（principle of prevention）。

很显然，预防伤害论证以某种解释方式更加接近于卫生保健的普遍权利论证。这种方式是：一旦将公共资源花费在公共卫生上，就有一个道德（或法律制度）上的义务来平等保护（equal protection）每一个人，只要这个人有资格享有该公共资源。这个论证一旦成功，就意味着基本的公共卫生服务不应该由于种族、民族、地理等因素而有差异。实际上，我们目前所主张的基本公共卫生服务均等化，就是要求在公共卫生服务上面体现平等性、公正性。

（3）审慎论证。它强调受益而不是伤害的预防。在特定的情况下特定的基本卫生保健应当用来提高劳动生产力或者为了国防而提高居民的健康水平。这种论证很弱，没有假定个体拥有享有卫生保健服务的权利。

（4）强制行善（enforced beneficence）论证。这两个论证将为最低额的卫生保健提供非权利基础（Non-rights-based）的道德辩护。即使有些原则不是权利性主张，但是它们的强制力仍然可以辩护。至少人们普遍承认有些原则要求人们对公共善（public goods）的生产做贡献，比如税收。公共善要求每一个人都为集体目标而努力，即使最终的目标难以实现。强制原则要求每一个人都为彼此认同的共同目标而付出，它通过惩罚机制来克服个体不为公共目标而贡献的动机和行为，保证个体之间的努力协调（coordination）一致。比如，规定右边驾车行驶的规则，它不仅为了确保每一个人都这么做（不这么做就会受到惩罚），以达到安全的目标，而且通过协调人们的行为，使其一致，从而使得目标成为可能。与此类似，强制行善的论证不仅包括协调的概念，而且包含了公共善的概念。卫生保健有些很重要的方面需要许多人的贡献，比如医学研究需要大量的资金投入或大量的受试者。在有大量人群参与的项目中，单独的个体不能有效地行动，因此需要协调。

这两个论证都做了一个假设：对于那些有需要的人，我们有道德上的行善义务。这是自由至上主义者也承认的观点。当一个社会有资源并且技术可能的情况下，行善义务要求为有需要的人提供卫生保健以消除疾病、促进健康。坦率地说，我们会很关心行善的动机和行善的后果。自由至上主义者说，自愿的给予（Voluntary giving）可以取代政府的分配。但是这样可能会使有需要的人仅得到冰冷的安慰（cold comfort）或者无所慰藉，因为人们可能在捐献事情上迟疑不决，甚至干脆不捐献（没有爱心的人会如此）。左派会批评说，在一个高度竞争的社会中，指望人们的行善愿望胜过自利动机，这是很幼稚的想法。人们会由于意志软弱（weakness of the will）而放弃给予。并且，即使每一个人都认识到自己有帮助他人的义务，而且有实现这个义务的动机，人们可能还是不会做出行善的举动，因为他可能会理性地考虑，并决定自己不应该捐献。

强制行善的第一个论证。帮助他人的方式是多样的，有个体单独帮助他人的方式，也有许多人一起集体帮助他人的方式。考虑到健康的重要性，以及要为每一个人都提供最低额的卫生保健，集体帮助他人是比个体单独行动更好的方式。如果我是一个理性的行动者，我将做出如下推论：第一种情况是，我无动于衷、丝毫不贡献，但是有足够多的其他人为最低额的达成做贡献并达到目标；第二种情况，我献出了爱心，但是要么是没有足够多的其他人为最低额做贡献，所以目标无法达成。[①] 无论哪种情况，我的付出都被浪费了。换句话说，考虑到需要投入的总量规模，以及我的贡献在结果上的可忽略性，我的贡献对于最终达成目标没有多大作用，我完全可以忽略这种微小的可能性。这样，对我来说，理性的行善不是要浪费我的资源，而是做出独立的行之有效的行善举动，不依靠集体的行动。但是，如果每一个人或大多数人都这么推论并付诸行动的话，那么最有效的行善方式将不再产生，集体的目标将无从谈

① 布坎南没有考虑到存在第三种极少的情况：很多人都贡献了，就差我一个人就足够完成最低额的目标。

起。于是，保证最低额的强制原则就成为必需的了。

这个论证与公共善（国防、能源保护等）的强制论证采用了相同的推论形式。在公共善的论证中，人们不付出的动机在于理性的自利，即使他不付出却仍然能够分享公共善，因为这些公共善具有正的外部性。但是，在上面考虑的情况中，个体不付出行动的动机不在于自利，而是为了把自己能够贡献的资源所产生的善（效果）最大化。这样，如果他付出了，并且即使没有他的贡献，最低额的目标依然可以实现，那么他就没有把自己的资源以最大化的行善方式实现，没有有效地利用自己的资源。理性的行善之举就是不参与集体的贡献活动，而是采取个体行动。即使相对于大规模的协调举动来说，大家都按照这种个体方式行事所达到的最终效果会很差。

强制行善的第二个论证。一个理性的行善者可能会这么想：为每一个人提供体面的最低额显然要比个体单独行善之举重要得多，并且我也愿意为最低额的保健做出贡献，但是只有当我知道有足够多的他人也做出自己的贡献、并得到这种保证（assurance）时，我才愿意。如果我得不到这种保证，那么我就觉得单纯由自己来做贡献，是太不理性的，因为我的有限资源被浪费了，为每个人提供最低额的保健目标没有实现。如果没有足够多的他人参与行动，那么对我来说最理性的行善举动就是单独行动，做出自己认为合理有效的行善之举。可以设想：如果没有强制，每个人都会按照这种推理做出单独行动，从而达不到最优的集体目标结果，从而无法实现善的最大化，为每一个人提供基本的医疗保健就不能完全实现。于是，强制原则就成为必需的了，其目的就在于规范协调人们的个体行动。

第二个论证和第一个论证的区别在于，它依赖于一个保证问题（assurance problem），而第一个不依赖于这个。第二个论证的要点在于，理想的行善要保证有足够多的他人也会为了达成目标而做出自己的贡献。第一个论证的关键之点在于，个人不做出贡献的理由是，对他来说最好是单独做出自己认为是合理的行动，而不是缺乏足够多的他人参与保证。

这两个论证实际上表明了人的理性困境，即对每个人是理性的事情对全体来说却是非理性的。这两个论证不存在个人自利动机和利他动机之间的冲突。困难在于，如果没有强制原则，每个人都会按照自己认为是理性的方式行事，从而达不到最有效的、最好的行善结果。因此，需要建立行善的强制原则和惩罚机制，对那些不为全体目标（为每个人提供基本的卫生保健）做贡献的人给予相应的惩罚。这样做有双重的作用：协调人们的行善行为，以使它一致地朝向总体目标；保证资源分配的效果最优。

三　批评与辩护

对于强制论证的第一个批评是，它存在两个不可接受的前提：一是如果强制行善成为道德原则的话，那么就有了法律的地位和国家的强制力；二是国家的功能在于保证每个公民具有道德美德。如果布坎南的论证建立在这两个前提基础上，那么就会对个人自由构成某种限制或侵犯。布坎南的回应是：强制行善论证并没有假设道德原则可以强制，也没有假设国家是道德的守护者；相反，它仅仅主张，如果没有强制，就会产生联合行动的协调问题，此时的道德原则才可以强制。进一步地说，如果采取强制行善的机制会导致政府权力的高度集中并威胁到人民的利益，那么就要放弃这种强制机制以避免恶果的产生。强制行善的目的在于协调人们的行为以达到每个人都享有基本的卫生保健，而不是单纯地加强政府手中的权力。

对强制论证的第二个批评是，它错误地理解了行善义务的性质。行善是一个不完全义务（imperfect duty），人们不仅可以选择帮助多少人、帮到什么地步，而且可以无条件地选择接受帮助的对象。换句话说，行善义务只要求帮助某些有需要的人，而不是全部有需要的人。这样，对于所有人的最低额保障，强制原则不能为它提供一个坚实的道德基础。

布坎南对此有几点回应。首先，行善者可以无条件地选择受帮助的对象，这一点并不是绝对的。为什么帮助 A 而不帮助 B，这是一个道德问题，尤其是当 B 比 A 更需要帮助时。其次，帮助者任意选择受帮助的对象，这是出于实用（pragmatic）的考虑，而不是道德的考虑。最后，当行善是集体的事业而不是个体的行动时，实用的考虑只有微不足道的分量，道德的考虑才是首要的考虑。

行善者可以无条件地选择接受帮助的对象，对于这种选择性必须追问为什么。按照道德常识，帮助他人的义务是帮助那些有需要的任何人，而不是某些人或某些特定的人；帮助他人的理由在于，那些需要帮助的人是我们的同伴，而不是因为什么其他的个人特征。在《道德形而上学基础》第二部分中，康德指出，只要是对当事人不产生过高的成本，一个人就应该帮助那些有需要的人。康德的理由是：一个人不可能一贯地（consistently）主张不帮助他人，因为这样他也得不到别人的帮助。每个人都按照这种不行善（Non-beneficence）准则行动的话，这个世界就变成没有任何人能够得到他人的帮助。[①] 按照康德的这种可普遍化逻辑，如果可以自由选择接受帮助的对象，那么有些人可能得不到他人的帮助。那些能够得到帮助的人只是随机地被他人选择的，或许算运气，所以每个人都不能指望真正得到他人的帮助。康德并没有得出这种结论，他并没有主张捐助者应该慎重考虑谁得到帮助，但他的可普遍化推理在这里是适用的。

问题是，帮助他人的义务与帮助他人的可选择性之间如何协调呢？布坎南认为，对这个问题的回答不在道德理论和行善概念的分析之中，而在于捐助者通常所面临的两个事实处境。第一，一个人的资源是有限的，他要么有选择地帮助他人以产生好的效果，要么是付出很高的代价来帮助每一个需要帮助的人。第二，每个人对自己的行善之举都有很好的控制力，他能够直接帮助那些自己身边的人。不帮助远处的他人，其理由在于有很多变数会稀释掉他的有限资源。这两点都能够支撑有选择地行善、有选择地帮助他人。但是，为了给所有人提供最基本的医疗保健，这种集体目标依赖于集体的行动，这种集体行动要求非选择性的方法，而不是个体行动者自由的选择性方法。对于集体或全体目标，我们必须采取协调一致

---

① Immanuel Kant, *Groundings for the Metaphysics of Morals, with on a supposed right to lie because of philanthropic concern*, translated by James W. Ellington, Indianapolis/New York: Hackett Publishing Company, Second edition, 1981, p. 32.

的整体行动，采取强制的行善而不是有选择地行善。因此，行善的选择性对行善的强制并不构成一个有效的反驳。行善的选择性只是让我们更加清楚地把握行善这个概念，并明白在一个不完善的世界中什么是可以妥协退让的。它没有告诉我们，对于每个人的基本卫生保健目标应该做什么，而这个目标的实现却依赖于行善的强制。

自由至上主义者可能会提出第三个反驳。他们认为，行善的强制不能侵犯其他的道德权利。这个反驳面临两个困难：第一，当行善的强制应用于医疗保健时，他们必须明确什么道德权利受到了侵犯；第二，必须证明这些重要的道德权利确实存在，并为它提供融贯的合理的辩护。自由至上主义者必须为不受干预和强制的权利做辩护。只有证明了任何形式的强制都是不道德的，才能彻底驳倒行善的强制。

总之，布坎南的论证关键在于两点：首先存在着道德上的行善义务，其次为了达到每个人都享有卫生保健的目的，行善的强制协调是必要的、合理的。

第四节　需要论证

对卫生保健的需求，是人为了满足自身健康的需要。每个人都有生老病死，也都有治疗疾病、保护健康的需要，这是人的生物本性使然。故而，对于卫生保健权的道德证明，人们常常将它诉诸所谓的需要理论，这就构成了需要论证。

一　需要与偏好

需要是指一个人为维持其生存需要所必须具备的物资或服务。对于需要的范围可能会有不同的划分，但一般而言，像水、食物、衣服、住房、医疗服务等，都属于正常生存所必须具备的。除了这些物质需要，人还有精神上的需要。在此，我们可以参照马斯洛的需要理论。①

就人的需要而言，它是多层次性的，不是唯一的、确定的，而是非确定性的；就个体的需要不同而言，它是差异性的，因人而异的。② 虽然如此，但人们一般把最低层次的生理需要和安全需要当作基本需要（basic needs），它是每个人都应该享有的基本生存条件。就人的健康而言，至于哪些卫生服务和医疗保障属于人的基本需要，这是有争议的。

“需要”这个概念有很大的模糊性。一般来说，我们把达到任何目标的必要手段都定义为“需要”。比如，为了唤醒对童年时代家乡美食的记忆，我需要闻一闻酸泡菜的味道；为了在 8 月里居住在香格里拉酒店，我需要预订房间。我们通常把欲望和愿望的东西当成需要的对象。“需要”有时候当作名词使用，有时候当作动词使用。但是，任何在名词和动词之间所做的概念上的区分都取决于我们的目的和语境，它仍然需要对我们所寻找的那种东西做出说明。既然“需要”概念如此广泛，我们就要把它与“偏好”和“愿望”等区分开来。

需要不同于人的偏好。并非我们所需要的所有事物都被表达成偏好，比如，我们需要水。我们不说我偏好这种水，而不是那种水。但是对饮料，我们可以保持自己的偏好。因为对饮料的偏好不如对水的需要那么迫切。丹尼尔斯论证说，并非所有的偏好都具有同等的重要性，有些偏好能够满足人的某些特定重要性的需求，而这些重要的需求对保持正常的个体功能是必要的。卫生保健的需要就是这种重要的需求。因为我们用它来预防或治疗疾病，而疾病则被看作是对正常功能组织的偏离。

人们应该对自己的偏好负责。让我们来考虑一个“社会绑架”

---

① ［美］马斯洛：《动机与人格》，许金声等译，华夏出版社 1987 年版。马斯洛将人的一切需要归结为三大类型：一是“低级需要”、“物质主义动机”，即生理需要，也就是物质需要；二是“中级需要”、“社会性动机”，也就是社会需要，包括安全需要、归属和爱的需要、自尊需要三个层次；三是“高级需要”、“超越性动机”，也就是精神需要，包括认识和理解需要、审美需要、自我实现需要三个层次。

② 李红文：《应该的逻辑——对一种元伦理确证理论的批判》，《玉溪师范学院学报》2009 年第 3 期。

的案例。假设我们根据一个人的全部个人偏好来判断他的福利水平。中道的人（moderate people）调整自己的嗜好和偏好，以使得自己的偏好能够根据自己所占有的社会物品得到合理的满足。而奢侈的人则养成了怪异而高昂的嗜好，当偏好得不到满足时他们就感到极端不幸福。既然奢侈的人比起中道者感到更加不幸福，我们是否要增加他的社会占有份额？表面看来，他们是应该得到更多的份额，毕竟他们享有更少的幸福感。但是，减少中道者的份额以满足奢侈者的嗜好，这对中道者是不公平的，是一种“社会绑架”，它把嗜欲强烈者的偏好成本强加给其他人。进一步而言，人们应该对由自己的奢侈偏好没有得到满足所带来的不幸负责，而不是把这种奢侈的成本转嫁给他人。由个体偏好差异造成的“社会绑架”在道德上是错误的。①

对于需要和偏好的满足，应该使用不同的道德原则来证明。在人的基本需要十分关键的场合，一般须应用平等原则来满足人们的需要；在偏好十分关键的场合，应该用每个人的应得收入来满足自己的偏好和自由选择。一般认为，在合理的资源限制情况下，社会有责任来满足每个人的医疗需要。但是社会没有责任来满足每个人的偏好，比如满足每个人都有小汽车的愿望，因为个人在公共交通之外的更高需求通常被视为个人的责任。② 也就是说，个人可以用自己的应得收入来满足对豪车的需求。按照丹尼尔斯的论证，满足每个人的医疗保健需求，这个社会责任来源于一个更为一般的责任：保证机会公平平等的社会责任。

二 生存必需品权利

阿奎那提出了生存必需品权利的思想。在《神学大全》中他谈到了这样一个例子：一个快要饿死的人可以从附近一棵树上摘取果子，或者在碰巧发现的井边喝水，不管树或井的主人是谁，他

① Norman Daniels, *Just Health Care*, Cambridge University Press, 1985, p. 36.

② Norman Daniels & James Sabin, “Limits to Health Care: Fair Procedures, Democratic Deliberation, and the Legitimacy Problem for Insurers”, *Philosophy and Public Affairs*, Vol. 26, No. 4, 1997, pp. 303-350.

（她）需要的食物和水在这个时刻是属于他（她）的，而不属于通常情况下的主人。同样的，一个人可以使用药品，如果不用这药就可能马上死掉；或者一个人在突然遭到暴风雨时临时在别人的房屋里躲避，或者面临生存威胁时所需要的任何别的东西。[①]

阿奎那实际上提出了一个紧急状态下对抗私有财产权的原则。一般而言，私有财产权不可侵犯，但是当它面临一种“非常紧迫和明显”的情况时，就应该让位于更加紧迫的生存需要了。在阿奎那看来，在这种紧急情况下使用自己需要的东西（偷吃果子、喝井水等）不算是偷盗。也就是说，这种“偷盗”行为被比财产权更重要的生存需要合法化了。极端的需要，即生存的需要能够对财产形成正当的要求。在这个意义上，阿奎那的必需品权利应该属于矫正正义的理论范畴。

但是，必需品权利有其限度。阿奎那注意到，单纯的饥饿或赤裸并不构成所谓的紧急状态。只有在非常紧迫和非常明显，并且没有其他办法可以解决困难的情况下，这种权利才可以实施。朴素而直觉的看法是，当紧急情况明显威胁到生命安全的时候，才可以使用必需品权利原则。值得注意的是，如何区分“紧急需要”和简单的“饥饿和赤裸”，阿奎那并没有提供明确的指导意见。作为神学家的阿奎那相信，上帝知道什么需要是紧急需要，那个因为紧急需要而拿别人东西的人也应该知道自己的需要是否属于紧急需要。

亚当·斯密也表达了同样的观点。他在《法学演讲录》中写道：“一个被普遍遵守的规则是，如果人家不愿意，就不能强迫任何人卖掉财产。但是在紧急时刻，人们将突破所有的法律。在饥荒经常出现的时候，他们将打开粮仓迫使所有者按照他们认为合理的价格出售。”[②]“普遍遵守的规则”是一般的正义法则，就是关于粮食贸易的法律所确定的规则。必需品权利只是这个普遍正义法则的例外，而不是其中的一部分。必需品权利的设计是用来对付紧急情

① ［美］塞缪尔·弗莱施哈克尔：《分配正义简史》，吴万伟译，译林出版社 2010 版，第 39 页。

② Adam Smith. *Lectures on Jurisprudence*. Edited by R. L. Meek, D. D. Raphael, and P. G. Stein. Oxford: Oxford University Press, 1978, p. 197.

况的，是用于法律和政治框架失效的情况的。人们希望法律和政策是满足需求的更好手段，用来对付通常的、或多或少的能够预测的一般情况，而必需品权利则被看作是法律和政策的补充。但是，如果饥荒和供应不足是可以预测的，是法律和政策可以阻止和限制的话，它就成为一般正义原则应该管理的情形，而不是法律和政策无法处理的例外情况。

三　基本需要道德权利的证明

威尔福莱德·亨氏在《被证明的不平等——社会正义的原则》一书中就基本需求所涉及的道德权利进行了规范性证明。他引述了罗尔斯关于自由而平等的道德人的理念："在自由平等的道德人之间的物质上的不平等分配，原则上来说必须进行证明。事实上，所有社会成员对于物质分配都拥有有利于自己的相同要求；只要没有特殊的理由提出采取其他的分配程序，对所有集体可支配的物质和资源都必须平等地加以分配。很显然，平等分配成为一个已经获得公共证明的物质分配的'默认选择'。"[①]

平等分配是已经获得公共证明的分配原则，而任何诉诸不平等的分配原则都需要得到证明，这正是亨氏书名《被证明的不平等》所要表达的意义。以分蛋糕为例，母亲要将一个蛋糕分给她的孩子和朋友，现在假设这些孩子没有一个人参与蛋糕的制作，他们对蛋糕都有相似的需求和喜好，并且还排除了母亲的偏爱和感情上的偏向，那么每个孩子都有合理的期待获得相同大小的一份蛋糕。如果哪个孩子要求得到更大的一份，就必须给出一个合理的理由，比如他或者有特殊的偏好（比如不吃奶油），或者参与了蛋糕的制作。

亨氏认为存在三种潜在的证明理由，可以为不平等的分配提供辩护：（1）需求所涉及的权利；（2）业绩所涉的权利；（3）程序性的理由。[②] 对（1）而言，因为并非所有的社会成员都具有相同的需求和喜好，他们对社会财富具有各不相同的期待。如果能够证明

---

① ［德］威尔福莱德·亨氏：《被证明的不平等——社会正义的原则》，倪道钧译，中国社会科学出版社2008年版，第156页。

② 同上书，第158页。

某些人的特殊需求具有道德上的重要性，需要社会在平等分配的份额之外给予特殊关照的话，那么与需求相关的某些权利就能够获得证明。对（2）而言，在一个社会合作系统中参与了财富创造的人，由于他们的贡献，应该公平获得该得到的那部分。一个人的贡献越大，他所获得的业绩奖励和收入报酬理应更多。这是在自由市场经济条件下，人们普遍认同的一个分配原则。对于（3），亨氏没有给出更多的解释。但是可以合理推测，程序性的理由是民主社会必须慎重考虑的一个重要因素。由于（2）和（3）与我们的主题关联性不大，这里将着重分析亨氏对基本需求涉及的权利所进行的证明。

通过仔细的分析，亨氏给出了六个限制性的条件，为基本需求所涉及的道德权利给出了证明：

> 某人P身处境况S下，被阻止去达到某个Z。下面的六个条件必须满足，我们才能说，P拥有获得第二个人Q对实现其目标Z所需要的援助在道德上是可证明的权利要求：
>
> B—1：如果没有外在的帮助P不能够实现Z。
>
> B—2：P在Q的帮助下可以实现目标Z。
>
> B—3：Z对P来说具有合理的价值追求。
>
> B—4：对Q来说，从公共立场出发，能够使P实现Z，具有合理的追求价值。
>
> B—5：对Q来说，给P提供援助所需付出的代价要小于Z对P和Q的价值。
>
> B—6：对所有其他同样需要Q的援助才能实现Z的人，Q能够提供相同的支持。①

我们首先来分析境况S究竟意味着什么。对亨氏而言，那些身处某种紧急状态的人都处于境况S之中，包括自然灾害、饥荒、战争、失业、疾病和残障等紧急情况，这些境况通常被理解为困境。

---

① ［德］威尔福莱德·亨氏：《被证明的不平等——社会正义的原则》，倪道钧译，中国社会科学出版社2008年版，第166—167页。

在困境中，一个人的生活和行为能力或多或少地受到这样或那样的限制，陷于困境中的人被阻止实现那些通常是大家都认同的对于生命具有重要意义的事项。比如，遭受自然灾害、饥荒和战争的人会有生命危险，那些处于失业中的人生活窘迫，那些身患疾病和残障的人会遭受疾病的痛苦和折磨。由于生活情况的多样性，要具体而完全地描绘出公共认同的困境状态，一方面不太可能，另外一方面也没有多大意义。困境的形成通常是由于各种不同的原因造成的，生活中存在太多的变化，举例法难以穷尽生活中的各种可能性。即使我们这样地穷尽它，也不是哲学思考和伦理论证所要阐明的重点所在。我们只能通过哲学概念来把握困境对于人的生存意义。

困境具有客观和主观两个维度。客观方面是一个人和社会的生活状况所体现出来的经验特征，比如年龄、性别、健康状况、社会地位、可支配的财富等其他类似的信息。主观方面表现在一个人对自己所身处的境况的感知和判断，包括心理、情感和理性等方面，比如面对困境感受的压力、受挫感、无助感等。经验显示，不同的人对于相似的生活情况会有不同的感知和判断。此外，人们由于需要、喜好、观念和信念不同，有时候他们在主观上感知和判断为困境的生活情况，在其他人看来却不是什么困境；他们认为具有获得援助权利的情况，在其他人看来并不具备获得援助的资格。比如，一个习惯于奢侈生活的人，在突然丧失财产之后必须放弃香槟酒、鲍鱼，而且必须步行，他会感觉这是对生活难以忍受的限制；而这在其他人看来却不是什么需要获得援助的困境。因此，把某些情况当作困境的主体感受，这不能构成事实存在的困境的充足条件。

因此，考虑到人们对生活境况的感知和判断千差万别，必须寻求一种普遍的可证明的共识来就困境 S 达成一致。这可以从以下几个方面来理解。首先，那些由于个人自身原因、自身责任所导致的境况明显地被排除在外，比如上面所提到的昂贵的生活嗜好和奢侈的生活作风问题。这是一个责任分工的问题。其次，从困境的客观方面进行审慎的考虑，所有参与者必须都赞成一个人的生活和行为确实受到了严重的限制。这一点是需要花费时间的，他们必须认真地考察那些权利主张者的真实生活情况。最后，所有参与者都必须达成一致：经验上的生活限制确实是阻止了身陷其中的人去实现那些具有重要意义的事项，这些事项的重要意义和价值是所有参与者都认可的。对于这一点，它涉及了公共认同的价值的证明问题。①

我们再来对这六个条件进行分析。条件 B—1 意味着 P 确实是需要帮助，如果不需要帮助就没有权利请求的必要。条件 B—2 意味着 Q 确实能够帮助 P 来实现 P 的紧急需求或他所设定的目标 Z。B—3 表明 P 所要实现的需要和目标 Z 对 P 而言确实是具有重要的意义。这是判断困境或紧急状况的一个必要条件。目标 Z 在 P 的生活条件和背景下表现出具有合理的追求价值。因此，B—3 实际上是判断困境的一个主观条件。困境是否确实成立，还依赖于 B—4。条件 B—4 表明目标 Z 从一个公共的中立的、客观的立场 Q 出发也是具有重要的意义，而不是单纯地仅仅在 P 看来是有价值的。这是判断困境的一个客观条件。B—4 还意味着 Q 在帮助 P 实现 Z 的时候，要中立地兼顾到各方的利益，要保证这种援助从公共立场出发是必要的、有价值的。

有时候，一种状况可能满足了 B—3 而不满足 B—4。例如，由于宗教信仰的原因而进行斋戒，从而给自己的健康带来危害，使自己处于危险的境况中，这种情况与那些因为争取不到生活食品而不得不忍饥挨饿的境况，具有本质上的区别。自愿地按照某种信念或宗教信仰而进行斋戒，实际上是一种拒绝求食的行为。这种人如果要求他人来援助自己，只是反映了他自身对于困境的主观认知，而不是从中立的公共立场出发具有值得追求的价值。

条件 B—5 意味着要以合理的代价来进行援助，避免不必要的过大牺牲。假如 Q 为了援助 P 而做的牺牲大于该援助给 P 带来的价值时，这时候还要 Q 去援助就是不合理的。例如，任何人都没有义务必须牺牲自己的生命去营救他人的财产和生命。

最后，条件 B—6 指出，当存在其他有相同援助需要的人，而现有条件不可能做到去援助所有的人，那么那些不能满足上述援助

---

① 公共价值的证明问题是一个复杂的问题，罗尔斯在《政治自由主义》中集中地讨论了公共理性和重叠共识的问题。参见［美］罗尔斯《政治自由主义》，万俊人译，译林出版社 2000 年版，尤其是该书的第四讲和第六讲。

条件的人都不能得到援助支持。在这一情况下，Q 就有义务竭尽所能、尽可能多地去帮助那些急需帮助的人。在这种情况下 Q 应该帮助谁？如果没有另外的信息的话，谁都应该不受阻碍地获得帮助。这就会导致在极其重大而援助的资源稀缺的情况下，可以通过公平的程序（比如抽奖程序）来决定谁来获得必要的援助。

一种公共认同的困境只有在下列条件下才是存在的：当一个人没有能力依靠自己的力量去达到在他看来具有合理的追求价值 Z，并且那些被号召起来要为他提供帮助的人从公共立场出发认为，帮助 P 去实现 Z 也具有合理的追求价值。只有在上述条件下，援助 P 实现 Z 才具有公共认同的价值，简称"公共价值"。公共价值就是获得公共认同和证明的价值。在这个价值基础上，只要参与的社会成员在公共立场上是统一的，他们都会相信，每个人都应该在必要的情况下去帮助那些身处困境需要支持的人，从而实现他们所认同的公共价值。①

如果基本需要所涉及的权利能够得到证明②，那么对基本需求所指涉的权利必须进行分类，因为这些不同种类之间的权利可能会

---

① 公共价值的完整证明显然超出了本书的研究范围。不过给出一个初步的解释性说明还是可能的。一般来说，在如下三种情况下，一种有关公共价值的可证明的共识是可能的：一是对有关善的可证明的观点分歧的可能性的认同；二是在民主社会中，公民们以自由而平等的人相互认同；三是我们有能力去确定，在各种具体的生活状况下人们在各自善观念的背景下以什么为基础去判断，作为一个道德的人如何去决定自我的生活方式。在多元的社会，多元主义排除了个人在道德和宗教善观念的基础上来判断道德上的权利要求。那种只将自身的观念作为在一个良序社会共同生活的恰当基础来观察的观念，不能得到公共证明。不过一般来说，从公共立场出发，所有的善观念都拥有相同的规范性地位，只要这些观念满足了根本的合理性要求，并与公共立场的条件保持一致，就具有重要的被援助而得以实现的价值。这些具有重要价值的事物一般来说，包括每个人生活和行为能力的最基本前提条件，满足人们衣食住行，和对身体、精神上的不可侵犯的保护，此外还有最低限度地与他人进行社会交往的必要性（按照马克思的说法，人是一个社会性的动物）。在保障每个人最基本生活条件的社会救助的最低限度之上，存在一系列合理的依据。关于在艰难生活状态下存在着什么样的与需求相关的道德权利，在许多领域存在着共识。

② 反对者可能不这么认为，如费因伯格（Joel Feinberg）认为建立在人类需要（human needs）之上的权利主张，实际上是把自己的根基建立在一个自然之物的基础上，这样的主张只是政治修辞而已。See Joel Feinberg, *Social Philosophy*, Prentice-Hall, Englewood Cliffs, New Jersey, 1973, p. 67.

存在相互冲突的情况。所以，首先要对各种不同需求所涉及的权利要求进行种类分级和权重分析，考虑它们各自的不同轻重缓急，比如疾病、残障会形成不同的情况，感冒和肾功能衰竭具有各不相同的轻重程度；其次，要确定人际比较标准，因为各种需求涉及人与人之间的比较问题。这实际上是要求，在冲突的情况下各种不同的人的权利要求如何能够被权衡。一般来说，疾病等困境对人的限制越基本、越强烈，它所要求的社会权利就越紧急。我们对人类需求涉及的道德权利要求所做的判断，多少是以一种稳定的人类需求的分层、分类概念为基础。

第五节　小结

卫生保健是一种公共善，一种没有排外性的善（Non-excludable good）。尽管拒绝给某人以治疗是可能的，但是在规范性的意义上却不能这么做。因为我们不应该让一个人死在马路边，不管这个人是多么粗心大意。在这个意义上，卫生保健与国家安全、清洁的空气、安全的饮用水等等都属于公共善。这些善都是社会应该普遍且无条件地提供的。同时，这种普遍性和无条件性使得社会可以合理地对那些不审慎的病人征收一部分治疗成本费用，这些费用是他们不审慎的行为导致的，是原本可以避免的。

卫生保健既然没有排外性，那么应该将它扩展到非市民吗？它应该扩展到所有的居民吗？我们通常出于社会团结的理由而把卫生保健限制在某种身份团体之内，比如仅限于本市的市民或本省的公民。这种做法也许有其经济或政治利益的考虑，但是依靠身份或成员资格来限制卫生保健的可及性，这在规范意义上得不到辩护。卫生保健应该打破这些限制，不应该因为个人的身份特征而进行限制。这种普遍的、无条件的理由仅仅在于社会有义务为每个人提供适当的卫生保健。只有在这个意义上，我们才能说“人人享有基本医疗服务”是可能的。卫生保健在规范性意义上没有排外性，并不意味着个人没有相应的责任和义务。对那些不审慎的病人实施强制保险，也并不是为了惩罚他们。这些仅仅只是一种必要的手段而已，其目的都是为了实现卫生保健的普遍可及。

因此，权利论证达到的一个基本结论是：抽象的、没有限制的权利主张毫无意义，因为一个抽象的卫生保健权通常忽略了健康需求的特殊性质，以及对社会资源稀缺性的考虑。这些现实的考虑通常关涉到一个社会的基本卫生保健制度。所以，在人类社会的能力范围之外谈论卫生保健权也是毫无意义的，它只能在一个既定的制度之中存在①。卫生保健权必然关涉到这个权利所主张的范围，以及对它的伦理辩护。单纯地宣称卫生保健权并没有解决卫生保健领域内的具体问题，毋宁说是把我们带向这些问题，使我们面对这些尤为紧迫的实践问题。这些复杂的问题包括：健康服务如何筹资？全民健康保险计划如何实施？卫生保健制度如何设计？谁应该承担责任或义务，责任或义务的范围，以及采取什么方式来承担责任或义务等等。为了回答这些复杂的问题，我们需要一个系统的分配正义理论框架。

① Robert M. Veatch, "Just Social Institutions and the Right to Health Care", *The Journal of Medicine and Philosophy*, Vol. 4, No. 2, 1979, pp. 170-173.

第四章

正义论：卫生保健分配的正义基础

卫生保健作为实现健康的一种手段，是一种社会性的资源。这种资源就是我们通常所理解的医疗卫生服务。作为一种资源性的社会产品，除了作为一种普遍的卫生保健权之外，它还被普遍地认为应当在现代社会中在每个公民之间进行公平的分配。这一要求导致对卫生保健正义性的追求。在此，伦理学的问题是：卫生保健在什么意义上是正义所规范的对象、它又如何在正义理论的框架内得到辩护。对于这些重大问题的探讨，显然离不开罗尔斯的正义理论。

罗尔斯的正义论在学界已广为人知。当我们将罗尔斯的理论应用于健康和卫生保健时，实际上已经预设了其理论的主要特征和基本要点。然而，在罗尔斯的整体框架中寻求对于健康和卫生保健的伦理辩护，这本身已经超越了罗尔斯理论本身的范畴。因为，无论是对于健康还是对于卫生保健，罗尔斯都谈之甚少。因此，我们一方面要分清罗尔斯究竟说了什么；另一方面，要寻求在罗尔斯正义理论的框架内如何对它们进行道德辩护。“罗尔斯式的论证”（Rawlsian arguments）一方面意指罗尔斯本人对健康或卫生保健的解释，另一方面意指其他学者把他的理论应用于健康或卫生保健之中的相关论证。①

---

① 诺曼·丹尼尔斯（Norman Daniels）指出，应用罗尔斯的正义理论存在着四种可能的策略：（1）把卫生保健置于社会基本善指数的建构之中，以保证这个指数能够衡量每个人所占有的基本善和健康服务；（2）把卫生保健当作社会基本善，其重要性超过很多其他的社会善，并利用这种优先性导出卫生保健的平等可及原则；（转下页）

第一节　罗尔斯的解释

我们首先来看罗尔斯对健康的解释。他在《正义论》中把健康作为一种基本的自然善（natural good），这明显区别于他的社会基本善（social primary goods）概念，而后者受到他所建构的两个正义原则的直接约束。罗尔斯说："其他的基本善，像健康和精力、智力和想象力都是自然善；尽管对它们的占有受到（社会）基本结构的影响，但它们并没有受到（社会）基本结构的直接控制。"①

罗尔斯把健康作为基本的自然善而不是社会善，想表达什么呢？对此他没有进一步的阐释。他可能一方面看到了健康在很大程度上是人的一种自然属性，受到很多自然因素的影响，尽管它也受到很多社会因素的影响（正如第一章所言）；另一方面，健康没有受到社会基本结构的直接约束，而社会基本结构才是正义的主题，所以在《正义论》中罗尔斯没有把健康当作正义的主题。如果健康难以成为正义论的主题，那么从卫生保健的角度或许能够找到突破口。罗尔斯在《正义论》一书中根本没有涉及卫生保健，但他在《作为公平的正义：正义新论》（*Justice as Fairness: A Restatement*）中对医疗保健（medical care）做了极其重要的补充和说明。

接上页注①　（3）应用罗尔斯第二个原则中的机会公平平等原则，把卫生保健当成与教育一样，并把二者置于背景制度之中以实现其他的权利和利益；（4）把卫生保健服务当成每个公民用自己的收入购买的商品，像食物、衣服、住房一样。Ronald Green 和 Norman Daniels 分别采用第二种和第三种策略，本书将主要处理这两种策略。第一种策略尚未被人采用，第四种策略是罗尔斯在理想状态中对卫生保健的分配方式，其中不涉及特殊的卫生保健需求。对第一种和第四种策略的分析及其所面临的问题，参见 Norman Daniels, "Rights to Health Care and Distributive Justice: Programmatic Worries", *The Journal of Medicine and Philosophy*, Vol. 4, No. 2, 1979, pp. 174-191.

①　Rawls, John, *A Theory of Justice*. Revised edition. Cambridge, MA: Harvard University Press, 1999, p. 54.

罗尔斯为医疗保健所做的补充实际上是对阿玛蒂亚·森的回应。后者对罗尔斯的基本善概念做了重要的批评，他指出，基本善指数（index of primary goods）没有灵活性（inflexibility），以至很难实现公平。森的反驳理由是：基本善指数用错了地方，以至于产生了误用——基本善不应该看作是有利地位（advantage）的体现，有利地位在事实上依赖于个人和善之间的关系；个人和善之间的关系涉及人际比较，而后者又在很大程度上依赖于对个人基本能力的判断。森认为善和个人基本能力之间的关系十分重要，它能够使我们从事很多基本的活动，比如食物和水使我们生存、衣服使人避寒等。森对善和基本能力之间的关系进行抽象化，由此他认为基本善指数用错了地方。①

作为回应，罗尔斯强调说，基本善并不是从人的基本能力中抽象出来的，但它确实涉及了基本能力，尤其是公民作为自由而平等的个人所具备的两种基本道德能力：正义感的能力和善观念的能力（capacity for a sense of justice and for a conception of good）。这两种道德能力使得每个公民能够（在其一生中）成为社会的正常而完整的合作成员（Normally and fully cooperating members of society），能够确保他们作为自由而平等的公民地位。罗尔斯的理论确实依赖于公民的能力和基本需要这个概念，平等的权利和自由也是根据两种道德能力而得到具体化的。这些权利和自由也是实现道德能力充分发展的重要条件。罗尔斯承认自己做了一个很重要的背景假设：公民的需要（needs）和要求（requirements）与基本善指数是充分相似的，它们构成了人际比较的恰当基础。如果这个假设是可接受的，那么森就会愿意把基本善应用到很多实际的例子之中，这样它就具有了灵活性。②

① Amartya Sen, *Choice, Welfare, and Measurement*, Cambridge, Mass.: MIT Press, 1982, pp. 365–366. Also See *Inequality Reexamined*, Cambridge, Mass.: Harvard University Press, 1992, Chapter 5.

② John Rawls, *Justice as Fairness: A Restatement*, Edited by Erin Kelly, Cambridge, Mass.: Harvard University Press, 2003, pp. 168–170.

为了充分说明基本善概念具有应用上的灵活性，罗尔斯举了两个例子，其中一个就是公民对医疗保健需求的差异。[①] 有些人可能暂时（或一段时间内）处于疾病或偶然事故之中，从而不具备基本的能力，不能够成为正常而完整的社会合作成员。罗尔斯希望作为公平的正义理论能够应用于这种差异问题。为了解决这种理论延伸应用问题，我们要依赖于基本善的三个特征，它保证两个正义原则具有相应的灵活性。第一，这些善在原初状态中并非都被具体化了，在原初状态中只给出了基本权利和自由的一般形式和内容，这些权利和自由的进一步细化要到立法阶段（legislative stage）和司法阶段（judicial stage）才能完成，因为只有在那里才有相关的具体信息可供考虑。第二，收入和财富是基本善，但它不等同于个人收入和私人财富，因为我们会在社会组织中控制着很多的社会财富。一个宗教团体成员在某种程度上控制着教会财产，一个教授在某种程度上控制着他所在的大学财富（用它来追求自己的学术研究）。如有必要，所有这些项目都应当包含在基本善的范围之中。第三，基本善指数是每个人在其一生中的期望表。人们的期望与他们所处的社会地位是相关的，社会地位的差别会导致人们期望的差别。人们先前的期望可能一样，但实际获得的可能不一样，这要受到偶然因素的影响。既然基本善是根据人们的期望而得以具体化的，根据每个人的不同需要得以调整的正义原则就具有了灵活性。[②]

以上的解释是在差别原则下进行的，这可能给人一个错觉：医疗保健仅仅是为了补偿处境最差者的个人收入。恰恰相反，医疗保健的作用在于：满足每个公民的需要和要求，以保证他们自由而平等的社会成员地位，保证他们在其一生中有能力成为正常而完整的社会

---

① 另外一个例子关于公民在正常范围内的能力差异，也就是处在基本水平线之上，能够确保他成为社会的正常合作成员。而关于医疗保健的例子则是关于正常范围之外的能力差异，即那些处在基本水平线之下的、由于疾病不能成为社会正常的合作者。参见John Rawls, *Justice as Fairness: A Restatement*, Edited by Erin Kelly, Cambridge, Mass.: Harvard University Press, 2003, pp. 170-171.

② John Rawls, *Justice as Fairness: A Restatement*, Edited by Erin Kelly, Cambridge, Mass.: Harvard University Press, 2003, pp. 172-173.

合作成员。这种公民概念能够使我们做两件事情：一是判断各种不同种类医疗保健的紧急性（urgency），二是在医疗保健、公共卫生和其他的社会需要之间确定相对的优先顺序。根据第一点，那些能保证公民作为正常的社会合作成员的医疗保健就具有紧急性，这种紧急性是由机会的公平平等原则确定的；相反，美容医疗（cosmetic medicine）则根本不具有这种紧急性。①

对于如何将两个正义原则应用于医疗保健和健康需要（以保证每个人有能力成为正常的社会合作成员），罗尔斯坦言自己无法给出更多的解释。在正义理论中，医疗保健的决策不是在原初状态和宪法制定阶段中进行的，而是在之后的立法阶段进行的，因为它涉及疾病和社会医疗资源等相关的具体信息。只有在立法阶段，这些信息才是可获取的。在立法阶段，（代议制民主社会中的）议会代表应该综合考虑社会资源的总量如何在各种社会投资（教育、医疗、住房、军事等开支）中找到恰当的平衡。在这里，公民在其一生中具有一个政治身份（political identity），并且作为正常而完整的社会合作成员，以保证其能够参与公共事务决策。②

总之，罗尔斯想对医疗保健说两点：一是医疗保健的功能在于保证每个公民自由而平等的地位，让他们在其一生中成为正常而完整的社会合作成员。二是医疗保健的具体决策在立法阶段而非原初状态中进行。这两点对罗尔斯的理论来说都是极为中肯的，也是自我融洽的。但有点奇怪的是，罗尔斯最后说，为所有人提供一个基本水平的卫生保健（a basic level of health-care provided for all）是社会制度的重要安排。③ 这一点虽然符合人们关于正义的直觉，也是机会公平平等原则所要求的，但这个结论对罗尔斯的正义理论体系来说多少显得有点突然，因为它会遭遇一些非常关键的反驳。罗尔斯如此谨慎地构造自己的正义体系，大概不希

---

① John Rawls, *Justice as Fairness: A Restatement*, Edited by Erin Kelly, Cambridge, Mass.: Harvard University Press, 2003, p. 174.

② Ibid., pp. 173-174.

③ Ibid., p. 176.

望看到这些反驳。[1] 在下文中，将具体地考察这个结论究竟有多大的合理性，以及是否能够成功地得到辩护。

第二节 格林的论证

在讨论罗兰德·格林（Ronald Green）的论证之前，我们首先有必要进一步阐释一下罗尔斯有关社会基本善的理论。因为格林的论证路径主要是对罗尔斯的社会基本善理论进行了改造，把卫生保健纳入其中。这种改造多少有点超乎罗尔斯的意外，虽然它符合了人们的某种直觉。

罗尔斯的社会基本善指数包括权利、自由、机会、收入和财富、自尊，它们受到罗尔斯的两个正义原则的直接约束。这些基本善的分配是由正义的背景制度来保证的，它们是在原初状态的假设中被理性人所选择的。可以看到，卫生保健不在罗尔斯的社会基本善指数中。

罗尔斯的社会基本善具有两个明显的特征。首先，对于基本善的确定具有选择性，他并没有把卫生保健纳入基本善之中。为什么要把这些善而不是其他的善列在其中，这需要进一步的解释。其次，更为重要的是，这些基本善是在原初状态的理想语境中确定的，原初状态中的个体是正常地、积极地与其他社会成员合作的人。这种理想化使得罗尔斯可以构造一个理想的案例。然而，在现实的语境中，并不是所有的人都是正常的。事实上，在罗尔斯的理想构造中并不存在关于卫生保健的分配理论，因为没有一个人是病

① 罗尔斯假定的订约者最好先选择一个原则，以建立最低额的卫生保健权，并假定该权利的内容在契约的随后阶段来填充，即根据特定社会的具体信息来决定。然而，罗尔斯的理性决定（rational decisions）概念并没有表明，一旦有相关的具体信息，理性人就会同意给基本善分配一个单一的比重或分量。罗尔斯的理论并不能为最低额的卫生保健权提供具体的内容，相反，他的理论只是一个抽象的框架，在此框架中契约各方按照民主的政治程序来决定具体的内容。总之，罗尔斯的理论并不能为最低额的普遍卫生保健权提供道德辩护。

人！[①] 这也正是罗尔斯在《正义论》中根本没有涉及卫生保健分配理论的实质原因。

格林意识到了这一点，对罗尔斯的理论进行了大胆改造，并尝试了罗尔斯没有尝试的事情。他称道，卫生保健应当作为社会基本善之一纳入罗尔斯的指数之中。他的理由是：卫生保健是人们需要慎重考虑的，它与公民的基本自由一样重要，甚至比个人的收入还重要；既然它如此重要，那么在作为公平的正义的原初状态环境中，人们必然希望为卫生保健建立独立的分配原则。卫生保健的重要性使得社会契约的缔结者们拒绝功利主义，按功绩（meritocratic）分配和以收入为基础的分配方式。相反，可以预见原初状态中的各方最终会选择一种普遍可及的卫生保健分配方式，每个社会的成员不管他的地位和背景如何，都享有平等的健康服务的权利（在社会可能提供的限度内）。这种权利为每个人所拥有，它不是按照收入来分配的，而是把需要（need）当作标准来分配的。[②]

这样，格林就在罗尔斯的两个正义原则之外添加了第三个原则：卫生保健的平等可及原则（equal access to health care）。更为重要的是，格林的这个原则应该优先于罗尔斯的差别原则，处于平等自由原则之后。卫生保健之所以被赋予如此高的价值，是因为这样可以保证每个人都享有之，不至于为了获得更多的收入或其他社会善而牺牲了卫生保健。原初状态中的订约者可能会就投入卫生保健的资源总量施加某些限制，以保证有相应的资源投资于其他的社会善。[③]

格林的论证如果能够成功，那么它将为卫生保健的平等可及的权利提供可靠的正义理论基础。但不幸的是，他的论证很难成功。格林的论证不是对罗尔斯理论的简单解释和扩展，他的论证模式对

---

① Norman Daniels, *Just Health Care*, Cambridge University Press, 1985, p. 43.

② Ronald Green, Health care and justice in contract theory perspective, in Veatch and R. Branson (eds.), *Ethics and Health Policy*, Ballinger Publishing Co., Cambridge, Mass. pp. 111-126.

③ Ronald Green, Health care and justice in contract theory perspective, in Veatch and R. Branson (eds.), *Ethics and Health Policy*, Ballinger Publishing Co., Cambridge, Mass. pp. 111-126. Or see John C. Moskop, "Rawlsian Justice and a Human Right to Health Care", *The Journal of Medicine and Philosophy*, Vol. 8, 1983, pp. 329-338.

罗尔斯的正义理论框架做了基本的改变，而这种改变会危及罗尔斯理论的整体结构的完整性。

首先，格林把卫生保健提高到社会基本善的高度，以保证原初状态的契约各方能够高度地重视它，并为其选择恰当的正义原则。这种改造曲解了罗尔斯关于社会基本善的理论。罗尔斯的社会基本善并不是要包括所有重要的社会善。在原初状态中，社会基本善概念是一个简化装置（simplifying device），其目的是为了完成两个任务：一是为了构造有限数量的正义原则，以使得它的应用范围更宽广；二是为了确定与此相关的个人所处的社会地位，并根据所构建的正义原则来评价社会制度。[①] 格林的主张使得罗尔斯的这两个任务难以完成。他在两个正义原则之外加上了第三个正义原则。如果卫生保健能够作为社会基本善，那么为什么其他的人类基本需要就不能出现在罗尔斯的基本善指数中呢？格林对罗尔斯理论的改造实际上敞开了一个大门，这个大门向人类的其他基本需要（比如食物、住房、衣服）敞开，并要求大门之内的订约者们为其制定恰当的正义原则。此外，这种改造使得罗尔斯无法确定相关的社会地位。具体地说，如何界定处境最差的个体或群体将成为问题。他们应该是最穷的、最饥饿的、患有严重疾病的，还是包括所有这些？格林将面临这个棘手的问题。

其次，即使格林的主张（卫生保健的平等可及原则）在原初状态的环境中能够被建构起来，这个原则本身也不是自明的，会遭遇实践上的困境。格林说，社会并不需要为每个人都提供最好的健康服务，有些服务可能因为经济原因而放弃；为每个有需要的人都提供那些极其昂贵的健康服务（比如人造心脏）可能会使得社会资源枯竭。他承认，罗尔斯差别原则中的最大—最小化规则（maximin rule）可以应用于卫生保健之中。按照这个规则，处境最差者的福利应该最大化，也就是患有最严重疾病者应该享有最多的服务，并把他的健康水平最大化。如果最大—最小化规则能够应用于卫生保

---

① John Rawls, *A Theory of Justice*, Harvard University Press, Cambridge Massachusetts, 1971, pp. 95-100.

健资源的分配，那么为什么不能应用于其他的地方呢？按照格林的卫生保健平等可及原则，那些处在边缘地区、难以享受卫生保健服务的人也有权享有。但是，按照最大—最小化规则，那些不是处在边缘地区的严重疾病患者应该享受最多的健康服务。我们为什么要选择前者而不是后者呢？我们究竟要选择哪一个呢？

总之，格林的论证路径在罗尔斯的理论框架内难以成功，它修改了罗尔斯正义理论的某些基本特征，削弱了罗尔斯正义理论的完整性。此外，他还需要对他所确定的卫生保健平等可及原则进行理论上和实践上的辩护，这个沉重的任务不是可以轻易完成的。卫生保健的可及性是一个极其重要的现实问题，它涉及卫生保健资源的分配正义。

第三节　丹尼尔斯的证明

丹尼尔斯（Norman Daniels）发展了罗尔斯的机会公平平等理论，将它应用于卫生保健之中。[①] 他的主要路径是将卫生保健纳入社会基本制度之中，把卫生保健制度当成基本的社会制度，并进而使用机会公平平等原则来约束之。他的这种路径不同于格林的路径，是因为他意识到格林的论证方法存在极大的缺陷。我们首先考察丹尼尔斯的论证路径及其具体的论证过程，然后分析丹尼尔斯为了论证的充分展开所涉及的两个关键概念，最后提出对其论证的批评与回应。

坦率地说，丹尼尔斯的论证也是罗尔斯式的论证之一。按照正义论的一般思路，他的这种论证在罗尔斯的理论框架内最有可能取得成功，虽然在某些方面也会遭遇困难。凭借罗尔斯的广泛影响力，丹尼尔斯的机会公平平等论证成为当前最为重要的为卫生保健作辩护的论证之一。

---

① Norman Daniels, "Health-Care Needs and Distributive Justice", *Philosophy and Public Affairs*, Vol. 20, No. 2, 1981, pp. 146-179. Also see, Norman Daniels, *Just Health Care*, Cambridge University Press, 1985, Chap. 2 & 3.

一 丹尼尔斯的路径

丹尼尔斯首先对格林的路径做了重要的批评，尽管他在自己的论述中没有直接针对他。为了能够应用罗尔斯的理论，我们首先会想到的是直接将卫生保健纳入基本善之中。丹尼尔斯说，这种办法虽然简单明了，但会产生非常棘手的问题，就是如何比较卫生保健和其他基本善的重要性、优先性。首先，按照罗尔斯的第二个正义原则（差别原则），经济社会的不平等应该有利于处境最差者，如此，将会使得过多的社会资源用来满足那些有极度卫生保健需求的个人需要，这可能会使得其他的社会成员变得贫穷。其次，阿罗（Arrow）指出，它将使得罗尔斯必须在人和人之间进行功利比较，而这是他希望避免的，因为他认为原初状态中的契约各方不会选择功利主义的原则。[①]

丹尼尔斯认为，既然将卫生保健纳入基本善的路径行不通，那么应用罗尔斯理论最有希望的策略是，把卫生保健制度纳入基本的社会制度之中，而基本的社会制度关乎机会的公平平等，受到机会公平平等原则的约束。[②] 因为满足卫生保健需求对于机会的分配具有重要的影响，所以卫生保健制度必须由机会的公平平等原则来规范调整。这样，卫生保健制度就为每个人的自由和机会提供了框架，在此框架中，个体用其自身的应得收入份额去购买他所认定的基本物品。

---

① Kenneth Arrow，“Some Ordinalist-utilitarian Notes on Rawls's Theory of Justice”，*Journal of Philosophy*，1973，p. 251.

② 在此需要注意罗尔斯正义理论的一个核心特征：原初状态的契约环境中所选择的正义原则只约束社会的基本制度，社会制度才是正义原则的恰当对象。而个人的行为、权利并不直接受到正义原则的约束，它们是由社会制度进一步明确的。此外，对正义原则的应用要求建构社会基本善指数，这个指数可以用来比较不同社会群体成员的地位。但这个指数并不能直接用来衡量人们的满足或幸福程度。那些享有相同数量的基本善指数的人可能具有不同的满意程度，因为有些人有很昂贵的生活嗜好。罗尔斯说，人们可以自由地选择和改变自己的生活目标，所以应该对自己的选择承担相应的责任，这意味着人们应该对自己的昂贵嗜好负责。See，Norman Daniels，“Rights to Health Care and Distributive Justice：Programmatic Worries”，*The Journal of Medicine and Philosophy*，Vol. 4，No. 2，1979，pp. 174-191.

丹尼尔斯为这种路径提出的辩护理由是：这种策略（把卫生保健制度纳入基本的社会制度之中）与罗尔斯想要保证机会平等的核心直觉是相容的。罗尔斯十分关注职业生涯的机会平等，因为一个人的福利很大程度上是由职位所伴随的基本善来衡量的。但是，仅仅消除获取工作职位的形式上和法律上的障碍是不够的，还需要采取积极的措施来保证最不利者的利益。除此之外，机会公平平等必须排除由出生所带来的偶然条件的影响。不管这种偶然条件是有利的还是不利的，它都不是每个人所应得（deserve）的。因为，来自"自然中彩"的偶然因素在道德上是任意的，不应该让它们来决定个人机会。如果是这样，那么由疾病带来的自然不利条件也应该被排除①，因为它在道德上是不相关的。排除疾病对人的影响，这同样是为了保证每个人的机会平等。但这并不意味着要消灭人与人之间所有的自然差别。卫生保健有其正常的功能：它关注特定阶层的不利处境，并力图消除它。

然而，丹尼尔斯自己也认识到，这种论证策略在某种程度上也改造了罗尔斯的无知之幕，尽管不像格林那样危及罗尔斯理论的整体完整性。在原初状态的契约环境中，每个人都有责任为自己所处的社会选择正义的原则，但是他们是在一个严格限定的、假设的选择环境中做出选择的。这种假设的环境就是厚实（thick）的无知之幕：人们并不知道自己的能力、才能、社会地位和所生活的历史时期。但是，在选择卫生保健资源分配原则时，人们处在一个相对稀薄（thin）的无知之幕中，因为我们必须知道一些社会的基本特征才能选择恰当的分配原则，比如国家的经济发展水平、卫生预算的多少、资源限制等多重考虑。②

与格林的论证路径相比，丹尼尔斯的思路显然更能够被罗尔斯的正义理论框架所容纳。丹尼尔斯只是撩开了那层遮蔽在每个订约者眼前的黑幕的一角，这样每个人都可以清楚地看见与自己的健康

① 我们也考虑到，有些疾病因素是由个人的不当行为造成的。对于一个理性的人来说，他应该能意识到健康的重要性，并避免不健康的行为。由个人主观行为造成的疾病是个人的责任，不属于偶然因素。

② Norman Daniels, *Just Health Care*, Cambridge University Press, 1985, p. 47.

相关的社会现实；而格林则对着这些订约者们说：既然你们看清了社会现实，卫生保健如此重要，为什么不选择一个独立的正义原则来约束它呢？这种要求显然已经超出了罗尔斯本人的理论框架。他把原本应该在立法阶段解决的问题提升到原初状态中来解决，却无法提供融贯的辩护。

二　丹尼尔斯的论证

虽然丹尼尔斯已经发展了罗尔斯的理论，解决了卫生保健的原则应用问题，但是要完成他的论证，还需要进一步阐明一个关键问题：卫生保健或医疗服务对于个人健康与机会公平的重要性。用丹尼尔斯的话来说就是，“卫生保健是特殊的吗?”它在什么意义上是特殊的？要回答这个问题并不简单，因为卫生保健是异质的，而不是同质的，它有时能够延长人的生命，有时减少人的疾病和痛苦，有时仅仅以某种方式促进人的生命质量。相比较而言，用医疗保健来提高生命质量虽然也有其重要意义，但是，卫生保健首先应该用来满足人的更基本的医疗需求。

为了回答这个问题，丹尼尔斯首先阐明了疾病和机会的关联。疾病和残疾导致了人的正常物种功能（Normal species functioning）的损害，从而限制了个人才能和技能的发挥，并进而影响到他在整个社会中获得发展的机会。对于一个健康人来说，在正常机会范围（Normal opportunity range）内的那部分技能和才能对他而言是可以利用的。但对于一个有疾病的人来说，他的能力和技能就会受到限制。如果一个人的正常范围内的公平份额是他可以理性地选择的人生计划系列（假定他有才能和技能），那么疾病和残疾将会减少他的公平份额。

丹尼尔斯说，一旦观察到疾病对于一个人所享有的机会范围的影响，我们就需要赋予卫生保健以相当重要的意义。但是，观察到这一事实并不意味着社会应该有责任保护正常的机会范围。如果我们能够证明正义原则要求保护机会的公平平等，那么我们就能够去辩护满足卫生保健需要的重要性。我们已经看到，罗尔斯已经完成了这个证明。在罗尔斯的正义理论中，机会公平平等原则是理性人选择的约束社会制度的原则之一，并且它优先于差别原则。这样我们就能断定，满足卫生保健需要的社会责任来自于保证机会的公平平等的社会责任。

丹尼尔斯从卫生保健中抽象出一种核心功能：保护人的正常物种功能，并强调它对人的机会的影响。具体地说，疾病以多种方式、在不同程度上损害了人所能够获得的正常机会。正是在这个意义上，卫生保健才是特殊的，才具有特殊性。如果正义原则要求保护机会的公平平等，那么卫生保健制度就应该受到机会公平平等原则的约束。

丹尼尔斯的论证过程可以用如下的逻辑命题表示：

D1 疾病损害了人的正常物种功能； D2 对正常功能的损害影响了人在社会中所能够享受的正常机会范围内的公平份额； D3 卫生保健能够（在某种程度上）消除疾病、促进人的正常功能； D4 保护机会的公平平等是正义的要求；
结论 D：卫生保健制度应该受到机会公平平等原则的约束，以保证每个人都能够获得正常机会范围内的公平份额。

我们可以看到，条件 D1 和 D2 各自都引入了一个关键概念：正常物种功能和正常机会范围，对这两个概念的解释将影响到整个论证能否取得成功，下文将进一步分析这两个关键概念；D3 表达了卫生保健对保护人的身体功能的作用；D4 是罗尔斯《正义论》中的机会公平平等原则，丹尼尔斯假定这个原则能够在罗尔斯的理论体系中得到证明。D1、D2 和 D3 都是事实性的描述，D4 是规范性的陈述。结论 D 把卫生保健置于卫生保健制度之中，而不是单纯地考察卫生保健资源的分配，这符合丹尼尔斯所选择的论证路径。①

① 布坎南对丹尼尔斯的论证进行了归纳，但他的归纳太简单，不足以概括丹尼尔斯的整个论证思路。他将其归纳为“社会资源应该如此分配，以保证每个人在社会中都能够获得正常的机会范围”。要之，丹尼尔斯考虑的是整个卫生保健制度的安排，而不是单纯的社会资源分配。See Allen E. Buchanan, “The Right to a Decent Minimum of Health Care”, *Philosophy and Public Affairs*, Vol. 13, No. 1, 1984, pp. 55-78.

丹尼尔斯的论证实际上是分两步进行的。第一步，他解释了为什么要把卫生保健看作是特殊的社会善。这是描述性的解释。卫生保健的重要性在于两点：（1）对卫生保健需要的满足可以维护人的正常功能；（2）正常的功能反过来影响了个人在社会中所占的机会份额。第二步，为描述性的解释提供一个规范性的基础，以证明为什么社会有责任保护个人的机会份额。但丹尼尔斯并没有完成这个决定性的一步，没有为机会的公平平等原则提供一个完整的辩护，而这要依赖于一般的正义理论，比如罗尔斯的理论。丹尼尔斯主张，机会平等原则能够建立（他的这种信心多半来自罗尔斯），并且提供了有关正义的卫生保健理论的分析框架，卫生保健制度应该受到机会公平平等原则的约束。

对结论D，丹尼尔斯进一步地指出了机会公平平等原则对卫生保健制度的实践要求，认为它需要四层制度上的防护，以使现实中的卫生保健制度尽可能地接近罗尔斯的原初理想状态。第一层制度防护是预防性的卫生制度，它致力于减少对人的正常身体功能的偏离。预防性的卫生制度提供公共卫生、环境卫生、个人预防服务、职业健康与安全、食物药品安全、营养教育等等。第二层制度防护是提供医疗和康复服务，矫正对正常身体功能的偏离。但并非所有的疾病都能治愈，因此需要第三层制度防护，它把医疗和社会支持用来帮助慢性病患者和残疾老人。最后，第四层制度防护是针对那些永远也不能接近理想状态的人，即临终关怀、对精神和生理严重残疾者的关怀。但第四层制度更多涉及道德美德，而不是正义问题。这四层卫生保健制度防护并不意味着每一层都对应着一种不同的正义原则。这四层制度也不是按照道德优先性来排列的。人们宁愿选择预防而不是治疗，宁愿选择治疗而不是对功能丧失做出补偿。但是如果机会的公平平等能够得到保证，那么这四种制度和服务都是需要的。①

总之，丹尼尔斯扩大了罗尔斯正义原则的应用范围，将它应用于卫生保健之中（以保护个人所占有的机会份额），而不是仅仅去

① Norman Daniels, *Just Health Care*, Cambridge University Press, 1985, p. 48.

获取工作和职位。丹尼尔斯的机会公平平等论证是为了解释卫生保健需要的重要性和紧急性，确保每个人享有合理而公平的正常机会份额。丹尼尔斯指出，正义的卫生保健的理论不是一般性的正义理论，一些棘手的难以解决的问题需要一般性的正义理论来处理。丹尼尔斯的解释是有条件的，它依赖于对机会的公平平等原则的辩护。

三　关键概念的解释

（一）正常的物种功能和正常机会范围

正常的物种功能和正常的机会范围具有紧密的相关性。因此，我们在这里一并地谈论它。正常的物种功能更多地涉及生物医学的事实性问题，而正常的机会范围则更多地涉及个人价值层面的规范性问题。对于究竟如何界定正常的物种功能，这是生物医学的任务。但是，丹尼尔斯并不想如此狭窄地理解它，他特别地强调了正常功能对于个人的价值。

如果失去了正常的物种功能，那么无论是我们选择的特殊目标和任务、完成它们的能力，还是最终的幸福都会受到损害。所以，无论我们具有什么特殊的目标，无论我们还需要别的什么，我们都需要一个健全的身体。例如，无论选择的目标或任务是什么，我们都需要健康和适当的卫生保健。但是严格地说，这种主张并不正确。对于大多数人来说，有些目标，甚至那些我们感觉很重要的目标，在失去健康或变成残疾之后并不会必然地受到损害。进一步说，我们通常能够调整目标和满足的水平，以此来更好地适应功能失调和残疾。①

但是，损害物种的正常功能将会减少开放给个体的机会范围，在此机会中他能够建构自己的“人生计划”或“善的概念”。我们可以把长期的计划当作一生的计划，在此计划中个体可以规划自己的活动，和谐地满足自己的欲望。个体的善通过这种计划、目标的选择、规划以及完成它们的手段来定义。当一个人成功地实现自己

① Norman Daniels, *Just Health Care*, Cambridge University Press, 1985, p. 27.

的人生计划时，我们认为他是幸福的。这样，人生计划的概念就和功利主义者的功利概念具有相似性，但是它直接暗示着在长时间里满足欲望的计划。①

"正常的机会范围"这个概念也需要澄清。对一个给定的社会来说，正常的机会范围是理性人为自己建构的合理人生计划系列（array of life plans）。这个范围与社会的特征具有相关性：社会的历史发展阶段、物质财富水平、技术发展水平（尤其是医疗技术水平），甚至包括文化因素（比如人们对工作和家庭的态度）都是机会范围的社会决定因素。有关社会制度的事实，包括调节基本制度的正义观念，将决定全部的正常机会如何在人群中进行分配。

人的正常功能为个人所能够获得的正常机会范围提供了一个明确的参数。疾病和残疾损害了人的正常功能，从而对个人的机会构成严重的限制。虽然人的机会还受到个人天赋和技能的影响，但是健康至少是影响机会的重要因素之一。②

有两点值得强调。首先，有些疾病比其他疾病更严重地减少了人们的机会范围。但是，由于正常的机会范围是通过特定社会来定义的，相同的疾病在两个不同的社会中对机会有不同的损害，所以它们的重要性应该得到不同的评价。例如，读写困难在文盲社会中比在文明社会（假设可以通过脑手术来治愈它）中显得更不重要。这样，特定疾病的社会重要性应该看作是一个与社会相关的概念。一般而言，预防、治疗和补偿这些疾病条件是更为重要的：它更大地减少了一个人的正常机会范围。

其次，相同的疾病对每个人的影响可能是不一样的。假定一个大学教授和一个劳工都感染了某种手疾，劳工的机会损害程度就大于教师，因为他需要手去干活，而教授用大脑思考问题即可。双手的完整无缺对于钢琴家来说具有关键性的意义，一旦失去了手指就不能实现自己的音乐梦想。身体残疾对于体育运动员来说是非常致命的，这将使得他的根本人生计划无法实现。

---

① Norman Daniels, *Just Health Care*, Cambridge University Press, 1985, p. 27-28.

② 正常的机会范围也相对于个体的天赋和技能，而才能和技能也是因人而异的。

根据一个人的正常机会来测量疾病对机会的影响，这来自于有关善和人生计划的观念。这种判断方式是合理的。它排除了其他一些不合理的判断方式，比如用某些商业保险的方式来决定谁获得什么样的医疗服务，这些商业上的判断方式通常建立在商家利益最大化的考虑之上，尽量排除那些风险大的、易感疾病人群。用正常机会范围的损害作为方法来衡量卫生保健需求，这符合健康公平的基本观念：每个人都应该享受基本合理的医疗卫生服务。

（二）机会平等

自由主义的政治哲学依赖于程序概念来辩护一个制度在道德上是否可以接受。假设竞赛程序是公平的，那么存在着赢家和输家，这是道德上可以接受的。既然社会的主要奖励来自于工作，那么对工作职位的竞争就必须是公平的。与道德无关的个人特征不应该成为分配职位的基础，比如种族、宗教、族群起源、性别等。相反，与职位相关的才能和技能应该决定谁最终获得奖赏。对职位的竞争必须是公平的。在罗尔斯的理论中，机会的公平平等原则具有词典式的优先性，它优先于不平等原则。

即使是这种狭窄的机会平等概念也会受到挑战。有些人认为，个人之间存在着不可消灭的才能与技能差别，这使得某些人在竞争环境中具有更多的机会。我们不可能把所有的人都“削平”（level）至“赤裸裸的纯个人”，消灭所有的个体特征，包括才能和技能，以及其他的偶然特征。我们可以接受一些无法消灭的个体特征，从而避免以上的诘难。但是这有另外一个困难。任何才能和技能的底线在道德上都是任意的（arbitrary）。这些才能和技能在很大程度上是基因的偶然结果或者父母有影响力的结果。这两者在任何意义上都不是人们应得（deserve）的。罗尔斯试图在其他的社会善中安排不平等来包容这一点。他的解决办法是：把才能和技能当作社会财产（social assets），它应该有利于处境最差者，也就是那些具有最少市场化才能的人。但是这种解决办法受到很多挑战。

首先，机会平等是一个不可达到的目标。按照机会平等的理念，人生就是一场竞赛，赢者获得奖赏，只要保证所有人都在一个平等的起点（equal start）上起跑。但起点平等是一个非常理想化的目标。例如，家庭抚养和教育对个人才能的成长具有不可消除的影响，除非是我们以极端的手段来干预家长的自主权。辛格非常敏锐地注意到了这一点。他说，“除非我们准备抛弃传统的家庭设置，在一个共同的托儿所中抚养孩子，否则我们很难达到家庭背景的平等。”① 这就足以证明机会平等作为一个理想的不完备性。但辛格说，即使能够在一个共同的托儿所中抚养孩子，我们仍然达不到平等的理想，因为每个孩子将通过遗传而继承不同的能力和性格特征，包括不同的 IQ 水平和不同的侵略性。消除孩子在成长的外在环境上的差别，并不能消灭他们在基因遗传天赋上的差别，尽管它能够在一定程度上缩小 IQ 水平的差异。所以，机会平等并不是一个吸引人的理想，它奖赏那些幸运者，而惩罚那些不幸者；幸运者仅仅是被遗传了那些能够帮助他们事业成功的能力，而不幸者则没有接受这种遗传，从而很难在事业上取得成功。

其次，机会平等是一个有争议的概念。有人把它当作一个消极的约束，它禁止社会设置达到机会平等的障碍。这种消极观点实际上是指罗尔斯的机会的形式平等。有其他人主张社会有积极责任去矫正影响机会平等的因素，例如补偿性的教育项目。这种积极的概念称作机会的公平平等。一般的分配理论在这种积极的概念和消极的概念之间差别巨大。

面对这些困难，丹尼尔斯采取了一种以退为进的策略。他说：“在我的研究中，我不打算为机会的公平平等原则提供完整的辩护。我只想给出一种弱的、有条件的辩护。只要满足了两个条件，卫生保健制度就应该受到机会的公平平等原则的约束：（1）一个可接受的一般正义理论包括了这样一个原则，它要求基本的制度来保证机会的公平平等；（2）机会的公平平等原则对可允许的经济不平等构成了一个约束。正义的卫生保健理论只能走得这么远。”②

实际上，机会公平平等原则并不是要将所有人都降低到一个共同的平均水平，它也不过分地要求所有人都提高到一个更高的平等

① Peter Singer, *Practical Ethics*, Second Edition, Cambridge University Press, 1993, p. 39.

② Norman Daniels, *Just Health Care*, Cambridge University Press, 1985, p. 41.

水平。机会平等意味着应该消除所有人获取机会的特定障碍，尤其是工作上的歧视行为。合理的公平的机会份额可能是有差异的，因每个人的才能不同而不同。卫生保健仅具有有限的功能，它只能在消除疾病的意义上保证人们的正常身体功能和机会公平。

开放给每个个体的机会在根本上还是由他的才能和技能决定的。机会的公平平等并不要求机会对所有人都平等。它仅仅要求对具有相同的能力和技能的人平等。这样个人在正常范围内所能够享有的机会一般来说是不平等的，即使它们对每个人都是公平的。此外，技能和才能会由于社会条件的限制而得不到发展，例如，种族主义的教育。所以，为了保证每个人都享有正常机会范围，那么就需要矫正特殊不利的社会处境，比如通过补偿式的教育或工作培训项目。

机会的公平平等作为一般原则并不意味着要完全消灭个体差异。在一般的正义理论中，由于才能的差异而导致的机会不平等将以其他的方式得到补偿。例如，在罗尔斯的理论中，社会经济的不平等使得有才能者得到更多，只要这种不平等也能够最大地有利于处境最差者即可。只有当个人才能和技能的差别是由疾病和残疾导致的、而不仅仅是由正常的变化导致的，我们才要求努力地矫正“自然中彩”的影响。①

机会的公平平等原则是处理卫生保健制度设计宏观决策的一个恰当原则。这个原则规定了卫生保健制度的道德功能。这种有条件的主张并不依赖于任何特殊的正义理论预设，例如罗尔斯构造正义原则的契约理论。

四　批评与回应

丹尼尔斯也意识到自己的论证存在着不完全的地方②。第一，对机会平等的关注并不是卫生制度设计所要考虑的唯一东西，其他重要的社会目标也需要在衡量卫生保健的重要性时予以考虑。更进

① Norman Daniels, “A Reply to Some Stern Criticisms and a Remark on Health Care Rights”, *The Journal of Medicine and Philosophy*, Vol. 8, 1983, pp. 363-371.

② Norman Daniels, *Just Health Care*, Cambridge University Press, 1985, pp. 55-56.

一步地说，他没有考虑卫生保健和其他社会善的优先性问题，即卫生保健在什么时候优先于其他的需要和权利。即使卫生保健很重要，并且影响到人的正常机会范围，但它并不是决定正常机会范围的唯一因素，或者并不是最重要的因素。决定机会的社会因素很多，有时候政治因素或经济因素比健康因素更为根本地决定了一个人所能够享有的机会范围。教育在很大程度上也影响了一个人的机会范围。

第二，丹尼尔斯的论证没有解释，卫生保健的平等要求是否应该超过最体面的充足的基本额度（decent adequate minimum）。那些被认为是非基本的卫生服务应该在市场上运作吗？我们在此也应该强调平等性吗？丹尼尔斯的论证没有涉及这些问题，需要另外加以说明。更为重要的是，丹尼尔斯没有考虑卫生资源的有限性以及分配的优先性问题。

第三，丹尼尔斯的解释只强调了促进健康的社会责任，而忽略了对个人责任的探讨。重要的是，丹尼尔斯的解释没有为个人责任预留足够的空间，也没有区分审慎的病人和轻率的病人。也就是说，丹尼尔斯的解释是对责任不敏感的（responsibility-insensitive）。当然，这样做的最大好处就是：它并没有拒绝给轻率的病人提供卫生保健，从而确保卫生保健的无条件提供和普遍可及。

但是有充足的证据来证明个人能够很好地避免健康风险，例如戒烟、戒酒、适当饮食、充足的体育锻炼和休息等。他认为自己的解释并不与此冲突，机会平等原则并不反对人们采取健康的生活方式。真正困难的问题在于，当人们“自愿”地招致健康风险、卫生服务成本时，如何分配责任和负担。毕竟，这种行为的后果不能轻易地看作是自然的偶然结果。是否应该强制吸烟者付出更高的保险费或特殊的卫生保健税？丹尼尔斯认为，对健康风险及其责任人们可讨论的极少，因为健康风险的来源取决于具体社会历史的细节。实际上，我们很难划定清楚哪些是个人的责任、哪些是社会的责任。比如，香烟广告、同侪压力对青少年吸烟行为都产生了极大的影响。

第四，机会公平平等解释可能会导致对卫生保健的选择性提供，而不是无条件的普遍可及。假设与富人相比，穷人实现人生计划的机会更少。实现人生计划的机会平等是丹尼尔斯理论的基本要求，那么就应该优先为穷人和弱势群体提供卫生保健。这样，该理论实际上只是为穷人提供卫生保健作辩护，而不是为普遍的卫生保健作辩护。这样，机会公平平等的解释实际上是为选择性的卫生保健（selective care）作辩护。[①] 然而，很多人认为卫生保健不应该歧视穷人，也不应该歧视富人，这种歧视对于个人的自尊感都是一种伤害。[②] 因此，丹尼尔斯的理论在这个意义上是有缺陷的。

第五，关于老年人的卫生保健需求及其满足，存在很大的争议。大量的卫生保健资源花费在人们生命的晚期，这些资源消耗很难说是为了促进机会的公平平等以实现人生计划。老年人使用了大量的卫生资源，在美国约30%的卫生资源消耗在病人临终前的六个月时间里[③]。对于这些老年人，卫生保健不能说是为了给老人提供平等的机会，以实现他们的人生计划；毋宁说是为了减轻他们的疾病痛苦，并尽最大可能地延长他们的生命。对于那些年轻的病人，医疗保健确实是维护健康的手段，以保证他们能够继续地追求自己的人生计划。

当然，这么说并不意味着，在生命的最后几年或几个月里人们没有重要的人生追求[④]，而只是说这些追求不能构成哲学家们（包括丹尼尔斯）所称的“人生计划”。因此，要么是丹尼尔斯的机会公平解释不能为卫生保健的分配正义提供恰当的解释，要么是改变卫生保健资源的消费模式，不在老年人身上花费过多的资源，以满足机会公平平等理论的要求。

丹尼尔斯当然不希望选择后一种模式，去削减老年人的卫生保健消费。不过，他论证说，当病人超过75岁时，我们有理由限制

---

① J. P Mackenbach, K. E. Stronks, and A. E. Kunst, “The Contribution of Medical Care to Inequalities in Health”, *Social Science and Medicine*, Vol. 29, 1989, p. 376.

② Thomas Pogge, *Realizing Rawls*. Ithaca, NY: Cornell University Press, 1989, pp. 181-196.

③ Jonathan Gruber, *Public Finance and Public Policy*, New York: Worth, 2005, p. 443.

④ Dan W. Brock, “Justice, Health Care, and the Elderly”, *Philosophy and Public Affairs*, Vol. 18, No. 3, 1989, pp. 297-312, 309.

挽救生命的医疗资源的使用。[1] 这一点基于他的一个合理假设：大多数人在75岁时就已经实现了自己的人生计划。75岁是发达国家人口的平均寿命，是发达国家大多数人可以期望达到的生命年龄。这样，当人们达到那个年龄以后，就有合理的理由去撤销昂贵的生命维持治疗。

但是，即便丹尼尔斯对卫生保健进行这种配置限制，他的理论仍然很难成立。问题不在于，丹尼尔斯的理论解释要求为老年人提供更少的卫生保健，或者限制昂贵的生命维持治疗；真正的问题在于，按照他的理论假设，根本无法为75岁以上的人提供任何卫生保健，他无法为这一点做出有效的辩护，因为这些人已经实现了自己的人生计划。事实上，对于任何一个已经实现了人生计划的人而言，不管他的年龄有多大，丹尼尔斯的理论都不再主张给他提供任何的卫生保健。这一点显然违背了我们的直觉：我们一般认为，即使一个人已经实现了自己的人生计划，社会仍然有义务为他提供卫生保健。这样，给这些人提供医疗保健服务需要另外的理论来支持，而不是丹尼尔斯的机会公平平等解释。

丹尼尔斯可以通过重新界定“人生计划”来回应上面提出的批评。他可以说，“过一个长寿且没有病痛的生命”，或者“在退休之后能够轻松地阅读小说”，这是每个人的人生计划。如果这些追求包含在所谓的人生计划中，那么为老人提供卫生保健以作为实现人生计划的手段，这是可以得到辩护的。这是一种对人生计划的宽泛解释。但是，这种宽泛的解释对丹尼尔斯而言是不成功的。

上文已经说过，丹尼尔斯扩展了罗尔斯的机会公平平等原则，将机会范围从工作和职业生涯扩展到人生计划上来。但是，丹尼尔斯的这种扩展性应用方式是罗尔斯的理论本身无法容纳的。请考虑罗尔斯对机会公平平等原则的论述：“如果某些地位不按照一种对所有人都公平的基础开放，那么被排除在外的人们觉得自己受到了不公正的待遇就是对的，即使他们能从那些被允许占据职位的人的

---

① Norman Daniels, *Am I My Parents' Keeper? An Essay on Justice between the Old and the Young*. New York: Oxford University Press, 1988, pp. 90-91.

较大努力中获利。他们的抱怨是有道理的，不仅因为他们得不到职位的某些外在奖赏，而且被剥夺了一种自我实现感，这种实现感来自有技能地、热情地实现社会义务。他们被剥夺了一种主要的人类善。"①

如此看来，与差别原则相比，社会应该更加平等地分配工作和职位，因为这些善具有相当的重要性，其重要性超过其他社会善。罗尔斯为此提供了几种不同的理由，包括控制差别原则造成的不平等、通过竞争提高效率、保证对工作的经济回报的平等可及。机会公平平等原则优先于差别原则最重要的原因在于，保证人们平等地获得工作带来的自我实现感、自尊等内在的回报，而不是外在的奖赏。

值得注意的是，机会公平平等原则是为了确保具有相同天赋（equal talent）的人具有相同的机会。与差别原则不一样，它不是为了去纠正人们在天赋上的自然差异，而是为了消除个人利用天赋发展自己的社会障碍。这个原则要求对于工作和职位的公平竞争。但是，我们注意到，丹尼尔斯仅仅将这个原则的应用范围从工作和职位扩展到人生计划，而保留了该理论的其他部分。这样，罗尔斯关注的是具有相同天赋的人是否具有平等的工作机会，丹尼尔斯关注的是具有相同天赋的人是否有平等的机会来实现人生计划。丹尼尔斯的这一扩展具有合理性，因为我们的人生计划显然不只是包括工作和职业的追求，它可能还包括其他的追求，比如出版自己的诗歌集、代表自己的国家出席某个重要的国际场合等等。但是，这种宽泛的解释不适用于丹尼尔斯，因为它不适用于那些年龄超过 75 岁的人。理由是：当我们考虑 75 岁以上的人的人生计划——"过一个长寿且没有病痛的生命"，或者"在退休之后能够轻松地阅读小说"——时，为什么要考虑他们的天赋呢？不管 75 岁以上的人的天赋是否相同，它在这里都是不相关的。75 岁以上的人所追求的不是工作任务，他们的天赋如何并不决定完成的质量。当然，根本重

① John Rawls, *A Theory of Justice*, Revised edition. Cambridge, MA: Harvard University Press, 1971, p. 84.

要的原因在于，这些追求不像工作和职位那样具有市场竞争性。

不过，天赋确实可以通过一种方式影响宽泛意义上的人生计划。在退休之后的黄金年龄想与自己的孙子玩游戏，或者想阅读大量的小说，这确实依赖于人的天赋。一个人是否能够顺利退休的能力取决于自己积累了多少经济资产，而经济资产取决于个人的工作情况，而工作好坏则受天赋的影响。这样，天赋就能影响宽泛意义上的人生计划。

但是，在辩护宽泛意义上的人生计划时，丹尼尔斯并没有诉诸这一理由。机会公平平等原则独立于且优先于差别原则，丹尼尔斯把前者应用于人生计划，而后者应用于收入等其他社会基本善。现在我们承认，机会公平平等原则允许对人生计划的追求与个人天赋相关。如果一个人没有相应的音乐天赋，那么他就不被允许参与音乐会的演奏，这一点是很合理的。但是，不能因为他交不起 100 美元的注册费，而拒绝他参与音乐会的演奏，机会公平平等原则不能为此辩护，相反它要消除这种障碍。但是，由此而声称自己之所以交不起注册费用，是因为自己天赋有限而挣不到那么多钱，这根本就不构成任何辩护。这一观点将会对机会公平平等原则优先于差别原则的理由构成直接的反对。因此，要想使得宽泛意义上的“人生计划”敏感于（相关于）个人天赋，它的唯一路径就会颠覆机会公平平等原则的优先性理由。这样，将人生计划应用于老年人的宽泛解释对丹尼尔斯所采用的原则构成了内在的矛盾和张力。在这个意义上，它的解释是不成功的。

第四节　小结

毫无疑问，在所有各种可能的解释中，丹尼尔斯对卫生保健正义的解释是最为充分、最有影响力的。在过去 20 多年的时间里，他在许多书和论文中发展了机会公平平等（fair equality of opportunity）的解释。

丹尼尔斯的卫生保健正义理论建立在健康的“战略重要性”

（*strategic importance*）前提之上。[1] 健康的这种重要性在于它能深刻地影响个人的能力和人生计划（life plan）的实现。换句话说，健康影响了一个人的正常机会范围内的份额，而正常的机会范围是一个人在他所在的特定社会中能够合理期待的。由于健康的战略重要性，社会应该以一种平等的方式来提供卫生保健，以最大可能限度地促进人们的健康。

丹尼尔斯的论证实质上是一种罗尔斯式的解释，即将罗尔斯的机会公平平等理论扩展到卫生保健上来。而这一应用性的发展是罗尔斯本人从未尝试过的，因为在罗尔斯的原初状态中，没有一个人是病人！罗尔斯本人也从未因为卫生保健的分配正义问题而困扰。丹尼尔斯正是要去填补这一空白。

丹尼尔斯之所以选择这个原则，主要是考虑到健康对于工作和职业生涯发展的关键意义。生病和残疾严重地损害了个人工作机会范围，这样最大限度地维护所有的社会成员的健康将有利于追求工作机会的平等。丹尼尔斯对罗尔斯的理论有所修正，他将该原则的规范领域从工作和职业扩展到人生计划。

---

① Norman Daniels, "Justice and Health Care", in D. Van De Veer and T. Regan (eds.), *Health Care Ethics*, Philadelphia: Temple University Press, 1987, p. 312.

第五章

运气论：卫生保健分配与运气的考量

毫无疑问，健康的决定因素中包含了很多的运气成分。健康的社会决定因素和自然决定因素在很大程度上都属于个人意志无法控制的因素，因而属于运气的范畴。对于这些运气性的因素，卫生保健的分配必须予以恰当的考虑。那么，卫生保健的分配正义如何处理健康的运气因素呢？它又如何在分配中合理地关照运气因素与非运气因素呢？这构成了本章所要探讨的主题。

在处理运气问题时，运气均等主义作为一种典型的伦理理论进入到讨论的视野中。在“普遍”、“正义”之外，卫生保健还通常被冠以“平等”的价值，这就是对卫生保健进行平等分配的追求。那么，卫生保健在什么意义上才可以是平等的？个人在什么样的意义上可以主张平等的卫生保健权利？运气均等主义给出了一个合乎道德直觉的回答：对于那些不是由于个人过错导致的健康问题或疾病，人们可以平等地主张卫生保健的权利。换言之，由于自然原因和社会原因导致的疾病，每个人都可以主张平等的卫生保健权利。

本章将从运气均等主义的视角对平等的卫生保健进行辩护。运气均等主义作为一个责任敏感性（responsibility-sensitive）的理论，面临着如何对待那些不审慎的病人的问题。运气均等主义通过采取价值多元的方式，可以恰当地处理这个问题。

第一节　运气的概念

一　自然运气与社会运气

人类一直想摆脱运气对自己的控制，也就是要摆脱命运对自己的摆布。运气实际上是一种偶然性，是生活中人们难以控制的事情。运气这种偶然性对人的生活构成了极大的挑战，因此，人类为了改善自己的命运就需要对运气进行某种程度的控制。把握自己的命运，更多的是控制运气造成的负面影响，因为我们可能会有好运气，也可能遭遇坏运气。对运气的思考实际上是对人类生活命运的思考。

大概说来，运气有两类。一类是自然产生的，一类是由人的选择造成的。[①] 自然运气包括自然灾害、基因遗传等自然因素造成的自然偶然性。这类运气在很大程度上是人类无法控制的。比方说，至少到目前为止，人类还没有能力准确地预测地震，并有效地减少地震导致的伤亡；尽管现在基因工程技术能运用到胎儿检测、产前检查等，但想从根本上改变遗传作用几乎是不可能的。自然的偶然性在某种意义上是由上帝决定的，如果我们相信上帝创造了人类和这个世界的话。面对几乎无法控制的自然世界，人类能做的就是尽量地理解它，运用自然的规律来为人类服务，这是自然科学要做的事情。所谓"知识就是力量"，以知识的名义来征服自然，实际上就是要掌握自然的规律，以克服自然对人类的伤害，减少自然运气的负面影响。但即使我们能够很好地控制它的负面影响，这对我们来说仍然是运气。

第二类运气是人或人类自身选择造成的，可以称之为社会偶然性。这种运气可以再分为两种，一种是人类集体地选择或认可的。比如说，采用什么样的社会制度是人类自己选择的：是民主制度还是集权制度，是市场经济体制还是计划经济体制。[②] 当然这种选择还可能是集体无意识促成的，是人类并没有刻意去追求而自发产生的。[③]

① 葛四友：《正义与运气》，中国社会科学出版社2007年版，第5页。

② 人类在多大程度上能够选择社会制度，马克思对此可能有根本性的质疑。按照历史唯物主义中经济基础决定上层建筑的理论，社会制度在本质上是被经济发展水平决定的，而不是人类自身能够选择的。即便如此，社会制度给人带来的影响仍然可以称之为运气。

③ 哈耶克对此有深入的论述，他在《致命的自负：社会主义的谬误》一书中说道："我们的文明，不管是它的起源还是它的维持，都取决于这样一件事情，它的准确表述，就是在人类合作中不断扩展的秩序。……这种扩展秩序并不是人类的设计或意图造成的结果，而是一个自发的产物：它是从无意之间遵守某些传统的、主要是道德方面的做法中产生的。" See Friedrich August Hayek: *The Fatal Conceit: The Errors of Socialism*, The Collected Works of Friedrich August Hayek, Vol. I, ed. by W. W. Bartley, III. London: Routledge, 1989, p. 6.

另一种是个人选择的运气，这种运气初看起来好像只影响个人，但是也不可避免地影响到身边的人，比如自己的家人、朋友等。并且每个人的选择合在一起会形成强大的合力，能够对他人的生活造成极大影响，比如，大家都筹钱去买房，就能抬高市场上的房价，从而对那些无钱购房者形成巨大的生存压力。社会偶然性不同于自然偶然性，它本身是人类自己创造出来的，或者是得到了我们的认可。比如，中国的城乡差别、东西差别，虽然改变它们很难，但并非不可消除。

运气以何种方式对人造成影响、造成什么影响，由哪个人或哪些人来承担影响，这并不是必然的。也就是说，人类可以改变运气起作用的条件，从而改变它的影响；我们还可以选择合适的人来承担运气的结果。这样看来，就产生了两个问题：在技术可行的条件下，应该允许运气产生何种影响？谁来承担这种影响？

对第一个问题的回答很简单，人类当然应该创造有利的条件来产生好的运气，带来好的结果，为人的生活造福。而不是任由自然和社会带来坏的运气、恶的结果甚至是灾难。然而，对第二个问题的回答就没有那么简单。就既定的运气影响而言，由谁来承担它才是比较合理的呢？谁都希望成为幸运的那一个，而不希望不幸的事实降临到自己的头上。对于那些遭遇生活不幸的人，难道不应该对他采取任何的补救或救助措施吗？对于那些一直走好运的家伙，难道应该任由他一直享受命运的特殊关怀吗？在此，根本的问题是：（1）不管生活中的一切运气是好还是坏，都应该让每个人独自承担吗？（2）人类能够设计出好的方式（比如制度）来改变坏运气带来的恶果吗？对这两个基本问题的回答构成了本章的基本内容。

对问题（2）的初步回答是：面对自然运气和社会运气的影响，虽然每个人的力量都很有限，但是人类可以设计出合理的制度、发展可行的技术条件来改变运气的影响以及承担运气的方式。不同的社会制度给人带来不同的生活运气。如果建立了完善的义务教育制度，那么农村的孩子将不再因贫穷而辍学，他们就会有机会考上大学；如果建立了完善的医疗保障制度，那么穷人将不再因“看病贵”而无法享受医疗服务。

在这里，社会基本制度深刻地影响了个人的运气及承担运气的方式。按照罗尔斯的说法，这种社会制度包含了政治结构和经济社会安排，它确立了权利义务的分配，影响着每个人的生活前景，和每个人希望达到并最终能够达到的生活状态和成就。社会的主要制度构成了社会的基本机构，它对人的影响自始至终，从每个人的出生直至死亡。因为在社会基本结构中包含了不同的社会地位，生于不同社会地位的人们有着不同的生活前景。①

社会制度影响个人的根本原因在于：制度构成了个人生活的背景，个人的理性选择总是在背景性的条件下做出的。背景性制度是确定个人生活可能性边界的主要因素。生活可能性界定了我们生活的范围，它包括三个方面：自然资源；人本身（包括生理条件和理性能力）；界定权利与义务的基本制度。② 自然资源一般是有限的，因而需要正义的分配制度予以限定。人的生理条件正是健康的范围，它在很大程度上是由先天的自然因素和后天的社会因素和个人因素造成的。而人的理性能力是人唯一能自主掌握的。权利和义务基本上由法律来决定。因此，不管从哪方面来说，设立合理的制度来调节运气对人的不利影响，都是关乎正义的问题。

二　原生运气与选项运气

德沃金区分了两种运气：原生运气（brute luck）和选项运气（option luck）。选项运气是一个自觉的和经过计算的赌博如何产生的问题，人们的损益是否是因为他们接受自己可以预见到的、本可以避免的风险的问题。而原生运气则是风险如何产生的问题，它不同于自觉的、审慎的赌博方式产生的风险。③

---

① ［美］罗尔斯：《正义论》，何怀宏等译，中国社会科学出版社 2003 年版，第 7 页。

② 葛四友：《正义与运气》，中国社会科学出版社 2007 年版，第 16 页。

③ Ronald Dworkin, *Soveregn Virtue: The Theory and Practice of Equality*, Cambridge, Mass.: Harvard University Press, 2002, p. 73.

选项运气跟个人的理性选择有关，是人经过审慎考虑做出的选择，或者是可以合理地预见后果的；而原生运气则属于无情的运气，是人无法预见到的消极后果。如果我买的股票涨了，那我就是交了好运，这就是选项运气。因为股票有涨有跌，作为一个理性人我能够预见到这一点（“股市有风险、入市需谨慎”），基于此，我购买股票的行为是一个经过慎重考虑的事情，因而是一种选择性的运气行为，称之为选项运气。如果我不幸被流星击中，而我显然无法预测它的运行轨道，这就是无情的厄运，因为它是一件突如其来的事情。德沃金说，这两种运气可能只有程度上的差别。如果一个人在正常的生活中得了癌症，而我们又很难指出哪个决定性的因素是产生癌症风险的原因，那么就可以判定为交上了原生运气；如果他大量吸烟，且能证明二者之间有因果关系，那么就可以说他参与了一场不成功的赌博，就算选项运气。

选项运气或原生运气的区分与个人或环境的区分相关。选项运气与个人（person）中的因素相关，它是个人能够预料到的、经过审慎考虑之后选择的，由此引起的资源不平等属于个人责任范围，从而不需要国家予以纠正。原生运气则与环境相关，它是由我们无法控制、无法预料、无法计算的外在环境决定的，由此导致的资源不平等属于集体责任范围，需要国家进行纠正。要求人们承担选项运气的责任是人们应该为他们自我决定的生活付出代价。“我们已经确定的是，人们应该为自己选择的生活支付成本，而衡量成本的标准是他们为了这样做而放弃的另一些生活。”① “资源平等要求人们为他们的生活付出真实的代价，保护而不是谴责这种差别。”②

在德沃金看来，选项运气在选择过程中必然体现出我们的嗜好、抱负，因此属于个人责任范围。原生运气则没有反映我们的嗜好、判断和抱负，因此属于集体责任范围。德沃金用一种方法把二者联系起来，这就是保险。“保险的可能性为这两种运气提供了一

① Ronald Dworkin, *Soveregn Virtue: The Theory and Practice of Equality*, Cambridge, Mass.: Harvard University Press, 2002, p. 74.

② Ibid., p. 76.

种联系”。[1] 尽管灾难是原生运气，当时决定是否购买灾难保险，是一种经过计算的赌博，所以属于选项运气。通过保险而确立的两种运气的转化实际上就是两种责任的转化。

但是，这种选项运气和原生运气的划分方式存在明显的问题。第一，选项运气中的东西也有原生运气的成分。首先，个人选择是根据善观念（偏好和抱负）来做出的，这就说明必然有一部分偏好和抱负不是通过选择得来的，否则个人的选择就毫无根据。无疑这部分偏好和选择会受到运气的影响。人的偏好和抱负并不是一成不变的，而是在成长过程中逐渐获得的，这种个人因素受到环境的影响，因为每个人都会经历很长的社会化过程。其次，人作为有限的存在者，认知能力有限，无法预测自然界和社会的一切事情，风险因素充斥着日常生活，人的很多选择必然伴随着运气因素。再次，每一个人的选择都会造成一定的结果，从而对他人的选择造成影响，这些影响是他人无法控制的；同理，他人的选择也会影响到自己的选择，而我们却无法控制他人的选择。也就是说，在自由的社会中，人们的选择之间会相互影响，每个人对自己的选择无法拥有完全的控制能力。

第二，原生运气中也有选择的成分。比如人的生理能力和精神能力属于原生运气的范畴，但它们在一定程度上受到人们选择的影响。个人的生活方式会影响到健康和生理能力。此外，个人能力属于原生运气的范围，但个人能力的发展显然受到善观念的影响，人们选择哪一种技能加以发展，这反映了人们最好成为什么样的人的信念。这样，善观念和个人能力的发展是内在相关的，个人能力之中既有运气的成分，也有选择的成分。

第三，如上所述，选项运气或原生运气的区分来自于个人或个人性资源的区分，但是这种区分明显违背人们的日常伦理经验。在日常生活中，我们并不认为精神能力、技能等属于环境因素，相反我们认为它是属于我们自己所有的，是自我的构成成分。在

①　Ronald Dworkin, *Soveregn Virtue: The Theory and Practice of Equality*, Cambridge, Mass.: Harvard University Press, 2002, p. 76.

日常经验中，我们还认为自我有权拥有自己的劳动能力，拥有自己的身体。[①] 如果否认了这种直觉的经验，按劳分配、身体权就是没有根基了。

第四，即便德沃金关于个人和个人性资源的区分是对的，这种区分也很难穷尽所有的因素。一个典型的例子就是乐观或忧郁的性情。我们无法完全地将它归结为个人因素，也无法完全地归结为环境因素。一个人是否乐观既有先天的基因生理原因，也有属于个人的心态调节问题。德沃金认为它是个人和个人性资源交界的问题。他提出的解决办法是对它进行虚拟保险。如果个人愿意投保，大家就要对他的忧郁进行补偿。这种做法是很滑稽的，滑稽的原因不在于社会还没创设出这种保险，而在于我们每个人都要对他人不高兴的心情进行补偿！对一个阴晴不定的性格的人来说，我们为什么要为他的此一时彼一时的性情付出代价？那些碰巧投保的人是幸运的，因为别人为他忧郁的性格买单了；而一个忧郁的人也许并不知道自己患了忧郁症，这样他就无法决定去投保，如此他就根本得不到补偿。这种做法显然出现了对运气处理的不一致。

因此，原生运气和选项运气的截然划分是存在问题的，它们在很大程度上是紧密相关而无法截然分开的。考虑到运气本身的复杂性，想要清楚地把二者严格地划分开来是不可能的。试图借助这一划分来区分个人责任和集体责任也是难以得到辩护的。

三　运气与应得

并不是所有的疾病都是由社会因素造成的，有些疾病或许纯粹是上帝造成的。比如一些先天的疾病，包括基因缺陷。在这个意义上的疾病只是不幸的事件，而不是不公平、不正义的事件，除非他想怪罪到上帝的头上[②]，或者抱怨："老天啊，你为什么这么不公?"这些疾病超出了人力所能够控制的范围，可以称之为"自然的

---

① 葛四友：《正义与运气》，中国社会科学出版社 2007 版，第 70 页。

② H. Tristram Engelhardt, "Rights to Health Care: A Critical Appraisal", *The Journal of Medicine and Philosophy*, Vol. 4, No. 2, 1979, pp. 113-117.

中彩”。

对于由出生所带来的“自然中彩”，罗尔斯有自己独特的观点。他认为由出生所带来的天赋和才能不是每个人所应得的，因为它是与道德无关的，完全是一个偶然事件。所以，天赋和才能应当看作是社会的共同资产，而不应当只属于个人拥有。按照这个逻辑，由出生带来的先天疾病也不是每个人所应得的，是与道德无关的，应当看作是整个人类社会的共同风险，应该集体承担。

罗尔斯认为人的自然天赋是偶然的、任意的，因而不是人们所应得的。“没有一个人应得他在自然天赋分配中的地位，正如没有一个人应得他在社会中的初始地位一样。”① “因为从一种道德的天赋观点来看，自然天赋的最初资质和早期生活中发展和教养的偶然性是任意的。按照直觉观点，最接近奖赏道德应得的准则似乎是按努力分配的准则。不过，我们仍然很清楚地看到：一个人愿意做出的努力是受到他的天赋才能和技艺以及可选择的对象影响的。在其他条件相同情况下，天赋较好的人更可能认真地做出努力，而且似乎用不着怀疑他们会有较大的幸运。”② 由此看来，不仅人的天赋不是人们所应得的，而且人的努力很大程度上受到天赋等偶然因素的影响，因而由它带来的利益和负担也不是人们所应得的。

除了自然天赋的优势、以天赋为基础的努力不是人所应得的之外，罗尔斯还认为人的优越个性也不是人所应得的。因为人的“个性在很大程度上依赖于幸运的家庭和环境，而对这些条件他是没有任何功劳（credit）的。应得的概念看来不适用于这种情况”③。

罗尔斯认为，“自然资质的分配无所谓正义不正义，人降生于社会的某一特殊地位也说不上不正义。这些只是自然的事实。正义或不正义是制度处理这些事实的方式”④。因为人们没有必要听任偶

---

① ［美］罗尔斯：《正义论》，何怀宏等译，中国社会科学出版社 1988 年版，第 311 页。

② 同上书，第 312 页。

③ John Rawls, *A Theory of Justice*, Revised edition. Cambridge, MA: Harvard University Press, 1999, p. 89.

④ Ibid., p. 102.

然因素的任意支配，社会体制不是超越人类控制的不可改变的体制。贵族制的不正义在于，它是以出身这样的偶然因素来决定人的社会等级和权利的分配。正义的制度应该消解自然和社会偶然因素给人带来的恶劣影响，而不是听命它的摆布。这样，按照罗尔斯的设想，正义原则是在无知之幕后面进行选择的。因为，“这样可以保证任何人在原则的选择过程中都不会因自然的机遇或社会环境中的偶然因素得益或受害”①。

从罗尔斯的论述中可以看出，他似乎没有确定一个标准，来判断什么因素从道德角度看是任意的、专横的。直观地看，他似乎把人无法控制的因素都看成了道德上任意的。按照罗尔斯所提倡的民主平等原则，它要求尽可能消除各类自然机遇和社会偶然性的影响。

由此，罗尔斯实际上是承诺了一种反应得（anti-desert）的理论，它反对前制度（pre-institution）的应得，即在正义制度确立之前，没有任何人应得任何东西。所有的应得，在罗尔斯看来都应该是一种合法性期望，它只能由正义的制度来确定。他的“两个正义原则是一种对待命运中的偶然因素的公平方式”②。反应得实际上就是反对运气对人的任意影响。自然的机遇，像人的基因差别、天赋、长相、身高，属于自然运气的范畴；社会偶然性，像人的出身、家庭背景、社会关系等，属于社会运气的范畴。反对这两种偶然性对人的影响，实际上就是反对运气对人的影响。

第二节　全运气均等主义对运气的考量

运气均等主义是受罗尔斯《正义论》的影响而发展的一种新的平等学说。这种学说影响广泛，其代表人物之一伊丽莎白·安德森

---

① John Rawls, *A Theory of Justice*, Revised edition. Cambridge, MA: Harvard University Press, 1999, p. 12.

② Ibid., p. 103.

说，“现在运气均等主义在平等主义者之中占有统辖性的地位”①。运气均等主义的代表人物包括阿内逊（Richard J. Arneson）、科亨（G. A. Cohen）、罗纳德·德沃金（Ronald Dworkin）、内格尔（Thomas Nagel）、阿马蒂亚·森等人。

运气均等主义是一种平等主义，它的基本观点是：“人们能够对某些事情负有责任，但是人们不能对所有情况下的所有事情都负有责任，而平等正是创造让人们能够对事情负有责任的条件。”② 德沃金关于原生运气和选项运气的区分是运气均等主义的一种代表性表述。运气均等主义的基本观念是：一个人由于他所不能控制的原因而比他人处境差，这是不公平的。运气均等主义区分了原生运气和选项运气，原生运气是我们无法控制的，而选项运气则是我们能控制的，比如赌博的决定，一个人可以决定不赌博。

除此之外，运气均等主义者还承诺了一种控制性责任观，也就说个人只对他们能够控制的事情负有责任。因此，那些由人们不能负责的运气因素所产生的影响应该抵消。运气均等主义者这样表述其平等思想：“一些人（不是因为他们自己的选择或过错）比其他人处境更差，这是坏的（不公平的或不正义的）”③，“（运气均等主义的）目的是为了消除非自愿的不利，……指的是不利的受苦者对此并不能负有责任，因为这并没有恰当地反映他做出的或将要做出的选择。”④ 安德森认为：“最近的（运气）均等主义被这样的观点所统辖，那就是平等的根本目标是对不应得的糟糕运气——生来天赋很差、父母不仁慈、个性极差、从意外与疾病中受苦等等——进行补偿。”⑤

运气均等主义有两种版本。一种是标准的运气均等主义

---

① Elizabeth Anderson, “What's the point of equality”, *Ethics*, Vol. 109, Issue 2, 1999, pp. 287-337, 290.

② 葛四友：《运气均等主义与个人责任》，《哲学研究》2006年第10期，第84页。

③ Larry Temkin, *Inequality*, Oxford: Oxford University Press, 1993, p. 13.

④ G. A. Cohen, “On the currency of egalitarian justice”, *Ethics*, Vol. 99, 1989, pp. 906-944, 916.

⑤ Elizabeth Anderson, “What's the point of equality”, *Ethics*, Vol. 109, Issue2, 1999, pp. 287-337, 288.

(standard luck egalitarianism)，即只要求将原生运气造成的不平等中立化；另外一种是全运气均等主义（all-luck egalitarianism)，它要求将所有的差别性运气中立化，不管它是选项运气还是原生运气。接下来，将分别探讨这两种理论能否为平等的卫生保健提供道德辩护。

一　全运气均等主义与抛弃性反驳

运气均等主义的正义观要求将影响个人生活的坏运气中立化(neutralized)。据此，坏的原生运气（bad brute luck）和坏的选项运气（bad option luck）是不一样的。坏运气有可能是由于个人的自愿冒险行为造成的，比如赌博。也可能是由于个人无法控制的、非自愿原因造成的，比如地震灾害。

运气均等主义的一个显著特征是：对于那些遭遇选项运气厄运的人，社会没有义务去帮助他们，这些厄运应该由自己承担。反对者们认为这种要求对那些人太严厉、太苛刻了，因此可以称之为对运气均等主义的“严厉性反驳”（harshness objection)，也称之为“抛弃性反驳”(abandonment objection)，即那些轻率的、不审慎的人被社会抛弃了。

以吸烟为例，那些明知吸烟有害健康却还去吸烟的人就是自愿冒险行为，他们由此而造成的健康危害不能够得到社会的补偿。运气均等主义认为，如果社会要将医学治疗扩展到吸烟者，那么将会以牺牲不吸烟者的利益为代价。不吸烟的人被要求为他人的吸烟行为进行补偿，这是一种剥削，是不公平的。因此，吸烟者应该自食其果，这种方法就落入了反对者们的“严厉性反驳”。除此之外，还有另外一种路径，就是不要求非吸烟者补偿吸烟者，转而对烟草征税或者强制吸烟者购买特殊的健康保险，但这种方法就会导致家长主义，而这是自由主义者最为反对的做法。因此，运气均等主义就陷入一种困境之中：要么严苛地对待吸烟者，要么陷入家长主义的泥潭。

针对这一困境，运气均等主义有两种版本。一种是标准的运气均等主义（standard luck egalitarianism)，即只要求将原生运气造成的不平等中立化，这种观点认为原生运气造成的人际差别和不平等是不公平的，应该予以消除，因此可以称之为原生运气均等主义（brute luck egalitarianism）。另外一种是全运气均等主义（all-luck egalitarianism），它要求将所有的差别性运气中立化，不管它是选项运气还是原生运气，这种观点认为选项运气和原生运气造成的人际差别和不平等都是不公平的，都应该予以消除。①

全运气均等主义主张消除所有运气对人造成的影响，不管它是原生运气还是选项运气，不管它造成了好的影响还是坏的影响。人们在相同的时间里吸相同数量的烟，最后患病的可能性不大一样，有些人可能会得肺癌，有些人不会得肺癌。这是由于他们的基因、体质不一样。而基因和体质的差别很大程度上来自运气，而运气是道德上任意的。为了将运气中立化，就要求所有的烟民平等地承担责任。这样做的一个方式就是征收烟草税，进而用烟草税来消除由吸烟感染疾病的人和那些吸烟却没有感染疾病者之间的差别。

与标准的运气均等主义相比，全运气均等主义具有相当的吸引力。第一，那些遭遇选项运气厄运的人不会被抛弃，他们会获得那些遭遇选项运气好运的人的帮助。在吸烟的案例中，假设烟民们所缴纳的税款实际上都用来提供医疗服务，那么那些由于吸烟而感染肺病的人会得到那些吸烟却没有得病的人的帮助。第二，全运气均等主义虽然也会遭到所谓的“严厉性反驳”，但是它不会剥削那些不吸烟的人。其途径是对烟民征税，而不是对所有的国民征税。第三，它可以避免家长主义的嫌疑。国家对烟草征税的目的不是去告诉人们该怎么生活——家长主义会这么做；而是为了寻求（幸运的烟民和不幸的烟民之间的）正义。这样，征收烟草税的政策由于公平的考虑而得到辩护，而不因家长主义而受到质疑。基于以上三点，全运气均等主义似乎解决了困扰运气均等主义的一大难题：如何为那些生活不审慎的病人的医疗保健进行辩护。②

① Shlomi Segall, *Health, Luck and Justice*, Princeton: Princeton University Press, 2010, p. 47.

② Ibid., p. 48.

二　对全运气均等主义的批评

首先，值得注意的是，尽管全运气均等主义比标准的运气均等主义在“严厉性反驳”的问题上处理得更好，但是它并没有完全回应这个反驳，没有完全解决这个问题。全运气均等主义主张在所有不审慎的病人之间平摊风险，这样那些遭遇坏结果的不审慎病人就能得到没有遭遇坏结果的不审慎病人的帮助。但是，如果在一段时间之内，所有的吸烟者都不幸染上了肺病，那该如何呢？在这种情况下，就没有幸运的吸烟者能够帮助那些不幸的烟民，因为所有的人都是不幸的。因此，全运气均等主义不能处理这种情况下的坏运气问题。

除此之外，全运气均等主义还会遭到更为根本的问题。全运气均等主义的理念是：所有做出相同选择的人都应该有相同的结果①。也就是说，对于那些选择抽烟的人来说，他们应该平摊抽烟带来的坏结果。现在假设 A 和 B 每天抽 10 根烟，C 和 D 每天抽 20 根烟。全运气均等主义要求 A 和 B 有相同的结果，C 和 D 有相同的结果；但是至于 AB 和 CD 之间是否有相同的结果，或者 AB 的结果是否应该比 CD 的结果要好，它却什么也没有说。如果竟然出现 CD 的结果要比 AB 的结果要好，那么这也没有违反全运气均等主义的基本理念，但这似乎违背了我们的直觉观念：CD 抽烟的数量是 AB 的两倍，但他们的结果反而要好，这无论如何不符合我们的常识观念。因此，我们需要重新阐述全运气均等主义的基本理念：如果一个人的决定和他人的决定一样审慎，而这个人的结果比他人更为糟糕，那么这种状况就是不公平的。

全运气均等主义要求帮助那些不幸的烟民，这会遭到一个实质性的困难。这个原则要求结果和选择相称（outcomes match choices）。打个比方，它要求下了相同的赌注应该赢得相同的赃物。但是这么做很显然会击退人们赌博的动机。你买了 5 块钱的筹码，赢了 100

---

① Alexander W. Cappelen and Ole F. Norheim, “Responsibility in Health Care: A Liberal Egalitarian Approach”, *Journal of Medical Ethics*, Vol. 31, 2005, pp. 476-480, 478.

块钱。假设赌场里所有的钱是大家下赌注下的，不会增加也不会减少，每个人投入多少就收获多少，那么每个人正好收获的是自己所下的赌注。这样，根据结果和选择相匹配的原则，全运气均等主义会要求你退还多得的95元，你最终只会得到5块钱。如此一来，赌博就失去了它原本的意义，也就不存在了！这显然违背了"愿赌服输"的观念。

你可能会想：真正的赌博（gambling proper）和拿健康冒险是不一样的，后者可以称之为准赌博（quasi-gambling）；二者的差别在于赌博的兴奋感（thrill）是内在于前者而不是后者。[①] 因此，让那些真正参与赌博的人承担坏运气的成本，这是人们合理期待的；但是，期望人们承担准赌博的成本，比如拿健康来赌博的风险，却是错误的。

这一区分初看起来似乎符合直觉，但是事实上并没有那么清楚。把所有的不审慎病人都当作赌博者，这当然是错误的。大多数人拿自己的健康"赌博"，不是为了所谓的兴奋感，而是由于疏忽大意、懒惰或意志软弱。但是，也存在一些为追求兴奋感而拿自己的健康赌博的人，比如，参与各种类型的极限运动。并且，那些真正参与实际赌博的人有可能不是为了追求兴奋感，或者不仅仅是为了兴奋感，而是为了赢钱。对这些人来说，能赢得的钱的数额越大，赌博的刺激越大。因此，依靠是否具有兴奋感来划分赌博和准赌博是不成功的。

你可能会认为，真正的赌博和准赌博之间的区分在于人们的合法期望。人们有理由期望赌场的赌徒承担自己参与赌博的损失。但是对于那些准赌博的人（拿自己的健康冒险的人）而言，事情并非这样，也就是不能期望他们也承担相应的损失。然而，如果真的是这样的话，那么它也只是出于偶然的原因：个体没有意识到拿自己的健康冒险像是真正的赌博一样，这在特定的社会中只是偶然出现的。并非所有的社会成员都相信运气均等主义的信条，这也只是偶

① Lippert-Rasmussen, Kasper, "Egalitarianism, Option Luck, and Responsibility", *Ethics*, Vol. 111, 2001, pp. 548-579, 555.

然的历史事实。因此，区别对待赌博和准赌博，这并没有什么正义的理由。

对参与准赌博的人进行补偿，其中的缘由也许是基于整个社会的利益考虑。有些审慎的商业投资和职业选择有很大的风险，其中就有赌博的成分，它构成了所谓的准赌博：其目的不在于风险本身，而是基于风险考虑的理性选择。进行商业投资和职业选择是社会所需要的，符合社会的利益，能够推动社会的发展。对于那些因此而遭受实际损失的人，有理由对他们予以补偿。为了对这种观点进行分析，请考虑如下案例：

设甲和乙有两种选择：（1）100%的概率得到100；（2）95%的概率得到100，5%的概率得到200。那么在此情景中，拒绝参与赌博显然是不合理、不理性的。设若赌博的最终结果是甲获得200，乙获得100。甲是幸运的，乙是不幸的；正义原则要求甲将自己的所得分一些给乙。请注意，在此乙遭遇的是坏的原生运气，而不是坏的选项运气，因为我们不能够合理地期望乙可以做出其他的选择。乙的行为是审慎的，而任何审慎行为的最终结果是坏结果时，它就是坏的原生运气。因此，在这个案例中，真正有效的区分不是赌博和准赌博之分，而是两种风险之分，一种是能够合理期望人们去避免的，一种是不能够合理期望人们去避免的：乙得到100的结果就是不能合理期望他能够避免的。然而，如果承认这里真正的区分在于是否能够合理期望人们避免坏的结果，那么这就导致了标准的运气均等主义的核心理念，这就从根本上反驳了全运气均等主义。

三　运气中立化的方式

如果其他各种相关的条件相同，全运气均等主义要求具有相同审慎水平的人们具有相同的福利水平。也就是说，运气需要被中立化。

但是，就运气被中立化的方式而言，全运气均等主义在实践中不一定要采取事先（ex ante）的手段。以吸烟为例，对烟草征税是事前的手段。但是也可以在另外的某个时刻对烟民征税，在这个时刻能够清楚地看出谁是幸运的烟民（没有感染肺病等相关疾病）、谁是不幸的烟民，这种方式是一种事后（ex post）的手段。事后的手段也能够纠正那些具有相同审慎水平的人们之间的不平等差别。因此，事前共担风险不是全运气均等主义必然要采取的方式。

进一步地说，全运气均等主义不一定要采取任何风险共担的方式，就可以将运气中立化，从而保证审慎水平相同的人们之间具有相同的结果。以吸烟为例，一个幸运的烟民和不幸的烟民，他们的运气需要被均等化。现在我们可以采取使幸运的、健康的烟民生病的方式——患上和不幸的烟民一样的疾病——来使得他们之间的运气中立化，从而消除他们之间由运气带来的差别。这种方式不是风险共担——不管是事前共担还是事后共担，而是一种削平法（leveling down），它意味着减低幸运者的福利水平，使得它与不幸者的水平保持一致。全运气均等主义可以采用这种方式，但这种方式显然是不对的，它违背了我们的道德直觉。削平法虽然能够将幸运者和不幸者的命运均等化，但是它是一种浪费、无效率的举动，会减少福利的总量。

与削平法相反的做法是补平法（leveling up），也就是提高不幸者的福利水平，让其与幸运者的福利水平保持一致，这种方式也符合全运气均等主义者的中立化要求。由此看来，全运气均等主义将运气均等化、中立化的方式有三种：风险共担、削平法、补平法。由此看来，风险共担不是它的唯一、必然选择。

总之，全运气均等主义会遭到削平法的反驳，而标准的运气均等主义则不会。运气均等主义的真正目的不是要将所有运气均等化，而是要将原生运气造成的不平等均等化、中立化。全运气均等主义犯了扩大化的错误。

第三节　标准运气均等主义对运气的考量

一　标准运气均等主义的界定

标准运气均等主义的道德主张可以表达如下：一个人由于某种

结果而比他人处境差，并且不能合理地期望他能够避免这种结果，那么这就是不正义的。[①]

在这个表达式中有两个要素，一个是存在着不平等的状况，另一个是不平等的原因是个人无法合理地避免的。这是以一种否定的方式来表明，某些不平等（那些个人无法避免的结果）是不公平的，它没有表明人们之间的平等是否也是不公平的。要深入地探讨平等是否是公平的，那就要探究平等背后的原因是否公平。

运气均等主义关注的焦点是不平等，而不是平等。平等主义者们往往关注不平等，而忽略了对平等的关注。郝蕾（S. L. Hurley）认为只有不平等才是事关重要的，“平等主义应该将运气产生的差别中立化，因为人们对它并没有责任，不管这些差别是资源还是福利上的差别。但是不应该将由选择产生的差别中立化。”[②] Larry Temkin 也表达了同样的观点，“一些人比其他人过得差，他们自己的选择并没有过错，这种状况是糟糕的、不正义的、不公平的”[③]。这些人的观点都没有阐明，一些人和其他人处境一样好，这是公平还是不公平的。

科亨明确地指出了运气均等主义对平等忽略的原因：运气均等主义者对普通的、日常的平等和不平等的态度是对称的，当且仅当它们与选择不一致，它们就是不好的。既然如此，可以看到，相比运气来说，平等在运气均等主义的具体化中并没有什么地位。为什么不正义的不平等（unjust inequality），而不是不正义的平等（unjust equality）在运气均等主义中占有显著的地位？这里有几个原因。首先是历史的原因：考虑到不平等的起源，巨大的不平等迫切需要正义予以纠正。平等则与此不同。其次，在当代社会，侵犯性的不平等比侵犯性的平等更普遍。[④] 科亨认为，尽管在原则上平等

---

① Shlomi Segall, *Health, Luck and Justice*, Princeton: Princeton University Press, 2010, p. 13.

② S. L. Hurley, *Justice, Luck, and KNowledge*, Cambridge, MA: Harvard University Press, 2003, p. 141.

③ Larry Temkin, *Inequality*, Oxford: Oxford University Press, 1993, p. 13.

④ G. A. Cohen, “Luck and Equality: A Reply to Hurley”, *Philosophy and PheNome Nological Research*, Vol. 72, No. 2, 2006, p. 444.

可能和不平等一样的不公平，但是不平等比平等更加迫切地需要予以纠正。

二　合理避免：原生运气再界定

上文已经表明，德沃金对原生运气和选项运气的划分存在着困难。因此，有必要对原生运气进行重新界定。标准的运气均等主义是这样来界定原生运气的：原生运气是一种行为（或无作为）的结果，这种行为是人们不能合理地期望行为主体所能够避免的（或在无作为的情况下所不能避免的）。“期望”在这里意指一种规范性的期望，而不是认识意义上的期望。我们并不追求人们可能会做什么，而是社会能够合理地期望人们做什么。这种判断标准就从个人转向了社会，它追问的不是个人是否做出合理的行为，而是社会期望个体避免某种行为是否是不合理的。这样，举证责任就从个人转向了社会。[①]

这种解释是具有吸引力的，我们可以把它与一种更加严格版本的运气均等主义进行对比。这种严格的观点认为，个体只应该由于那些不可能避免的不测事件而受到补偿。这种观点不仅很严苛，而且会导致不合理的结论。“不可能避免”与“不能合理期望避免”的意义极为不同。举例来说，居住在地震多发地带的人，可以也完全可能搬走，从而避免地震灾害。对于那些没有搬走的居民，社会有救助的义务吗？对严格版本的运气均等主义而言，社会没有救助义务，因为避免地震是可能的，那里的居民可以搬走。但是，就我的解释而言，社会是有义务去帮助地震受害者，因为我们不能合理地期望他们不居住在地震带，人们居住在什么地方不能完全由个人所决定，而是受到历史、经济、文化等各方面因素的影响。如果居住在地震区域的风险是不合理的，那么国家就应该禁止人们居住在那里。

严格版本的运气均等主义可能会对妇女医疗有所歧视。妇女怀

① Shlomi Segall, *Health*, *Luck and Justice*, Princeton: Princeton University Press, 2010, p. 20.

孕在很大程度上可以由自己选择，也是可以避免的，因此由它带来的医疗需求社会就没有义务去提供。这种观点显然不能被人们接受，而重新界定之后的运气均等主义版本则可以避免这种批评。尽管妇女在某种程度上应该对自己的怀孕状况负责（事实上是夫妻双方的共同责任），但是不能合理地期望妇女不怀孕（设想妇女怀孕保证了人类社会的种族繁衍）。这种“不合理性标准”可以避免这种“严苛的”批评。

有一种批评观点认为，这种论证是一种循环解释。批评者问，“社会应该由于什么而对个人进行补偿?”回答是，“不能合理期望个人能够避免的结果”。这似乎是一种循环解释。不过，运气均等主义关注的不是他们提出的问题，而是“从运气均等主义的分配正义观来看，什么样的分配是不公平的?”答案是“由不能合理期望人们能够避免的行为造成的不平等”。这样，运气均等主义不需要提出进一步的正面主张，来判断什么样的个人行为应当是由个人承担的。它的目的仅仅在于消除它所认定的那种类型的不平等。在这里并没有循环解释。

“合理期望”中的“合理”似乎是一个模糊的概念，这看起来是一个弱点，实际上是一个优点。“合理期望”可以随着实际情况的不同而变化。例如，在资源极端稀缺的情况下，可以合理地期望妇女不要怀孕（假设怀孕是妇女能够控制的），至少在一段时期内可以这么期望。在这个意义上，中国长期实行的“一胎”政策似乎是合理的。但是，反过来说，即使不怀孕的期望是合理的，也不能因此而将妇女排除在医疗服务之外；在这种情况下的怀孕也不意味着妇女抛弃了就医的权利。尽管运气均等主义不能保证她的这种权利，但是我们可以诉诸基本需求、同情、孩子的幸福等其他道德基础来为怀孕妇女的医疗进行辩护。在下文中，将对这个问题进行进一步的阐述。

为进一步解释“合理避免”这个概念，我们以日常生活中几个常见的例子来说明，并为运气均等主义进行辩护。

1. 消防员救火。选择是否救火是消防员自己能够控制的，如此一来，消防员因救火而受伤，这似乎应该由他本人承担责任。但是，很明显，拒绝对消防员进行治疗是错误的。这里存在着救助伤员的非正义性理由，但同样也存在正义性的理由。对一个承担救火职责的消防员而言，我们不能合理地期望他不进入失火的建筑物，因为救火是他必须完成的职责。按照运气均等主义的正义理论，这种不合理期望要求社会对他进行救助和治疗。相反，玩杂耍的人因跳火圈而受伤，对他的治疗不存在以正义为基础的治疗，对他的治疗可能存在正义之外的理由。

2. 家庭照料者。有时候人们不得不待在家里照顾家人，不得不放弃其他的各种可能机会，包括工作机会。如果一个人是家庭中唯一能够照顾生病或残疾的家人，那么我们就不能合理地期待他能够有其他的选择。处在这种情况下，拒绝对他所遭受的机会损失进行补偿，这是不对的。相反，在另外一种情况下，如果一个人宁愿牺牲自己的工作或其他机会，而选择与家人待在一起，那么我们会很欣赏他这种牺牲个人发展的行为，但是我们仍然可以合理地期望他不放弃工作机会，他的损失本可以合理避免的，因此我们拒绝对他的行为进行补偿。

3. 救邻居的孩子。假设你邻居家失火了，邻居的孩子不幸呆在家中。假设你是离他家最近的人，并且你最有条件来救这个孩子。在这种情况下，不管你是否有道德义务或法律义务去救这个孩子，我们都不能够合理地期望你不去救这个孩子。这样，你最终去救了邻居的孩子，因此而受到损失（衣服烧坏了、皮肤灼伤了），社会就应该对你的损失进行补偿。

4. 拯救非洲穷人。假设你将自己的一半薪水捐献给非洲的饥饿儿童，这种行为是一种分外行善（supererogatory act），不是正义所要求的。[①] 你的这种行为显然值得赞赏，但是你要求社会对你因此而遭受到的损失进行补偿，这显然违背人们的道德直觉。你的行为之所以值得赞赏恰恰在于你为此而付出了成本，如果索取补偿，那么就显得不那么令人赞赏了。无论如何，令人赞赏的分外行善并非

① 在此，我们忽略对全球正义的考虑。全球正义的要求即使成立，它对个人的行为构成了什么样的道德要求，这仍然是不确定的。考虑到历史的回溯性，或许，政府和跨国企业才是恰当的责任承担者。

是不可避免的，大多数人都选择不这么做。人们可以合理地期望你可以不捐钱给非洲儿童，因此你遭受的损失得不到社会的补偿，这符合正义的观念。

现在假设圣母特蕾莎（Mother Theresa）不顾自己的生命健康而献身于拯救饥饿的儿童。很显然，拒绝对她进行补偿或医学治疗是不对的。但是，对她进行补偿不是基于运气均等主义的正义观，而是基于其他的考虑，比如出于感激、树立榜样来鼓励大家做好事、关注她的基本需要。不过，根据“合理避免”的解释，我们完全可以合理期望特蕾莎在照顾穷人的时候也要照顾好自己的身体健康。

三 标准运气均等主义如何回应抛弃性反驳

如何在确保提供一种责任敏感型的正义理论的同时，又能够辩护一种普遍的、无条件的卫生保健（不抛弃那些不审慎的病人），这是运气均等主义必须面对的“抛弃性困境”。抛弃性反驳主要是安德森（Elizabeth Anderson）提出来的。① 她认为运气均等主义对遭遇选项运气厄运（比如由抽烟引起的肺病）的人太苛刻了，让这些人独自承担悲惨的命运。

以开车为例，假设有两个驾驶员都是同样的粗心大意，一个比较幸运没有发生事故，一个不幸发生了事故。全运气均等主义主张幸运的驾驶员对不幸的驾驶员和乘客进行补偿。这么做的正义性何在？不幸的驾驶员为什么可以向幸运的驾驶员主张补偿？这里显然没有任何道德依据可以支持他来主张这样的权利，也没有合理的理由向社会主张补偿。根据标准的运气均等主义，不幸的驾驶员所发生的事故是可以预见的，如果他谨慎驾驶的话，那么事故本可以避免。这样，粗心大意的驾驶员根本没有什么理由来要求社会或他人对自己的损失予以补偿。

要求幸运的烟民（或幸运的驾驶员）对不幸的烟民（或不幸的驾驶员）予以补偿（比如补偿他们的医疗费用），如果这种要求是

---

① Elizabeth Anderson, “what is the point of equality?” *Ethics*, Vol. 109, 1999, pp. 287-337. For criticism of Anderson, see Richard J. Arneson, “Luck Egalitarianism and Prioritarianism”, *Ethics*, Vol. 110, No. 2, 2000, pp. 339-349.

不合理的，那么他们的损失应该由自己承担吗？前面已经说过，这种做法对不幸者来说太苛刻、太严厉了。那么由全社会来承担？这种做法显然对那些不吸烟的人不公平。因此，这里就存在一个道德上的两难，我们似乎不应该抛弃不审慎的病人、不应该对他们那么苛刻，但这又该怎么辩护呢？

按照标准的运气均等主义解释，对那些个体不应承担责任的不利处境应当予以补偿，这种不利处境是不能合理期望个体能够避免的。那么，标准的运气均等主义能够回应抛弃性反驳，并为普遍的卫生保健作辩护吗？如上所述，抛弃性反驳主要针对选项运气造成的负面后果是否应该进行补偿的问题。因此，对它的回应主要着眼于选项运气厄运。有五种可能的方式来回应之。

第一种方式是由 Peter Vallentyne 提出来的。他说，有些理性的行为确实包含着一些风险，因为能够产生很高的预期效用。如果在所有的情况下都完全拒绝对这种选项运气厄运进行补偿，那就很难激励人们去从事冒险性的事业。这么做是无效率的，而一个有效率的制度应该鼓励人们这么做。①

但这种方式不能完全回应抛弃性反驳，它并不主张对所有情况下的选项运气厄运进行补偿，很明显的一点就是它不补偿那些非理性的选项运气行为。对于非理性的选项运气行为，实际上就是一种不审慎的行为，它不能得到补偿。在这个意义上，Vallentyne 的提议根本没有对抛弃性反驳予以真正的回应。

第二种方式由德沃金提出来。在《至上的美德》第二章和第九章中，他提议在自愿的虚拟保险之外还增加强制的社会保险，以覆盖由选项运气造成的恶果或偶然事故。强制的保险计划能够确保人们不至于丧失基本能力，这些能力对于个人维持体面的生活具有相当的重要性。

很显然德沃金的方案具有家长主义的特征，这是自由主义者们所普遍反对的。德沃金对此的回答是，由于每一个人都不希望过一

① Peter Vallentyne, "Brute Luck, Option Luck, and Equality of Initial Opportunities", *Ethics*, Vol. 112, No. 2, 2002, pp. 529-557.

个悲惨的生活，所以他们就不会反对确保基本资源（基本的卫生保健）的保险计划。借用罗尔斯的话，在原初状态中的人处在无知之幕之中，人们会倾向于选择这样一个保险计划来规避选项运气可能造成的恶果。如此看来，这种处理方式并非是家长主义的。

即使德沃金的方案能够规避家长主义的反驳，他的强制保险计划仍然会面临责任追究的问题。强制保险计划用来对抗疾病、饥饿、失业、无家可归等生活厄运，不管这些是否由个人原因引起。按照这个计划，一个粗心大意的驾驶员撞上了马路边的大树，即使在这种情况下他仍然有资格享有医疗保健。这显然与人们的直觉反应相冲突，因为人们会谴责那些不谨慎驾驶的人，对于本来可以避免的粗心大意驾驶行为，人们的抱怨是合理的。而德沃金的强制保险计划则会否认社会（对那些不谨慎的病人或驾驶员）具有这种合理的抱怨和谴责。值得注意的是，对德沃金方案的这种"抱怨"反驳并没有真正地去反对对那些选项运气的受害者们进行补偿，它只是质疑我们这么做的道德根据。

第三种可能的回应来自对个人审慎能力本身的关注。阿内逊认为人们的审慎能力是随着自然天赋和成长环境而变化的，因此审慎能力本身也是一个运气的问题，那些没有审慎能力的人实际上遭遇的是坏的运气。[①] 如果不审慎在某种程度上来自一种坏的原生运气，那么对它就应该进行补偿，由此就可以规避抛弃性反驳。

但这种方案并没有完全回应抛弃性反驳，它并没有表明不审慎行为是不可能的（如果不审慎行为是不可能的，那就意味着所有的运气都是原生运气），而只是重新界定了审慎和不审慎之间的界限。如果确实存在着不审慎行为，那么就存在着真正的选项运气，对此就无法得到补偿。

第四个可能的回应否认选项运气在现实生活中的存在。选项运气被理解为一种审慎的、可算计的风险，它要求个体完全了解相关的信息，但这样的选项运气在生活中几乎不存在。在市场经济社

① Arneson, Richard J., "Equality and Equal Opportunity for Welfare", *Philosophical Studies*, 1989, p. 239.

会，几乎所有的不利处境都是由原生运气造成的。以失业为例，几乎所有的失业都包含了社会结构性的原因，而这是个人无法控制的。事实上并不存在纯粹的选项运气厄运的例子。没有了选项运气，就没有什么应该被抛弃的了，所有的运气都应得到补偿。

但是，选项运气概念不仅包括冒险者，而且还包括那些审慎的自我伤害行为。他们这么做不是出于冒险，而是出于有意识的、审慎的决定；他们这么做是为了享受其他的好处，同时承担相应的成本。以吸烟为例，有些人宁愿牺牲几年的生命时光，以此为代价来享受吸烟带来的快感。因此，第四个方案并没有很好地处理自我伤害的个案，所以不能完全回应抛弃性反驳。

最后一个回应来自对自主性的考察。按照运气均等主义，对于那些个人不应承担责任的行为，应该予以补偿。责任概念蕴含着自主性的要求，如果一个人缺乏自主性，显然就不能对其行为负责。为了确保个人自主性，就必须满足一些基本的条件，包括最低限度的健康、充足的营养、最基本的社会尊重，等等。如果不满足这些基本的自主性条件，个人就不能为其行为负责，其行为导致的后果就属于原生运气的范畴。因此，对那些达不到自主性基本要求的人必须进行持续的补偿，以满足基本的自主性条件。这一回应尽管很有吸引力，但它不是一个平等主义的考虑，因此严格地说不属于运气均等主义的反驳方式。因为，运气均等主义的正义观并不要求提升选项运气受害者的自主性水平。

由此看来，运气均等主义以平等主义的方式来回应抛弃性反驳并不成功，因为五种可能的策略都存在着很大的困难。这就使得我们转向非平等主义的路径。

四　价值多元论

我们已经看到，平等主义的考虑并不能帮助运气均等主义克服抛弃性反驳。如果要真正地克服它，运气均等主义必须寻找分配正义之外的其他理由，也就是非平等主义的理由。这就涉及价值多元论的问题。

我们首先来看分配正义的性质，具体地说是运气均等主义正义观的构成部分。对平等主义而言，平等意味着我们每个人都有相同的根本性道德价值。在道德的各个维度中，正义是一个需要予以特殊关注的目标，而公平是运气均等主义关注的焦点。平等的道德价值要求人们不应该由于个人无法控制的原因而比他人的处境更差，这是运气均等主义的根本主张。运气均等主义不仅阐述了一种道德或正义观，而且表达了一种分配正义观。

在公平正义之外，制度设计通常还有其他的道德考虑，包括效用、自尊、隐私、公共性、自主性、同情、遵守诺言、文化多样性等等。这些道德考虑对平等主义的分配正义构成了某种程度的约束。例如，出于自尊的考虑，对失业人群进行基本生活补助，即使这么做可能会导致一部分人懒惰。给一些利他主义的行为予以额外奖赏，以激励人们去学习榜样的事迹。这些例子都超出了运气均等主义的公平份额，但它都是公共政策所必须考虑的因素。

运气均等主义与其他的道德考虑结合在一起，能够为不审慎的病人（比如吸烟者、粗心大意的驾驶员）提供医疗保健，而不是抛弃他们。通过这种方式，运气均等主义才能够真正地回应抛弃性反驳。在各种价值之间，有时候需要权衡。运气均等主义的平等观并不能在任何时候都压倒其他的正义考虑和道德考虑。这些不同的价值之间甚至需要某种交换，以符合人们对道德的审慎考量。

价值多元论可能会遭到三种反驳。① 第一种反驳拒斥价值多元论概念。运气均等主义持有一种平等主义的正义观，平等是它所要求的。运气均等主义与价值多元论的结合必然要求在平等和其他价值之间有所权衡和交换。如此一来，平等就不再是唯一重要的价值，正义的价值就被轻视了。比如，人们可能以安全的名义来压制正义的主张。运气均等主义如果遵循价值多元论，势必导致正义成为一个乌托邦式的愿望。

这种反驳观点有失偏颇，运气均等主义的正义观并不是乌托邦。它只提供了一种关于正义或道德的解释，并没有否认其他道德

① Shlomi Segall, *Health, Luck and Justice*, Princeton: Princeton University Press, 2010, pp. 66-68.

价值的考虑，对这些不同的道德考虑我们同样重视，而不是轻视或忽视它们。

第二种反驳承认价值多元论，但认为它与运气均等主义相冲突，或至少在某种明显的立场上冲突。比如，在德沃金的理论中，平等是一种至上的美德，如果平等是至上的，那么它如何与其他的价值进行权衡、交换？其他的价值如何压倒平等的价值？

这种反驳显然混淆了一个区分：平等的考虑（equal concern）和平等主义的分配正义（egalitarian distributive justice）。德沃金的至上美德指的是前者，运气均等主义指的是后者。在不同的价值之间进行交换，这仍然可以表明对所有公民的平等关注和尊重。

第三种反驳承认价值多元论与运气均等主义相容，但否认运气均等主义的价值多元论能够回应抛弃性反驳。对抛弃性反驳的回应必须来自运气均等主义的内部。如果所有公民都具有平等的道德价值，那么让一部分人处在极端的物质剥夺条件下，而另一部分人享有充足的资源，这是不正义的。平等主义的原则本身应该对这种不正义予以纠正，而不是诉诸什么价值多元论。非平等主义的道德考虑并不能真正回应抛弃性反驳。

但是一个人陷入物质剥夺的贫穷之中，这并非在任何时候都来自于没有公平地对待那个人。一个人陷入贫穷的处境中是非常糟糕的，但这不必然是不公平的。

五　满足基本需要

对抛弃性反驳予以回应的一种可能方式是诉诸基本需要。这是一种非平等主义的方式。满足人的基本需要的义务是伦理上的道德要求，它承认这些基本需要的满足对于个人利益的重要性。如果个人基本需要得不到满足，就会受到伤害。因此，社会就应该确保个人能够获得最低限度的基本需要。

基本需要不仅包括医疗上的基本需要，还包括其他的健康需要和非健康需要，比如营养、水、教育、自尊、住所，等等。卫生保健的基本需要只是其中的一种而已。

满足基本需要在医学上就体现为满足基本的医疗需要。在此需要注意两点。首先，有医疗需要不意味着健康或正常的身体功能出现了问题。怀孕和分娩不是疾病，但它却构成了一个医疗需要。其次，满足基本的医疗需要不仅是治疗疾病，而且在无法治愈的情况下对其进行矫正或补偿，比如给近视眼配上眼镜。

满足个人的基本需要来自于社会对个人平等道德价值的尊重。这一道德要求外在于、独立于平等主义的分配正义，并且优先于后者。满足基本需要的道德要求与运气均等主义的分配正义观相结合，要求我们为那些有需要的病人提供医疗保健，不管他们审慎与否。以这种方式，运气均等主义规避了抛弃性反驳。这一方式区别于应得的理念，它不要求惩罚不审慎的病人，或者满足个人的应得福利水平。在这个意义上，它不是正义的要求，而是正义之外的其他道德考虑，是对运气均等主义的一个补充。

满足基本的健康需要，这种思路与丹尼尔斯的路径是不一样的。对丹尼尔斯而言，健康的重要性在于它对个人追求人生计划的机会的决定性影响。问题在于，这种路径无法为那些已经实现了人生计划的人的健康需求提供道德辩护。因此，满足基本的医疗需要是一个独立的道德要求，它独立于机会平等的原则。丹尼尔斯的路径还存在一个问题，为了保证每个人有公平平等的机会去实现自己的人生计划，这种要求可能远远超过了基本的、体面的最低额度。在这个意义上，丹尼尔斯的路径只是一个补充，而不是替代，它不能取代基本健康需要的道德主张。

如此一来，我们就在运气均等主义的分配之外加上了另外一种分配方式：充足的分配（sufficient distribution）。德沃金的强制保险实际上就是这样一种分配方式，其道德根据在于满足个人的基本需要，而不在于先前的虚拟保险。

运气均等主义与满足基本需要联姻，这样一种结合如何提供连贯一致的政策指导？公平本身有时候并非是决定性的，在运气均等主义的公平观下治疗不审慎的病人，既非公平，也非不公平。而满足所有人的基本需要则是另外一个独立的道德要求，它不考虑病人的先前行为是否审慎。这样，运气均等主义的公平观与满足基本需要的道德要求二者相结合就能为公共政策提供连贯一致的指导。

但是这种满足基本需要的充足分配方式仍然可能面临资源稀缺的困境。假设在一次撞车事故中，粗心大意的驾驶员和一个无辜的乘客受伤了。现在医疗资源只能救助一个人。虽然这两个人都具有相同的医疗需要，但运气均等主义会优先考虑无辜的乘客。在这种情况下，运气均等主义即使和满足基本需要的道德要求结合，也难免抛弃性反驳：粗心大意的驾驶员不能获得医疗救助。

值得注意的是，这个困境不仅仅针对运气均等主义，诉诸任何道德考虑的决定都会面临这个困境，因为资源总是稀缺的。在此情况下，我们不得不考虑优先性问题。在没有其他道德理由的情况下，将优先性给予无辜的乘客是合理的，毕竟驾驶员要承担疏忽大意的责任，而乘客却没有任何过错。

满足基本的健康需要为普遍的卫生保健提供了道德辩护，这并不意味着那些不审慎的病人不应该为自己的过错行为付出成本。相反，在运气均等主义看来，不审慎的病人为自己的医学治疗付出一些成本是能够得到辩护的，并且他们承担这种成本的方式最好采取事前征税或事前强制保险的方式。这里有几点理由。

首先，事前强制保险是为了防止有些人在事后想办法开脱责任。有些富人喜欢登山、滑雪，如果不事先征税，事后有可能想办法赖账。其次，事前强制保险为了防止有些人在健康事故之后以经济原因为借口拒绝治疗。这种情况显然是我们希望避免的。最后一个原因是事发之后判断个人责任的困境。应该让医生、护士、卫生管理人员还是警察来判断个人的健康责任？让谁来判断都是不合适的，且时间成本和争议都很大。为了防止这一点，最好就是对所有不审慎的行为进行事前征税或强制保险。

采取事前的强制保险的方式并不是要对不审慎的病人予以惩罚，在这个意义上它并不是一个家长主义的政策。让那些不审慎的病人承担一部分成本，并不是因为他们没有照看好自己的身体健康，而是因为这些负担和成本本可以避免。一个病人三番五次地不遵守医嘱、不按预约时间看医生，这都是一种资源浪费，而这些资源本可以用在其他人身上。不审慎的病人违反了自己对他人的责任或义务，社会就有合理的理由让他承担相应的成本。

如果不审慎的病人宁愿放弃治疗从而拒绝支付保险费，又该如何呢？在基本医疗需要之外的医学治疗，病人也可以选择放弃，但是对于基本的医疗需要个人没有权利放弃，因为社会有道德上的义务来满足个人的基本需要，包括基本的医疗需要。它是一个先验的义务，而不是一个可以放弃的权利。

总之，平等主义的分配正义是一个很狭窄的道德观，因此需要与其他的道德考虑相结合。这样做的一个方法就是与满足基本需要的道德要求相结合，给人们提供最基本的生活和医疗保障，而不考虑先前的健康行为是否牵涉到个人责任问题。这种道德要求的根据在于每个人切身利益的紧急性：满足基本需要具有紧急而重要的性质。通过采用这种价值多元的方式，运气均等主义为普遍的卫生保健提供了恰当的辩护。

第六章

矛盾论：卫生保健分配的伦理冲突

卫生保健权利不能作为一个绝对的、不可违背的权利，这是从概念分析就可以得出的结论。如果卫生保健权不是绝对的权利，那么它作为一个相对的权利必然会面临着权利冲突的情况。

按照权利论证的路径，既然卫生保健可以被宣称为一个权利，那么我们可以合理地设想其他社会善也可以被设想为权利，比如教育权、居住权、隐私权等等。于是，进一步的问题是：当卫生保健权与其他权利相冲突时该如何选择优先顺序？举例来说，社会资源是更多地投入到教育之中还是投入到卫生领域之中？在流行病的预防中是否可以合法地限制疫感人群的人身自由？如果可以，在多大程度上限制人们的自由？在艾滋病防治中，是否可以为了公众的卫生保健权而公布艾滋病患者的相关信息？卫生保健权与隐私权孰轻孰重？

很明显，单纯地主张卫生保健权不能合理地处理权利冲突的情况。权利冲突在具体的实践环境中是经常会发生的。一个权利主张只有解决了权利冲突问题，才能成为一个合理的完整的道德主张。这是我们对权利论证的合理期待。本章将着重处理两类卫生保健分配中的伦理冲突：权利与善、公平与效率。这两类冲突比较普遍地存在于卫生保健领域之中，也较能引起研究者们的注意。当然，这并不意味着在卫生保健的分配中不存在其他类型的伦理冲突。将研究范围锁定在这两类伦理冲突，一方面是为了就人们普遍关心的普遍问题进行理论上的探讨与澄清，另一方面想通过这种分析和探讨得出一种解决伦理冲突的思路。

第一节　权利与善

权利与善的冲突是卫生保健分配中的一个突出问题。尤其是在公共健康领域，它表现得尤为明显。在这一节中，本书首先阐明这种冲突的主要体现方式，然后就权利优先论、善的优先论分别予以阐述，最后提出一种可能的冲突解决路径。事实上，冲突的解决不是任何"优先论"所能够单方面来解决的。它的复杂性恰恰需要我们用一种反思的平衡来处理。

一　冲突的体现

权利与善的冲突主要体现在公共健康或公共卫生领域。在卫生保健的分配和公共健康政策的实施过程中，权利与善的冲突主要体现在四个方面：预防免疫、强制隔离、知情同意和信息公开。[①]

预防免疫中存在着权利与善的冲突，这就是所谓的预防悖论（preventive paradox）。Angus Dawson 将预防悖论的推理过程表述如下：

（1）预防性公共健康措施是对无症状的个体实施的；

（2）这类公共健康措施不可避免地对个人的权利带来一些侵犯；

（3）干预措施的收益由全体人民享有，而风险则由个体参与者来承担。

（4）因此，在利益与负担的分配上，预防性公共健康措施是不公平的、不道德的。[②]

在预防免疫中，个人可能受到一些损失，却没有得到任何好处。比如，疫苗可能对个人造成一些副作用，疫苗研究带来的好处

---

① 史军：《权利与善：公共健康的伦理研究》，博士学位论文，清华大学，2007年，第42—52页。

② Dawson A.，"Vaccination and the prevention problem"，*Bioethics*，Vol. 18，No. 6，2004，pp. 515-530，519.

却由其他社会人群获得，它带来的利益由全体人民享有。预防免疫在本质上是以整体人口为基础和对象的，这种整体观往往会对个人的权利造成忽视和侵犯，因为很有可能出现的局面是：对人口带来巨大受益的措施对某些个体却增益甚少。因此，选择哪些个体或人群来承担相应的风险，这是伦理上的正义问题。

强制隔离措施也存在类似的权利或自由与善的冲突。隔离是指将处于传染期的病人、可疑传染病人和病原携带者同其他人群分开，或将感染者置于不能传染给他人的医疗监护环境下。隔离的目的是控制传染源，防止病原体扩散。隔离措施广泛应用于公共卫生的紧急情况中，比如 SARS 等大规模的传染病。

中国在 SARS 之后颁布了《中华人民共和国传染病防治法》[①]，其中第十六条对隔离做出了明确的规定："传染病病人、病原携带者和疑似传染病病人，在治愈前或者在排除传染病嫌疑前，不得从事法律、行政法规和国务院卫生行政部门规定禁止从事的易使该传染病扩散的工作。"第三十九条规定："医疗机构发现甲类传染病[②]时，应当及时采取下列措施：（一）对病人、病原携带者，予以隔离治疗，隔离期限根据医学检查结果确定；（二）对疑似病人，确诊前在指定场所单独隔离治疗；（三）对医疗机构内的病人、病原携带者、疑似病人的密切接触者，在指定场所进行医学观察和采取其他必要的预防措施。拒绝隔离治疗或者隔离期未满擅自脱离隔离治疗的，可以由公安机关协助医疗机构采取强制隔离治疗措施。"这一法律规定实际上将强制隔离措施合法化了。

不管什么样的隔离措施，它都对个人的自由进行了某种程度上的限制。问题在于什么程度的隔离才是必要的、能够得到辩护的。是否对所有的流行病患者都要实施隔离，还是只是对那些有感染他人行为的人实施隔离？或者对那些有感染他人可能性的人都实施隔离？这就涉及隔离的标准。以流行病本身的特征、传染级别为标准，还是以感染者的行为为标准？

---

① 该法由中华人民共和国第十届全国人民代表大会常务委员会第十一次会议于2004年8月28日修订通过，自2008年12月1日起施行。

② 甲类传染病是指鼠疫、霍乱等。

像SARS这样的严重传染病，可以通过空气传播，感染者很难保证不会把疾病传染给别人，所以只能以疾病本身作为隔离的标准。但是，像艾滋病这样的疾病传播途径有限，[1] 如果对他们强制隔离会使艾滋病感染者害怕隔离而逃离，从而不利于管理、治疗和救治。所以，对艾滋病患者只能基于他们的行为，基于他们未来可能做什么，而不是过去做了什么。但是，不管按照什么标准，其目的都是为了防止对他人的伤害，一切隔离措施都是以此为限度。因此，隔离措施对个人的自由构成了不同程度的限制和侵犯，以公共健康之名对个人权利的侵犯必须接受伦理审视。

知情同意是生命伦理学中的一项基本原则，但是它经常被违反，从而产生了权利与善的冲突。知情同意要求将临床治疗和生物医学研究的风险、利益等相关信息告知病人或研究受试者，以保证病人或受试者做出是否治疗或参与研究的决定。知情同意是尊重和保护病人和受试者的自主性的体现，它已成为现代医学实践和医学研究中的一条普遍原则。

但是，知情同意原则在具体的情景中可能被违反。有五种情况不必获得当事人的知情同意：（1）公共卫生紧急情况；（2）医疗上的紧急情况；（3）无行为能力病人；（4）告知病人信息会对病人产生伤害，或告知信息不利于临床试验，从而限制某些信息告知的情形；（5）病人有行为能力，但是自愿放弃知情同意的情形。[2] 以艾滋病为例，如果艾滋病病毒携带者拒绝将抗体阳性的事实告知自己的性伴侣，则有可能将病毒传染给他人。如果尊重他的个人决定，别人的健康就会受到影响。为了保护他人的健康，这种个人自主就必须放弃。虽然世界卫生组织要求，对任何人进行艾滋病病毒抗体血清检查都必须获得当事人的同意，但是出于公众健康的考虑，很多国家都没有遵守这一规定。中国就对某些高危人群实施强制检查，包括：妓女、吸毒者、输血员、性病就诊者等。这些强制检查显然侵犯了个人的自主权。

---

① 艾滋病有三种传播方式：母婴传播、血液传播和性接触传播。

② Faden R., and Beauchamp T. L., *A History and Theory of Informed Consent*, New York: Oxford University Press, 1986, pp. 35-39.

权利与善的冲突还体现在相关卫生机构对公民健康信息的收集中，这些机构可能会收集、使用、保留和传播人们的健康数据资料。这些信息的收集会带来一定的社会利益：有利于提早发现和预防健康风险、将资源集中到最有需要的地区、评估公共卫生措施的效果、提供信息作为政策的决策依据。总之，公民的健康信息能够帮助政府机构查明健康风险、告知公众、实施干预和资金的有效分配。

但是，公民的健康信息包含有个人的隐私，对它的收集、使用和传播会对个人的隐私权构成侵犯。隐私权表现为对个人自身的支配权，它是指个人信息不受打扰、知悉、搜集、利用和公开的个人权利。保护个人隐私，意味着对他人的尊重，意味着个人有权限制他人获取和使用个人的相关信息，维护个人自主和身份认同，以达到维护个人尊严的基本目的。个人健康信息的披露在很大程度上会对个人造成伤害，比如可能会导致失业、失恋，甚至受到社会歧视。当有关我们的身体和精神的信息被公布时，我们会显得很脆弱。

在医患关系中，医生有尊重病人隐私和保密的义务。在了解病史、检查和治疗活动中，医生有可能获得病人的“不名誉”、“不光彩”的个人信息，这些信息泄露会对病人的身心造成伤害，从而造成病人对医生的不信任、损害正常的医患关系。例如，在艾滋病防治中，医务工作者要为艾滋病患者保密，随意披露他们的信息可能会造成社会对艾滋病病人的歧视和污名。

公共健康管理人员经常会未经当事人的同意而收集、获取和使用能够辨明个人身份的个人信息，[①] 他们经常需要向公众通报相关情况，这些措施都会损害到个人隐私。涉及个人隐私的公共健康活动包括：疾病筛查（新生儿筛查、艾滋病病毒筛查）、疫情报告（对传染病等其他疾病的强制报告）、伴侣通知（partner notification）等。

即使是匿名的健康信息公布也会造成权利的侵犯。虽然匿名无

① 能够辨明个人身份的信息包括：姓名、证件号码、指纹、电话号码、出生日期等个人敏感信息，或容易与之相联系的内容，包括出生地、民族、性别等。

法与特定的个人联系起来，但它可能会对特定群体、种族、宗教团体的群体隐私权造成侵犯。比如，对艾滋病病毒携带者的公布，可能造成社会对同性恋群体的歧视。况且，完全的匿名实际上很难做到，对艾滋病病毒感染者的性伴侣通知就需要指名道姓，SARS疫情的上报也需要报告姓名。

因此，这里的伦理问题是：如何协调公共健康和个人隐私之间的关系？公共健康信息对促进公共健康十分重要，个人隐私也是应当尊重的权利，二者在具体的实践中不可避免地会有所妥协，不可能鱼和熊掌兼得。

二　权利优先论

对权利与善的冲突，第一种回答是权利优先论。权利优先论主张在二者冲突的时候以个人权利为本位，而不是以任何形式的善为本位，因为自由主义预设每个人都可以选择自己认定的善，每个人都具有各不相同的善观念，没有任何一种善压倒别的善。

（一）个体与整体

权利与善的冲突涉及个体与整体的关系问题。个人在什么意义上可以牺牲自己的利益而为整体考虑呢？恩格尔·哈特质问道：

“当一个民族或诸如IBM这样的公司处于危险状态时，应当如何考虑道德呢？抑或整个世界或整个宇宙濒临危险时又当如何考虑呢？一个人可以牺牲另一个人以实现如此重要的行善目标吗？一个人可以折磨一个不情愿的人以拯救整个宇宙吗？什么时候好处如此重要可以压倒和平的道德共同体的这一俗世的观念呢？在俗世的道德条件下枪杀一位无辜的人以挽救自己一家三口的生命是合理的吗？如果是一家十二口呢？如果是一万个人的生命濒于危险呢？如果是一千万呢？”①

很显然，整体主义的价值观与自由主义的观念是相冲突的。在自由主义看来，个人的权利和价值要优先于整体的善，不能为了整

① ［美］恩格尔哈特：《生命伦理学基础》（第二版），范瑞平译，北京大学出版社2006年版，第132页。

体的利益而牺牲个人的权利。这是一种权利至上的观点。

（二）以个人权利促进公共健康

在权利与善相冲突的情况下，自由主义选择权利优先论，这包含三个层面的意思。首先，在二者发生冲突的情况下，不能以共同善之名来干预个人权利，个人权利具有绝对的优先性；其次，在选择公共健康措施时，要选择最能保护个人权利的措施；最后，将个人的健康作为一种权利，要求公平平等地保护这种权利。

曼恩（Mann）是权利优先论的代表。他认为保护个人权利是实现公共健康的最佳途径，保护个人权利在大多数时候是促进公共健康的。其理由是，强制性公共健康措施侵犯了个人权利，而对个人权利的侵犯则会对公共健康造成负面影响，因此个人权利与公共健康是紧密相连的。[①]

曼恩的这种观点在艾滋病防治的例子中得到了印证。违反个人权利的公共健康政策会削弱公众的信任，得不到公众的支持，使公众产生消极抵抗的态度，而充分尊重个人权利的公共健康政策则会得到公众的积极配合而富有成效。一旦艾滋病患者的信息被披露，他们就会担心失去工作、教育、婚姻、旅行等机会，他们就会受到社会的排斥，他们参与艾滋病防治的积极性就会下降，这就会使艾滋病患者转向地下，从而使疾病传播的速度更快。这样，实施强制的措施不仅没有促进人群的健康，反而违反了公共健康的基本目的。因此，尊重个人权利与公共健康的利益在根本上是一致的，在这个意义上就有充足的理由在艾滋病防治中拒绝使用强制的手段。

认识到保护个人权利对公共健康的积极促进关系，可以使我们在公共健康措施中尽量减少对个人权利的侵犯和冲突。这也提醒我们从人权的角度来回应艾滋病等全球健康问题，必须从权利的角度来重新审视公共健康政策和措施，因为很多公共健康政策和措施都不同程度存在着对个人权利不经意侵犯的情况。

当然，个人权利与公共健康并不总是和谐的关系。当个人权利

① 史军：《权利与善：公共健康的伦理研究》，博士学位论文，清华大学，2007年，第53页。

不能促进公共健康时，该怎么办？在哪些情况下，个人的权利可以违反？有些权利在任何情况下都是不能违反的，这些权利是基本人权；而另外一些权利在适当情况下可以适当违反，这些是作为“权宜之计”的权利。前者最典型的是尊严，尊严在任何时候都是不能侵犯的，对人格的侮辱在任何时候都是不可接受的。后一类权利比较宽泛，对它的适度侵犯不会对健康造成太大的影响。例如，在流行病危机中限制人们造谣生事的言论自由、为防止疾病蔓延而限制人们的集会权。国际人权法也允许在公共危机中对个人权利进行适当的限制，但这种限制不应该超过必要的限度，且不能侵犯人的基本权利（如生命权、不受奴役和虐待的权利）。

因此，保护个人权利是公共健康政策必须慎重考虑的一个基本出发点和前提。在公共健康史上，尤其是在流行病肆虐的时候，个人的权利往往得不到保障，社会往往把边缘人群当作替罪羊，并限制他们的公民权利。例如，中世纪欧洲在黑死病暴发期间屠杀犹太人，第一次世界大战期间认为妓女把梅毒传染给了军队而拘捕她们。总之，个人权利必须首先得到尊重，限制个人权利的公共健康政策必须受到质问和道德辩护，而不是相反。

（三）权利的成本

权利不是天上掉下来的馅饼，所有权利都是有成本的。不管是消极权利还是积极权利，对权利的保护和尊重都需要付出相应的成本和代价。就消极权利来说，它需要公共财政来支持警察、法院、检察等政府机构的运行。权利被侵犯之后，主张权利、请求权利也需要成本。积极权利更不用说了，保护公民普遍的医疗保健权，这需要国家花费大量的人力、物力和财力来办医院、培养医生和护士、开发药品、设立医疗保险。随着经济的发展，这些费用还有不断上涨的趋势。

极端自由主义对积极权利进行了攻击。他们的理由是：维护积极权利的成本昂贵；侵犯私有财产权；扩大了政府的权限容易导致专制暴政。在此，需要指出的是，即使捍卫权利需要成本，但是这种成本的付出也是值得的。

在某种意义上，权利是公共物品。权利是有成本的，这个观点揭示了人的社会性和公共性。人们之所以需要权利正是因为他们生活在社会中、人群中，如果一个人独自生存就不需要主张什么权利了。只有作为社会成员的人才需要权利。极端自由主义信奉个人主义，却想把消极权利的成本转嫁给他人，这显然是不对的。权利的成本是由全体公民分担的，权利的保护是由公共权威机构来执行的。没有公共机构的积极介入，权利是无法实现的。

三　善的优先论

在权利与善相冲突的情况下，善的优先论主张善（不管是个体善还是共同善）优先于权利的行使。在公共健康政策中，这经常表现为以公共善或共同善的名义来对个人权利进行限制或干预。公共健康确实需要某种程度的干预，没有这种干预公共健康就无法实现。在此，伦理问题体现为：在公共健康中对个人权利的侵犯如果难以避免，那么以公共健康之名来侵犯个人权利的道德理由何在？它如何能够得到伦理辩护？

（一）不伤害他人

根据自由主义原则，对自由的唯一限制就是个人行使自由不能伤害他人，这就是自由主义的不伤害原则。根据这个原则，如果个人行为可能对他人造成伤害，不管该行为是否出于自愿，社会和政府都可以对它实施干预或限制。例如，在SARS疫情中，对病毒感染者实施隔离的目的就是为了防止将病毒传染给他人，防止事态向恶化的方向发展。

不伤害原则最初是由密尔提出来的。他主张对个人行为进行限制的唯一理由在于自我防卫，即防止个人行为对他人造成伤害；个人只需对涉及他人的那部分才对社会负责，对涉及个人自身的那部分则享有独立性的权利。①

密尔以这条原则来确定政府运用强制权力干预个人权利的合法限度，即只有涉他行为才是政府可以干涉的对象，涉己行为则不受

① ［英］约翰·密尔：《论自由》，许宝骙译，商务印书馆1998年版，第10—11页。

政府权力的干预，因为只涉及自身的行为是个人权利的最低限度，在这个限度内个人享有完全的自主权。当然，密尔并不认为涉己行为不会影响到他人，因为“没有一个人是完全孤立的存在，一个人若做了什么严重或永久有害于自己的事，其祸害就不可能不延及其左右亲人，并往往远及亲人以外的人……一个人所做的对于自己的祸害会通过其亲近的人们的交感作用或利害关系而严重地影响到他们，也会在较小的程度上一般地影响到社会。”① 所以，涉己的行为也可能间接地对他人产生伤害，这一部分没有被密尔归入应当干预的伤害范围。

密尔的不伤害原则试图从两个方面来限制个人的权利，即哪些理由绝对不能成为对个人权利实施干预的借口、哪些理由可以使干预成为正当。第一个标准是，社会好恶不能成为干预个人权利的理由；第二个标准是，看直接影响他人还是间接影响他人，个人行为只有直接伤害到他人才落入涉他行为的领域，才能予以干预。

人们通常以为密尔想最大限度地扩展个人的权利，并最大限度地减少对个人权利的侵犯。实际上，在密尔的理论中，自由和控制是并存的。他主张个人自由应以应尽的社会义务为前提，如果个人不尽其义务，社会就有权利进行法律或道德上的干预。任何个人行为只要影响到他人的利益，社会就有了裁判权。政府运用每个人赋予的权利来保证所有公民的生命健康与安全。实际上，大多数公共健康政策和措施都能够通过密尔的不伤害原则得到辩护。例如，隔离传染病患者、强制免疫与治疗、公共场所禁烟等等。

（二）不伤害自己：家长主义及其辩护

政府为保护他人的健康而采取行动十分必要，但政府为了防止公民自己伤害自己的健康行为而限制其自由，这是否能得到辩护呢？这种限制个人自由的措施针对涉己行为，它属于家长主义（paternalism）的措施。那么，家长主义能否得到伦理辩护呢？

家长主义又称为父权主义、家长式统治，它意指家长式的管理和做法，像父亲对待子女一样。家长主义的政府像有责任心和爱心

---

① ［英］约翰·密尔：《论自由》，许宝骙译，商务印书馆 1998 年版，第 95—96 页。

的家长对待孩子一样对待公民，为了公民自己的利益、福利、幸福而对个人的一些涉己行为予以干涉。家长主义常常违背了个人的意愿和自由，但违背的理由常常是出于保护个人的健康等其他利益，为了使他们的境况变得更好，就像家长干预为了孩子的健康利益、不顾他们的意愿、替他们做出选择一样。大多数公共健康措施都是家长主义的。比如，强制系安全带、骑摩托车戴头盔、强制医疗保险、禁止吸毒、限制某些药物的销售、禁止卖淫嫖娼等。这些措施从积极的方面说是为了促进个人的健康，从消极的方面是为了防止个人对自己的伤害。

不伤害自己的家长主义在生命伦理学中通常称之为行善（beneficence）原则，它可以看作是以行善为基础的对个人自主和自由的限制。行善原则主张，我们有积极的义务考虑他人的幸福，帮助他们实现自己的计划。如果个人并不想获得健康（这种情况是极其少见的），那么家长主义的措施就不是为了实现个人的计划，而是阻止实现其计划。所以，公共健康措施必须考虑个人的真实愿望和意愿。

家长主义有强家长主义和弱家长主义之分。强家长主义是指政府或其他管理者为了当事人的利益，不顾当事人的意愿而限制其自由等权利的行为。强家长主义有四个构成要素：善意的意图、限制的意图、限制的行为、不顾当事人的意愿。对于有行为能力的成年人，这种形式的家长主义支持违反当事人的意愿而提供健康保护。例如，强家长主义者不会向有能力做出自主选择的病人提供导致其自杀的相关信息，从而保护他的生命。

弱家长主义只对自主性受到削弱的决定实施限制，包括强制、虚假信息、兴奋和冲动、被遮蔽的判断、推理不成熟等情况。这种形式的限制出现在当事人的判断能力出现障碍或外在环境构成障碍的情况下。比如，当事人的情绪过于冲动，就有必要采取家长主义措施。在这个意义上，弱家长主义的目的不是阻碍个人自主，而是为了保护和恢复个人自主，其核心思想是：只有真实的个人决定才值得尊重。它在医学和法律中被广为接受，被当作干预的正当基础。

恩格尔·哈特区分了三种形式的家长主义：对于没有行为能力

人的家长主义、委托性的家长主义和最佳利益家长主义。没有行为能力人包括婴儿、小孩、先天智力障碍者等。委托性家长主义是指当事人委托另外一个人按照某种方式来行动，比如病人委托医生“按照你认为的最好治疗方式来决定”。最佳利益家长主义意味着为了当事人的最大利益，而不顾他的反对或拒绝。[①]

强家长主义是最难以得到辩护的。它以当事人的利益为名义，对个人的自主性意愿进行了限制，这种干预在一个自由、民主的社会中是很难得到证明的。以系安全带为例，为什么我不能自主地决定是否系安全带？拒绝系安全带并没有伤害他人，按照密尔的不伤害原则，强制系安全带是不合理的。按照密尔的原则，仅仅为了当事人的利益，不管是物质上还是精神上的利益，都不足以成为干涉个人自由的正当理由。“若说为了那人他自己的好处，不论是物质上的或者是精神上的好处，那不成为充足的理由……对于本人自己，对于他自己的身和心，个人乃是最高主权者。”[②] 密尔认为，给予人们自由比家长主义作风更能促进社会进步，更能实现个人的性格与才能的完善发展。

反对强家长主义的真实目的在于，尊重个人对自己切身利益的关切，尊重个人的自主决定，而不是让他人来越俎代庖，除非个人没有能力实现个人对自身的关切。密尔为此做过精彩的论述，值得引用：

“不论是一个人也好，是任何多数人也好，都无权对另一个成年人说，为了自己的益处他不可用其一生去做他所选定要用其一生去做的事。对于一个人的福祉，本人是关切最深的人；除在一些私人联系很强的事情上外，任何他人对于他的福祉所怀有的关切，和他自己所怀有的关切比较起来，都是微薄而肤浅的。社会对于作为个人的他所怀有的关切总是部分的，并且完全是间接的；而本人关于自己的情感和情况，则虽最普通的男人或妇女也自有其认识方

---

① ［美］恩格尔哈特：《生命伦理学基础》（第二版），范瑞平译，北京大学出版社2006年版，第323—328页。

② ［英］约翰·密尔：《论自由》，许宝骙译，商务印书馆1998年版，第10—11页。

法，比任何他人所能有的不知胜过多少倍。”①

密尔反对强家长主义的中心论点是：有理性的成年人能够选择自己所认定的善的生活，对于个人所选定的善的生活，政府或社会不应该予以干涉，只要它不伤害到他人。这种完全自愿的对生活的自主选择是如此珍贵，以至于没有其他人有权利为了所谓的自身利益而进行干预。个人才是自身利益的最佳判断者。

相反，弱家长主义能够得到伦理辩护。密尔认为，如果一个人过危险的桥而不自知，又来不及警告他，而他本人又不愿意掉进河里，这时候就可以把他拉回来。因为，掉进河里并非他本人的意愿，这时候去把他拉回来恰恰是尊重他的意愿，帮他实现自己的目的。在医学语境中，不知情的选择和无行为能力的选择都不是真正自愿的选择，这时候的家长主义就可以得到辩护。比如，一个病人误认为一个药物不会对自己有伤害，而坚持要求医生开这种药，这时候医生可以拒绝病人的要求。无行为能力者的选择如果伤害到自己，就需要家长式的干预。比如，小孩玩火，家长必须制止，因为小孩不懂事，不知道玩火危险。

一般而言，对家长主义的支持通常基于以下四个方面的理由：

第一，从认识论的角度考虑，个人选择应该被尊重，这并不意味着个人在任何时候都知道自己的最佳利益，个人的认识能力有限，他可能并不知道哪些事情能够最大限度地促进自身的利益。这时候家长主义的干预就有必要了。

第二，从个人整体利益或整体功利的角度考虑，如果限制较小的自由而能获得更大的利益，那么该措施就可以得到辩护。比如，强制系安全带只在很小的程度上限制了个人的自由，但是带来的生命价值和健康价值远远大于为此而付出的代价。

第三，从社会公正的角度考虑，在市场经济条件下，有些人不是由于自身的原因和过错而处于社会弱势群体之中，不能享受基本的、体面的生活所要求的医疗保健，那么就需要纠正正义，需要对强势群体征税、对弱势群体予以补偿。这种措施实际上也是家长主

① ［英］约翰·密尔：《论自由》，许宝骙译，商务印书馆1998年版，第91页。

义的。

第四，从理性同意原则出发，它假定我们每个人都是理性的个体，在不受干扰的情况下都能够做出理性的选择，这个大家都会同意的选择被视为合理的选择。如果有人做出相悖的非理性选择，那么就可以用家长主义来进行干预。如果当事人没有充分理解骑摩托车的危险性，当他充分了解之后就会同意戴头盔而不是反对之。

（三）不伤害社群

不伤害社群是不伤害他人的观念的延伸。在公共健康中，个人的行为有可能对自己所在的社群造成伤害。特定的社群意味着特定社会成员的集合，对该社群的伤害意味着对该社群中所有他人或大多数人的伤害的可能。如果伤害他人在道德上是错误的，那么伤害社群在道德上也是错误的。因此，公共健康措施中不伤害社群也是一个基本道德原则。

社群是区别于个人的政治哲学概念。社群又称为“社区”和“共同体”，它意指通过交谈、交易等形式而形成的具有共同利益诉求和伦理价值取向的社会群体。社群的特点是拥有共同的历史、风俗、制度、语言和价值观等共同生活内容，而不仅仅是恰巧生活在同一地域的个人的简单集合。丹尼尔·贝尔区分了三类社群：地区性社群，以地理位置为基础的社群；记忆性社群，具有深刻道德意义的历史的不相识之人的社群；心理性社群，为信任、合作与利他主义意识所支配的、有人际交往的社群。①

公共健康在本质上是以社群和群体为基础的，因为公共健康的目标是以群体的健康利益为最终目标。之所以要以社群为基础，是因为如果公民们各自为政，势必会阻碍公共健康措施的执行和目标的实现。而在组织良好的社群中，人们由于具有共同的价值和信念，能够形成彼此互助的观念，有助于公共健康措施的顺利实施，并顺利地渡过公共健康危机。例如，在传染病防治中，如果人们缺乏共同体观念，排斥那些感染者，将会加速传染病的蔓延；相反，

① ［美］丹尼尔·贝尔：《社群主义及其批评者》，李琨译，生活·读书·新知三联书店2002年版，第19页。

如果人们关心并帮助他们，这会使感染者积极配合检测与治疗，从而有助于控制病毒的传播。因此，通过人们的相互依赖与共同努力能够更有利于公共健康的实现。

个体的脆弱性使得个人必须依赖群体才能渡过公共健康危机。社群是安全感的化身，个人无法单独面对公共健康危机和事件，离开社群就意味着安全感的丧失。相反，社群之外的陌生人一般被视为不安全感的化身，人们对陌生人一般持有不信任的态度。没有任何社群成员资格的人处于无尽的危险之中，他们被排斥在共同体的安全与福利之外，他们被驱逐在集体的保障之外。在 SARS 期间，各种社群纷纷对陌生人关起了大门，对他们表示了普遍的怀疑、不信任、冷漠和敌视。对陌生人的怀疑和恐惧说明了人们对稳定的社群的依赖。

社群为人们超越个体利益的局限性提供了实践的场所和依据。在社群的环境中，人们彼此熟悉、彼此关注、彼此依赖，在直接而密切的交往中获得全面的支持和安慰。社群对个人的健康价值是显而易见的，在疾病的治疗中，人们一般依赖于家庭的支持、朋友的支持。在一个稳定的社群中，人们可以超越单纯的个人利益而寻求社群的整体利益。

从社群的角度可以对预防悖论予以回应。之前已经提到，预防悖论的关键点在于“伤害由个体承担，而利益由整体享有”。社群是一个整体，作为整体的公共健康是不可分割的；当作为整体的公共健康得到保护时，实际上每个社群成员都会受益。如果公共健康得不到保护，那么每个人将会受害。

在此，公共健康诉诸作为整体的共同善。公共健康作为共同善具有不可分割性、不可拒绝性、非排他性以及对大量人口的依赖性。公共健康不能打碎、只能整体消费，而且无法拒绝消费，政府也无法决定谁来得到它。公共健康也只能通过全体成员的共同努力才能实现。公共健康实践离不开社群的参与和支持，在这个意义上，公共健康实践在本质上是社群主义的。

很显然，自由主义反对以共同善的名义来侵犯个人权利。自由主义认为个人优先于整体、个人权利优先于集体利益和共同善。它将政府的权力限制在公共领域，在私人领域严禁政府权力的任意介入。自由主义认为共同善并不存在，即使它存在，也只不过是个人权利的累加，只有个人权利才是真实的，因而公共健康只能归结为个人健康，保护个人健康才是保护和促进公共健康的实质。自由主义关心的只是个人健康而非公共健康，它是以个人为本位的。

因此，问题的焦点在于公共健康措施是否侵犯了个人的权利。公共健康措施表面上看来确实是牺牲了某些人的一部分自由和权利，但是这些牺牲是促进公共健康的必要成本。反过来说，在公共健康危机事件中，如果没有采取相应的公共健康措施，那么危机事态势必会扩大化，进而危害到每一个人的健康，其中包括在公共健康措施中牺牲部分自由权利的那些人。更有可能的是，在没有采取公共健康措施的情况下，他们付出的牺牲和代价会更大。作为一个理性的人，人们理应选择牺牲较少、对社会有益，而不是牺牲较大、对任何人都没有好处的方案。公共健康关涉到每一个人，每个人都身处其中，而不是置身事外。

四　解决路径

我们需要一种原则式的方式来处理公共健康领域中的道德冲突和伦理困境。伦理通常来自人们的核心价值观。在伦理冲突中需要考虑两个方面，首先是相互冲突的价值或原则的范围，其次是它们的分量和相对重要性。有时候通过对价值或原则的范围进行限定，它们就不再冲突了。[①] 对原则和价值的相对分量的确定存在着三种主要的判断方式：绝对主义（absolutist）、情景主义（contextualist）和假定主义（presumptivist）。[②]

绝对主义的方法主张：（1）一种价值优先于所有其他价值；（2）一种价值仅仅优先于其他部分特定价值。第一点显然不具有合

① Richardson, H. S., "Specifying, Balancing and Interpreting Bioethical Principles", *Journal of Medicine and Philosophy*, Vol. 25, No. 3, 2000, pp. 285-307.

② Childress, J. F., & Bernheim, R. G., "Beyond the Liberal and Communitarian Impasse: a Framework and Vision for Public Health", *Florida Law Review*, Vol. 55, 2003, pp. 1191-1219.

理性，因为很容易假想一种场景来反驳被主张的绝对价值，比如自由的价值在公共健康中就要妥协。第二点仅仅主张在部分的情景中一种价值胜过其他价值，这种版本的绝对主义需要进行价值上的排序。与第一点一样，第二点也很容易遭到反例。不管是“自由优先于公共健康”还是“公共健康胜过个人自由”，优先顺序的排序不能表达真实世界的复杂性。①

情景主义的方法站在绝对主义的另一端，它主张在具体的情景中权衡所有的相关价值，由权衡之后的判断来决定价值的优先性。这种方法高度依赖于人的直觉，没有完全的可靠性。每个人对具体情景的判断不一样，对道德直觉的把握也不一样，因此而得出来的优先性判断也不一样。主张一种价值胜过其他价值必须承担举证责任，道德直觉很难给出理性的说明。

假定主义的方法不同于前两种方法，它首先假定一种原则或价值具有合理性，同时认为它是可以反驳的，并寻求这种可反驳的具体条件。它避免了前两种方法的缺陷，一方面它不是绝对主义的，因为它是可以反驳的，另一方面它超越了情景主义的平衡方法和道德直觉，因为它承认假设、设定起点、寻求证据。在一个自由、民主、多元的社会中，这种方法能够最好地解释公共健康领域中的伦理冲突，并为公共健康伦理学提供一个理性的分析架构。

既然假定主义的方法是最恰当的分析路径，那么就需要对人们普遍假定的价值进行伦理上的辩护，这种辩护要求确定可反驳的条件，即“辩护性条件”（justificatory conditions）。在一个自由民主的社会中，自由、隐私、保密（confidentiality）、权利等通常被视为最核心的价值。在公共健康领域中，最突出的伦理冲突是个人自由和公共利益的冲突。

下面就以大规模传染病中的强制隔离措施为例，来分析公共健

① Childress, J. F., & Bernheim, R. G., “Public Health Ethics: Public Justification and Public Trust”, *Bundesgesundheitsblatt Gesundheitsforschung Gesundheitsschutz*, Vol. 51, No. 2, 2008, pp. 158-163.

康中限制个人自由的五种可辩护性条件。①

第一，公共健康保护措施的有效性。如果隔离措施不能有效地保护公众的健康，那么就没有理由来进行强制隔离。任何侵犯社会价值的公共健康手段必须保证它的成功，否则就得不到伦理辩护。

第二，公共健康保护措施的必要性。强制隔离的有效性并不意味着它的必要性。在采取强制隔离措施之前要寻找可替代的方法，以尽量减少对个人自由的侵犯。如果公民能够自愿地合作，那么就没有必要强制了。自愿的合作胜过于威胁与强制，必须在广泛的范围内寻找更加人道和人性的公共健康措施。

第三，对假定价值的最小侵犯。公共健康决策者必须寻找对自由等社会价值侵犯最少的干预措施。比如，隔离的措施有多种，在家里、医院里、监狱里都可以实行隔离。如果在家里隔离就足够预防疾病，那么就没有必要在其他地方隔离了。这种条件实际上是对公共健康措施的侵犯性实施了范围和程度上的必要限制。

第四，对比例均衡性（proportionality）的考虑。即使隔离措施能够满足以上三个条件，仍然需要考虑它所带来的收益是否大于损害和负面后果。如果收益小于损害，干预措施是不足取的。比例均衡是一个独立的要求，它在更广的范围内进行道德考虑。

第五，公正无偏（impartiality）。这是公平正义的基本要求。公共健康措施必须公正无偏地执行，不能歧视少数民族和弱势群体。不能因为社会地位高，就给予一个人相对优越的隔离居住条件，所有的被隔离人员应该一视同仁。在SARS暴发期间，在加拿大多伦多的华人就遭到了歧视②。

公共健康干预措施必须受到以上五种可辩护性条件的约束，没有这些约束它们在道德上就难以得到辩护。伦理约束不是公共健康的绊脚石，而是它的正确指引。失去了这种规范性指引，公共健康就会背离公民的基本愿望，侵犯公民的基本权利和自由。

① 李红文：《公共健康与公共政策：建构一种规范性分析框架》，《哲学动态》2011年第4期，第72—77页。

② Schram, J., "Personal Views: How Popular Perceptions of Risk from SARS are Fermenting Discrimination", *British Medical Journal*, Vol. 326, No. 7395, 2003, p. 939.

第二节　公平和效率

公平与效率是学者们经常谈论的一个话题。二者在卫生保健领域也存在着某种程度的冲突，这种冲突有其自身的特征，即不同于经济领域里的特征。效率虽然不是一个伦理概念，但它反映了人们对某种事物的追求，并且这种追求在某种程度上会与通常而论的公平价值产生矛盾。在这一节中，我们来探讨它们之间的关系。

一　经济领域的公平与效率

（一）效率的概念

效率有广义和狭义之分。广义的效率是指任何投入和产出的比率。如果在其他所有条件不变的情况下，投入减少或不变而产出增加，就称之为有效率；反之，如果投入不变或增加而产出减少或不变，则称之为无效率或低效率。这里投入和产出不仅指经济上的投入，也包括人类行为其他方面的投入，包括人力、物力、财力、精力、时间、精神等方面，所以是一个综合而宽泛的概念。投入和产出按照现代的计量经济学在相对意义上是可以衡量的。①

狭义的效率即经济效率，人们通常所说的与公平相对的效率主要指的是这个。效率是经济学研究的中心问题。萨缪尔森认为，稀缺与效率是经济学的双重主题，“经济学的精髓就在于承认稀缺性的现实存在，并研究一个社会如何进行组织，以便最有效地利用资源。这一点是经济学的独特贡献。”同时，他还明确地界定了经济学意义上的效率概念，即“效率是指最有效地使用社会资源以满足人类的愿望和需要”，“更准确地说，在不会使其他人的境况变坏的前提条件下，一项经济活动不再有可能增进任何人的经济福利，那么，该经济活动就是有效率的。”②

---

① 陈燕：《公平与效率》，中国社会科学出版社 2007 年版，第 57 页。

② ［美］保罗·萨缪尔森、威廉·诺德豪斯：《经济学》（第十六版），萧琛等译，华夏出版社 1999 年版，第 2 页。

人们追求效率的事实前提是物品的稀缺性，这种稀缺性是相对于人的需求而言的。也就是说，物品是有限的，而需求却是无限的。假如不存在稀缺性，假如能无限量地生产出各种物品，或者人类的欲望能够完全地得到满足，那么人们就会拥有他所想要的一切，企业就不必为劳动成本和医疗保健而发愁，政府也不必再为税收而争斗。在这个丰裕的伊甸园里，就不存在稀缺物品或供给有限的物品，所有的物品都是免费的，就像沙漠中的沙、海岸边的海水，这样就没有任何人会去关心不同人或阶级之间的收入分配问题，也就不会有分配正义理论存在的必要了。然而，任何社会都不可能达到这种无限可能的乌托邦。鉴于现实社会中资源的有限性和人类欲望的无限性，最重要的事情就是充分地利用好有限的资源。充分地利用就是这里所讲的效率概念。

在经济学内部，对效率也存在着不同的理解。西方经济学中关于效率的概念有以下几种：技术效率、X效率、制度效率、帕累托效率、纳什均衡效率等。但其中最有权威的、被普遍运用并接受的是帕累托效率。萨缪尔森的上述定义实际上就是帕累托效率。这是意大利经济学家威尔弗雷德·帕累托于19世纪末20世纪初，在他的著作《政治经济学教程》和《政治经济学指南》中提出的一种衡量系统是否有效率的标准。“它指的是在一个体系或一种状态中，如果该体系或状态没有一种可供选择的状态或体系能够使至少一个人的境况变好而不使其他人的境况变坏，这种体系或状态就是有效率的。”①

帕累托效率是一种理想的状态。实现了帕累托效率的状态是最优的状态，简称帕累托最优。这在经济学界被公认为摆脱了价值评价的最有效的资源配置的状态。这一状态只能以通过完全的市场竞争才能达到。在完全竞争的状态中，当个人自私地去追求个人利益时，市场就像一只“看不见的手”来引导人们去实现公众的最佳利益，从而达到个人利益和公共利益的协调一致：“他盘算的也只是他自己的利益。在这场合，像在其他许多场合一样，他受着一只看

① 陈燕：《公平与效率》，中国社会科学出版社2007年版，第59页。

不见的手的指导，去尽力达到一个并非他本意想要达到的目的。也并不因为事非出于本意，就对社会有害。他追求自己的利益，往往使他能比在真正出于本意的情况下更有效地促进社会的利益。"①

亚当·斯密发现了竞争性市场经济的一个重要特征。在完全竞争的情况下，市场会用其资源尽可能多地生产出有用的物品和劳务。当社会在不减少一种物品产量的情况下不能增加另一物品的产量时，其生产便是有效率的。生产的有效性意味着该经济位于其生产可能性边界②之上。

但是我们知道，在现实生活中市场不可能是完全竞争的，帕累托最优的理想状态不符合现实的社会生活。在完全竞争的情况下，任何企业或个人都无法影响价格，而当买者或卖者能够左右一种商品的价格时，我们就认为出现了不完全竞争。当出现不完全竞争时，社会的产出将会从生产可能性边界上移至边界之内。在这种情况下，市场的"看不见的手"就会失灵。过高的价格和过低的产出，是伴随不完全竞争而来的非效率的标志。不完全竞争的极端情况是垄断——唯一的卖者独自决定某种物品或劳务的价格水平。在存在着市场不灵、垄断的情况下，"看不见的手"的效率特征就可能遭到破坏。

除了不完全竞争之外，导致非效率的第二种类型是外部性或溢出效应。外部性是企业或个人向市场之外的其他人所强加的成本或利益。③ 例如，航空公司制造了大量的噪音，但它一般不会因为干扰了机场附近的居民而向他们进行补偿，这些居民就被航空公司强加了居住的成本。美国电话电报公司的研究员发明了交换机从而引发了一场电子革命，但是该公司的利润增长却仅为全球社会获利中

---

① ［英］亚当·斯密：《国民财富的性质和原因的研究》（下卷），郭大力、王亚南译，商务印书馆 1974 年版，第 27 页。

② 生产可能性边界（production-possibility frontier，简称 PPF）表示在技术知识和可投入品数量既定的条件下，一个经济体所能得到的最大产量。PPF 代表可供社会利用的物品和劳务的组合。参见［美］保罗·萨缪尔森、威廉·诺德豪斯，《经济学》（第十六版），萧琛等译，华夏出版社 1999 年版，第 7—8 页。

③ ［美］保罗·萨缪尔森、威廉·诺德豪斯：《经济学》（第十六版），萧琛等译，华夏出版社 1999 年版，第 28 页。

的很小一部分。也就是说，一个行动可能在市场交易之外有助于或有损于其他人的利益，即存在着不发生经济支付的经济交易。外部性分正外部性（对他人强加利益）和负外部性（对他人强加成本）。正外部性的例子包括：高速公路网建设、国家气象服务、基础科学资助、提高公众健康水平等。负外部性的例子包括：环境污染、全球变暖等。

正外部性的极端情况是公共品。它是指这样一类商品：将该商品的效用扩展于他人的成本为零，也无法排除他人共享。公共品最好的例子是国防。一个国家的国防保卫的是所有居民，无论他们是否愿意接受或者是否为这种保卫支付了费用。公共品的收益很分散，单个企业或消费者不会有经济动力去提供这种服务以从中获利。由于私人提供公共品普遍不足，所以政府必须介入以鼓励公共品生产。政府一般是通过税收来提供公共品服务。税收在这里好像是一种“价格”——享有公共品付出的成本价格。但税收和价格存在一个重大差异：税收不是自愿支付的，而商品的价格一般是消费者自愿支付的。与公共品相对的是私人品。私人品的支出和消费之间的关系不适用于税收和公共品之间的关系。我购买汉堡包，仅仅是因为我需要它；但我必须支付所有的税金，以支持国防和公共教育，即使我对这些东西一点也不关心。①

以上的讨论集中在市场配置资源功能的缺陷方面，这些缺陷（不完全竞争、外部性、公共品）可以通过明智的干预手段来加以矫正，比如对环境污染征收绿税，以减少有害的活动。但是，不妨假设经济运行完全符合效率原则——始终位于生产可能性边界上，从不移至界内，总是能够选定适量的个人品和公共品。即使在这种市场体系完美运行的条件下，市场仍然有可能导致一种缺憾：这就是公平。“市场并不必然能带来公平的收入分配。市场经济可能会产生令人难以接受的收入水平和消费水平的巨大差异。”②

市场可能产生一个令人难以接受的不公平的收入状况。这是因

① ［美］保罗·萨缪尔森、威廉·诺德豪斯：《经济学》（第十六版），萧琛等译，华夏出版社1999年版，第29页。

② 同上。

为，收入取决于一些因素，包括教育、继承权、要素价格、家庭出身、努力程度、运气等等。而在市场经济中，物品的分配追随的是货币选票，而不是人们需求的最大满足。富人的猫所喝的牛奶也许正是穷人的孩子维持健康所必需的东西。之所以发生这种状况，并不是市场的过错。市场仅仅按照其自身的规律运行，它管不了收入分配的问题。即使是最有效率的市场体系，也可能产生极大的不平等。

竞争性市场具有显著的效率特征，但这并不能说它产生了最大多数人的最大程度的满足，它并不一定导致各种资源的最公平合理的利用。为什么呢？因为人们并没有被赋予相等的购买力。一些人非常贫穷，然而过错并不在他们本人；另外一些人非常富有，然而可能并没有他们自己的功劳。① 因此，即使是完全竞争的市场、完全有效率的经济也可能产生不公平的结果。在私有产权制度中，少数人拥有收入和财富的大部分，他们可能继承社会的稀缺土地，或者拥有高价值的专利或油田。该经济可能有很高的效率，但很可能被人认为是极其不公平的。

（二）公平与效率

一个社会不能仅仅追求效率，而忽视公平。竞争市场的结果即使实现了效率，也不一定是社会所期望的。有效率的竞争市场自身并不一定符合社会关于收入和消费分配公正性的理想。哲学家和公众追问："要效率为了什么？要效率为了谁？"在一个致力于追求公平的社会中，公民或许会做出选择，改变放任自由的竞争状态，以便增进收入和财富分配的公平。公民们也可能决定以牺牲效率来增进公平。仅仅满足于生产最大数量的面包，而忽视这些面包在不同人群之间的分配，这不是公平正义所要求的。公平正义要求全社会在收入分配上实现相对的公平公正。

一般来说，政府可以通过以下手段来减少收入分配的不平等。首先，它可以采取累进税制，相对于低收入者而言，对富人按更高

① ［美］保罗·萨缪尔森、威廉·诺德豪斯：《经济学》（第十六版），萧琛等译，华夏出版社 1999 年版，第 122 页。

的税率征税。它可以对财富和巨额遗产课以重税，以砸碎世袭等特权的链条。其次，政府可以进行转移支付，以帮助那些根本没有收入的人，因为低税率并不能帮助这些人。转移支付的对象包括老人、盲人、残疾人、失业者等。这套转移支付制度编织了一套安全网，保护不幸者免受困苦。最后，可以对低收入阶层的消费予以补贴，向他们提供住房、医疗、食品等补贴。①

经济学家关心税收对效率的影响。为了将税收对效率的影响减至最低，经济学家提出了“拉姆塞税收原则”，它认为政府应对那些供给和需求最没有价格弹性的投入和产出征收最重的税。这一原则的理论基础是：如果一种产品在供给或需求上非常的缺乏价格弹性，那么对这种产品征税将会对其消费和生产没有什么影响。这一原则可以说是以最小的经济效率损失增进税收的一种办法。②

但经济学并不能解决公平问题。经济学并不能回答多少贫困是可以接受的和公平的，它只分析不同收入再分配方案的成本和收益。经济学家花费了大量时间去分析不同的收入再分配方案是否会导致浪费，研究究竟是发放现金还是食品才能更有效地减少贫困。经济学只能帮助设计增加穷人收入的更有效率的分配方案。说到底，经济学只解决效率以及与效率相关的成本收益问题。公平问题是一个伦理和政治问题，是一个规范性问题。要求经济学解决公平问题超出了它本身的范围，是一个苛刻的要求。

面对公平和效率之间的冲突，我们该如何抉择呢？在经济领域，公平的诉求主要表现为对收入进行平等分配的主张。因此，公平和效率的冲突就转化为平等和效率的冲突。这也是阿瑟·奥肯在《平等与效率》一书中所要研究的主要内容。他认为，平等和效率的冲突是最需要加以慎重权衡的社会经济问题，它在很多的社会政策领域一直困扰着我们。我们无法按市场效率生产出馅饼之后又完全平等地进行分享。

为了把经济这块馅饼分得更平均，我们究竟需要牺牲这块馅饼

① ［美］保罗·萨缪尔森、威廉·诺德豪斯：《经济学》（第十六版），萧琛等译，华夏出版社1999年版，第29—30页。

② 同上书，第240页。

的多大部分？如何在国家不破产的前提下通过重新设计收入计划才能减少贫困和不平等？这些问题都是困扰我们的关于效率和公平或平等之间的关系问题。要回答这些问题我们就需要深刻地考察平等和效率之间的内在关联，看看它们究竟存在什么样的冲突，以及面对这个冲突时人们的道德选择是什么。

福利政策是现代政府减少收入差距和经济不平等的主要手段。在福利国家中，政府调节市场力量以保护个人能应付某些偶然事件，并保证人民有最起码的生活水准。福利国家的政策主要包括：公共养老金、意外伤残保险、失业保险、健康保险、食品和住房补贴、家庭补贴以及对某些特殊群体的收入补助等。这些政策从1880年到当今时代逐渐被引入。现代福利国家的基本目标是向那些暂时或永久不能为自己提供足够收入的人提供一个保护伞。另一个目标是要增进社会更大程度的平等。

然而，在采取各种步骤将收入从富人那里向穷人转移的过程中，政府可能会损害经济效率，并减少用来分配的国民收入的总量。如果平等确实是一种很重要的社会价值、并值得人们为此付出代价的话，那么政府的收入再分配计划是值得追求的。但问题是，我们到底愿意牺牲多少效率的代价来换取较大的平等呢？

阿瑟·奥肯在他的“漏桶”实验中提到过这个问题。如果我们重视平等，那么我们会同意将一部分钱从富人的桶里拿到穷人的桶里。但设想再分配之桶上有一个漏缝，所牺牲的效率就是这个缝隙。那么富人所交的税实际上只有一部分交到了穷人的手里，剩下的那部分从漏缝中流走了，在转交的过程中这部分钱将不翼而飞。在奥肯的漏桶实验中，从富人家庭那里征收来的每4000美元税收，平均每个穷人家庭实际上只能收到不到1000美元，其余的都消耗在勤奋程度下降和管理成本上面。这样，以平等的名义进行的收入再分配是以损失经济效率为代价的。①

大多数再分配计划实际上对效率都有影响。对富人征收累进

① ［美］阿瑟·奥肯：《平等与效率：重大抉择》，王奔洲等译，华夏出版社2010年版，第109页。

税，那么他们的工作热情和储蓄计划可能会受到挫伤或误导，从而导致实际产出的减少。同样，如果社会在穷人的收入下面装上一块保证其收入安全的地板，贫困的刺激就会降低，懒惰之风就会骤起。所有这些计划都会降低国民总收入的规模。社会主义国家模式的经验表明，那种企图通过剥夺富人财产使收入平等的方式，最终使每一个人都受到了伤害。禁止企业的私人所有，表面上看来实现了收入的平等，实际上工作、资本积累和创新的刺激被降低，从而使得整个国家贫困化。①

那么漏洞到底有多大？人们为了追求收入平等的代价到底有多大？这主要是造成如下几个方面的非效率：管理费用的增加、工作和储蓄积极性的挫伤，以及社会经济为此付出的代价。将所有这些漏泄量加在一起会有多大呢？奥肯认为，漏泄量是很小的，特别是当再分配计划的资金来自广泛的所得税的水龙头时尤其如此。经济学家为此做了大量研究。一个非常谨慎的结论是，就美国所进行的再分配计划来说，它引起的经济效率的损失是非常微小的。但是比美国走得更远的一些福利国家面临更多的效率损失。奉行平等主义的国家，如瑞典和荷兰，对其公民提供了从摇篮到坟墓的保护，出现了劳动参与率下降、失业增加和财政赤字扩大等问题。②

平等和效率的选择是一个两难的问题，在奥肯来看是一个重大的抉择。在制定收入分配政策时，国家应该权衡更大程度上平等的好处，以及相关政策对国民收入产生多大的影响。

二　卫生领域的公平与效率

医疗保健业不仅是经济的重要部分，而且对人们具有巨大的诱惑力。分析医疗保健市场会有助于更深刻地理解效率与公平的冲突，以及外部性、信息不充分等市场不灵现象。医疗保健有明显的经济特征。良好的医疗条件是经济福利的重要因素，尤其是当人们的收入增加时，这些因素就变得十分重要。医疗保健业有以下几个

---

① ［美］保罗·萨缪尔森、威廉·诺德豪斯：《经济学》（第十六版），萧琛等译，华夏出版社1999年版，286页。

② 同上书，第287页。

特征：高收入弹性、快速的技术革新。

医疗保健显示出很高的收入弹性，这说明当人们的基本需求得到满足之后，对长寿和舒适生活的要求在不断增加。高收入弹性的产品会增大消费在总收入中的比重。近年来，在中国普遍出现的“看病难”现象，说明了高质量的、能够满足人民需求的医疗服务是相对稀缺的。

与高收入弹性相伴随的是医疗技术的迅猛发展。生物医学基础研究的进步、疫苗和药剂的发现和使用，传染病研究的进展，公众对吸烟、饮酒等不良行为的危害认识不断加深，所有这些都导致了医疗保健状况的显著改善。医疗新技术导致产品不断创新，产品创新又开辟了新市场。例如，抗生素药物盘尼西林的发现就创造了一个全新的市场。

（一）技术效率和分配效率

在卫生系统中应该如何定义效率？在此有两个概念相关：提供什么样的卫生服务以及如何提供。当卫生体系提供了适宜的服务并且以适宜的方式来提供的时候，系统作为一个整体就是有效率的。这就引申出两个具体的效率概念。

首先，是技术效率的概念。它是指生产单位物品或者提供单位服务消耗的成本最低，或者在一定资金下生产的产品或服务最多①。换句话说，它是指选择能够以最低价格提供指定医疗服务的资源配置组合，在固定医疗资源的投入水平上获得最大的卫生服务产出。医疗资源是有限的，应有效地利用医疗资源，发挥最大的效益。对效率的评价，可以通过比较单位医疗资源提供的医疗服务数量来分析。比如，每个医生每日负担诊疗人次、每一门诊病人或住院病人的医疗费用比较、病床使用率、周转率等等。② 技术效率主要指的是如何生产，因此它主要由卫生服务系统的管理者负责。

---

① ［美］Marc J. Roberts etc.：《通向正确的卫生改革之路》，任明辉主译，北京大学医学出版社 2010 年版，第 130 页。

② 谷义：《我国新型农村合作医疗制度中的政府行为研究》，中国经济出版社 2009 年版，第 236 页。

其次，是分配效率。它是指一个国家是否有适宜的产出来实现所设定的目标。换句话说，分配效率应该处在生产可能性边界的适宜点上。生产可能性边界意味着，增加一种产品的产量就必须减少其他产品的生产。分配点如果处在生产可能性边界之内，就是无效率的。经济学家通常用分配效率来说明实现最大客户满意度的产出。要想卫生系统获得最大产出，就必须提高分配效率。①

适宜的各种产出经常可能只是程度上的差异，并且以什么方式来测量产出也存在着很大的争议。因为卫生保健的产出是健康，而健康存在着主观和客观的衡量方法。对于医学而言，它似乎更加侧重于生理器官功能的改善与平衡，而忽略了心理和社会的层面，这种生物医学模式是一种狭隘的健康模式。但尽管如此，医学上的效果衡量只能以这种客观的标准进行测量。

改善技术效率和分配效率要求卫生服务系统更好地利用现有的资源。以低成本的策略实现高绩效，这要求对卫生系统进行改革，减少卫生系统中存在的浪费与不合理现象，提高单位投入的产出，满足患者正当合理的医疗需求。技术效率和分配效率相互关联，提高分配效率意味着生产的改变，从一个生产活动转向另外一个生产活动，比如从高新技术医疗转向初级卫生服务。这种分配上的改变通常会遭遇到既有利益群体的反对和阻挠。所以，从政治政策上来说，改善分配效率比改善技术效率更难，因为提高分配效率会改变既有医疗资源的分配和资金的流向，这会牵扯到各方利益的平衡问题。

总之，不管是技术效率还是分配效率，都是指投入和预期结果之间的联系。技术效率追求最小的成本、通过正确的方式获得最大的产出；分配效率则是以正确的产出实现最大的目标。② 没有技术效率和分配效率，卫生系统就会绩效不佳，就很难实现其目标。所以，在卫生体制改革中，要通过合适的措施改变系统的激励和组织结

---

① ［美］Marc J. Roberts etc.：《通向正确的卫生改革之路》，任明辉主译，北京大学医学出版社 2010 年版，第 131 页。

② 同上书，第 132 页。

构，以实现系统的绩效最优。

（二）缺乏效率与市场不灵

医疗保健市场存在缺乏效率和市场不灵现象。首先，因为医疗保健是一种公共品，存在着很大的正外部性，完全由市场来提供是缺乏效率的，会导致供应不足和搭便车问题。公共品具有非排他性和非竞争性①。根治天花能够使数以亿计的人获益，但没有一个公司能从其投资中得到哪怕一小部分的回报。当一个人知道吸烟的危害后戒烟，或者知道艾滋病如何传播后而使用避孕套，这些都会有利于他人。在这种情况下，政府需要研究公共卫生项目，关注传染病防治和发展基础科学研究，防止发生重大的外部性和提供公共产品时产生的市场不灵。

医疗保健市场不灵的第二个方面来自病人和医生之间的信息不对称。病人掌握的医学知识有限，他只能根据医生的建议来选择恰当的治疗方法和吃什么药。有时候当病人被推进手术室时，他根本不了解也无法选择所接受的治疗。在医疗市场上，医生首先是医疗服务的供给者，同时由于医疗市场本身的特殊性，医患关系属于一种委托——代理关系，医生具有消费代理权，可以决定患者吃什么药、用什么疗法、要不要住院等。这种消费代理权的产生原因在于消费者缺乏医疗服务知识。总之，医疗保健的需求者完全依赖于供给者，因此必须采取特别措施，以免消费者因为不必要的治疗（过度治疗）、以次充好的药物以及过于昂贵的药物而花钱。

医疗保健市场不灵的第三个方面来自保险市场的不确定性。健康保险公司的保险产品往往根据平均成本而不是边际成本来定价。由于个体自身通常比保险公司更了解自己，所以那些健康风险低的

① 非排他性是指公共物品一旦提供给公众集体，无论谁都可以毫无例外地享用，任何人都不可能或者至少要承担很大的成本才能阻止其他人从中受益，如经过消毒处理的清洁用水、公共场所的安全卫生措施等。非竞争性是指同一单位的公共物品可以同时被许多人消费，它对某个人的供给并不因消费的人数增加而减少，如健康知识的宣传、传染病控制对人们的保护作用、地方公害病的治理等。见梁鸿、褚亮：《试论政府在医疗卫生市场中的作用》，《复旦学报》（社会科学版），2005 年第 6 期，91—98 页。

人也许不会选择购买保险，这就导致逆向选择[①]。所谓逆向选择，就是事前隐藏信息的行为，这主要出于利己的动机。在委托—代理关系中，通常拥有信息优势的代理方在代理行为中做出有利于自己而不利于委托人的选择。二十几岁的年轻人最有可能不投保，从而增加保险公司和投保人的平均风险和成本。

保险业还可能出现复杂的道德风险问题。在委托代理关系中，代理人往往只考虑最大限度地增进自身利益，而以损害委托人的利益为代价。这会影响委托人和代理人之间的信任关系。[②] 在医疗保险中，医、保、患三方都有各自的利益，都要维护自身利益的最大化，形成了微妙的博弈关系。医方可能诱导患者过度医疗（从而导致药价虚高、以药养医）、患者可能夸大自身的医疗需要（如夸大疾病严重程度、虚开药品费用、冒名顶替等）、医保机构可能存在治理不良与信任危机（缺乏透明度和责任制、滥用挪用资金等），这些都会导致医疗保险的事后道德风险。[③]

第四个方面的市场失灵表现是：医疗市场的严格准入性、高度专业性导致的区域性医生供需不平衡，由此而导致医疗资源的分配不均。一般市场的进入门槛较低，只要投入资本即可进入。但医疗服务涉及人的生命健康，关系重大，所以医疗市场有着严格的准入制度。严格的准入制度体现在进入医疗行业的机会成本很高，即要花费很多年时间的教育、培训和考试才能获得医生资格。这种高度专业化成为业外人士进入医疗行业的门槛。医疗市场的严格准入制

---

① 逆向选择来自于保险公司事先不知道投保人的风险程度，从而使保险水平不能达到信息对称情况下的最优水平。在新农合中，自愿原则诱导了逆向选择的形成；以大病统筹为主的设计模式是逆向选择的软肋。为了规避逆向选择的风险，可以辩证地看待参加新农合的自愿原则，实行“隐性”强制；采取大病与预防保健并重的策略；完善医疗保险品种的设计和信息甄别机制；建立信息管理系统，完善风险监控机制。参见黄小平《构建中国农村医疗保障体系研究》，中国财政经济出版社 2010 年版，第 219—229 页。

② 章延杰：《政府信用论》，上海人民出版社 2007 年版，第 49 页。

③ 黄小平分析了农村医疗保障领域中道德风险的生成机制和规避方法。比如，对医疗需求方规定适当的最低起付标准和适当的补偿比例、对医疗服务供给方采用契约合同和预付制、对医保基金管理部门加强管理监督和惩罚力度等，见黄小平《构建中国农村医疗保障体系研究》，中国财政经济出版社 2010 年版，第 232—241 页。

度会造成区域性医生供求不平衡的状况难以改善。不同地区的医疗人力供给能力是不平衡的。城市地区由于经济发达，医生培养体制健全，医生供给充沛甚至超过需求；农村地区对医生的需求也很旺盛，但由于医生培养体制落后，医生供给有限。[①]

最后一个方面的市场失灵体现在：医疗市场是行业控制型市场，由此形成行业垄断和效率低下。行业控制型市场是指在某个行政区域内，通常由几家权威医疗机构组成医疗网络，覆盖当地的医疗市场，它们根据所处的地理位置和自身的经营能力确定提供医疗服务的区域，从而划分整个医疗市场。这种行业控制型市场形成的原因有：医疗行业是一个受政府严格管制的行业，对医疗机构进入市场进行必要的行政审批是政府管制医疗行业的起点和基础；自 20 世纪 90 年代以来，医院的集团化运作十分普遍；高度的规模经济效益使大医院比小诊所更有竞争力。[②]

三　设定优先性：公平优先于效率

在医疗领域探讨公平与效率的关系，最朴素的直觉是：当二者不能兼容的时候公平要优先于效率。这种直觉实际上是最近几十年来人们一直呼吁的医疗保健权高涨的反映。

在卫生保健领域实行公平优先于效率的主要理由是：首先，如第三章所论证的，卫生保健权是每个公民都享有的基本权利，对于这种基本权利必须予以公平地实现，否则就违背了这种基本人权，这是最为根本的道德理由。其次，卫生保健的性质本身决定了它必须予以公平地分配，卫生保健作为社会公共事业，有很强的公益性和福利性特征[③]。第三，对于稀缺资源的社会利用，必须保证公平优先[④]。任何一个公民都对稀缺资源有基本的权利主张，所以必须公

---

① 梁鸿、褚亮：《试论政府在医疗卫生市场中的作用》，《复旦学报》（社会科学版）2005 年第 6 期，第 91—98 页。

② 同上。

③ 周雁翎：《公平、效率与经济增长：转型期中国卫生保健投资问题研究》，武汉出版社 2003 年版，第 83 页。

④ 同上书，第 84 页。

平地分配。最后，公平优先是社会主义的根本内在要求。如果社会主义没有实现基本的公平、公正，它的本质就会荡然无存，甚至连资本主义都不如，因为西欧的福利资本主义国家在卫生保健的公平性方面远远超越了中国当前的水平。

公平优先于效率的基本内涵有以下三个方面。首先，公平优先于效率，意味着在医疗领域不能完全采取纯粹市场的解决方法。这就需要有政府介入的国家化医疗解决办法。纯粹市场办法不能提供公共品，而这些公共品对于人们的健康是极为重要的，比如传染性疾病预防、疫苗、基础医学研究等。同时，纯粹按照市场办法分配医疗服务，会使得穷人、弱势群体无法享有基本的卫生保健服务，从而产生很不公平的现象。中国目前存在的“看病贵”就是这个问题的反映。

纯粹市场办法也有一些优点。在这种模式下消费者都是自掏腰包，所以它能够解决逆向选择和道德风险等市场不灵的问题，但是高额的医疗费用让个人不堪重负。与这些优点相比，它所存在的公平问题更加令人瞩目。鉴于纯粹市场办法的不良后果，基本上很少有人赞同这种完全市场化的办法。

其次，公平优先于效率，意味着政府要介入医疗保健市场，采取医疗保健服务的国家化，即医疗保健服务由政府按照公平原则向公众提供。这种方式能够解决许多市场不灵所带来的问题。因为医疗保健条件对所有人都相同，不存在逆向选择的问题，政府还提供疾病预防等公共品。但是相应的问题是要提高税收，以保证医疗费用的支出。

如果政府不介入医疗保健市场，不对医疗市场进行干预，将会带来严重的后果。第一，政府如果不考虑公共物品的非排他性、非竞争性及正外部性对服务供给方的影响，会导致公共卫生和基本医疗供给不足。第二，政府如果不解决信息不对称，医生会诱导需求，最终导致医疗费用高涨。第三，行业垄断如果没有政府抑制，会导致医疗服务价格高、供给少（看病难、看病贵），从而与提供

"安全、有效、方便、价廉"的医疗卫生服务的医改总目标[①]相违背。总之，政府对医疗保健进行干预的目的主要有两个：一是解决市场失灵问题；二是促进社会公平。

中国政府应该努力改善医疗服务分配的公平性，确保贫困群体获得基本医疗服务。当面对同一卫生问题时，贫困群体与富裕群体相比可能面临更大的风险；而采取同一项卫生干预措施，也会使他们获得更大的利益。因此，向贫困群体提供基本医疗服务可以取得极大的社会效益。

最后，公平优先的策略并不意味着医疗保健的政府干预没有缺陷。在干预措施中，国家一般限制医院收费和医生收入标准，来调控医疗服务的价格，从而满足低收入者求医的需要。但是这种限制往往低估了医生的劳动价值，降低了医生的工作积极性，从而为医生通过制度外的渠道获得利益和灰色收入（比如收取红包）埋下了种子。由于挂号费用很低廉，使得很多患者都涌向大医院、找名医，使得这些医院人满为患，要通过长时间的排队才能享受到服务。这是优质资源过度集中的反映。

政府在防止市场失灵的干预中，必须警惕造成"政府失灵"。政府失灵的表现主要有两类。一是政府过度干预，超出了必要的限度和范围。这种手段不仅不能弥补市场的不足，相反会限制市场机制的正常功能，扭曲经济关系，降低资源配置效率。二是干预范围或力度不够，或者干预手段选择不合理，这种情况会引起医疗保健市场的混乱。[②] 政府失灵的具体表现包括：产生代理成本，利用权力和特权导致不公、腐败；决策的非均衡性，受长官意志和精英人物的影响，或利益集团的操纵；存在有限理性和不完全信息；缺乏激励机制；成本与收入的分离等。[③]

---

① 根据新医改方案，"深化医药卫生体制改革的总体目标是：建立覆盖城乡居民的基本医疗卫生制度，为群众提供安全、有效、方便、价廉的医疗卫生服务。"

② 周雁翎：《公平、效率与经济增长：转型期中国卫生保健投资问题研究》，武汉出版社2003年版，第74页。

③ 钟东波：《市场与政府在配置医疗卫生资源中的作用》，《中国卫生经济》2000年第11期，第11—15页。

世界银行在《1993年世界发展报告》中对政府干预的缺陷归纳为三条：政府可能对干预措施在实际中如何运作做出错误的判断；政府可能不具备妥善的管理和实施政策的能力；政府对医疗系统内外的特殊利益集团抵抗力极低。[①] 同时，这份报告将政府干预的必要性也归结为三条：穷人通常无力承担提高其健康生活水平的医疗保健；有些促进医疗卫生发展的行动完全是公共品，或能创造重大的外部性，而私营市场根本无力承担；改善医疗保健和医疗保险市场的缺陷，提高人民的福利水平。[②]

在处理政府干预与市场机制的关系上，应该把握以下几个原则。第一，在不存在市场缺陷或者市场缺陷不明显时，应该充分发挥市场的作用。此时，政府的主要作用是制定相关的法律法规和技术规范，加强监督，保证服务质量和安全。第二，在市场完全失灵的情况下，政府应该完全代替市场发挥作用。比如预防保健、卫生监督等公共服务。政府应该根据经济发展水平，规划此类公共服务的规模和水平，纳入公共财政计划。第三，在存在市场缺陷、需要政府干预的情况下，应该根据实际情况综合评估市场机制和政府干预的成本和效益。如果政府干预的效益大于市场机制、缺陷小于市场缺陷，那么就采用政府干预；反之，则采用市场机制。[③] 总之，应该根据实际情况综合运用市场机制和政府干预手段，二者不可偏废。

政府在保证公平优先的同时，还应适当地兼顾效率的要求。由于税收非效率的每一块钱，都势必会减少人们购买健康保险和改善健康状况的机会，因此，政府必须转变职能，把有限的资源用在最急需救助、急需医疗服务的人群身上，而不是将它浪费在毫无效率的管理成本上面。如何合理地确定医疗保障的对象、保障水平，这也涉及资源分配时的效率。如果许多不需要的人得到了，而迫切需要的人却得不到，这显然是无效率的，也是不公平的。也就是说，

---

① 世界银行：《1993年世界发展报告》，中国财政经济出版社1993年版，第59页。

② 同上书，第53页。

③ 钟东波：《市场与政府在配置医疗卫生资源中的作用》，《中国卫生经济》2000年第11期，第11—15页。

医疗资源的分配要以公平为价值目标，但其具体的管理和运作也必须是有效率的。

总之，政府首先要保证公平，应该使全部患者享受“国民待遇”，实现医疗服务在贫困群体与富裕群体之间的平衡；在维护公平的前提下，应采取有效的措施克服市场失灵，提高医疗市场的运行效率。医疗保健在经济中和其他的商品和服务没有太大的区别。医生、护理、住院和其他的医疗服务等在供给上都是有限的。公众的需求往往是挑剔的、寻求高质量的，这已经远远超过了市场上存在的可供利用的资源的数量。按照消费者财富多少的纯粹市场办法来分配医疗保健，这是多少令人难以接受的，因为这会损害公众的健康，使许多基本需求得不到满足，从而加剧社会的贫困化。哪些是市场所统辖的领域，哪些是非市场机制能够发挥作用的地方，这些将是医疗保健问题中的难点。①

第三节　小结：价值分析

前文已详细地探讨了在卫生保健领域存在的两类伦理冲突：权利与善、公平与效率。针对这两类伦理冲突，笔者想对它们展开一种一般性的价值分析。

价值一般分为道德价值和非道德价值。像权利、善、公平、正义等都属于道德价值；像真理、美、效率等都属于非道德价值。道德价值与道德行为和道德事实相关，而非道德价值则与道德行为和事实无关。因此，我们可以看到权利和善的冲突是道德价值之间的冲突，而公平与效率之间的冲突则是道德价值和非道德价值之间的冲突。

从概念的外延上来看，道德价值包含三层内容：一是道德生活领域里具有正值（而非负值）意义的行为或事物，也就是在道德领

---

① ［美］保罗·萨缪尔森、威廉·诺德豪斯：《经济学》（第十六版），萧琛等译，华夏出版社1999年版，第293页。

域里有价值的行为或事物。二是指道德生活领域里一切可以进行评价的行为或事物的价值。在这个意义上，道德价值并非专指具有正价值的行为或事物，而是指称具有这种价值属性（不论是正值还是负值）的活动、行为或事物。三是由评价问题引出的事实与价值的区分和关系问题。在道德价值的三层内容之外，从道德价值的抽象意义和超越性层面来看，就会发现在道德领域里体现道德价值的行为，无非是对他人的尊重、关怀，或者对他人、社会的或多或少的自我牺牲。①

道德价值之间的冲突往往体现为人们对同一道德事实的不同道德认知和道德判断，它反映了人们在有价值的事实和行为面前的两难选择。道德价值之间的冲突也被称为道德两难、道德困境。这种困境存在的根本原因在于道德现象的复杂性、多样性，以及与之相伴随的道德价值的复杂性和多样性。

权利与善的冲突、公平与效率的冲突是现代社会产生的伦理冲突。这种伦理冲突在传统社会中尚不存在。在传统社会中，人们尚未产生权利的观念。权利的概念是近代以来由西方传入中国的，伴随着资本主义的发展和现代性的建构。权利与善的冲突在哲学层面体现为正当与善的冲突。而公平与效率的冲突则是市场经济仅有的伦理冲突方式，它不可能产生于自给自足的小农经济社会。

权利和善具有道德上的正价值，它们二者之间的冲突表现为两种正道德价值之间的不相容。也就是说，在两种都能够得到辩护的善之间，我们无法做出绝对的取舍，出现鱼和熊掌不可兼得的情况。不仅如此，对一方的取得将会导致另外一方的舍弃。因此，对于这种伦理冲突，最恰当的处理方式是通过反思的平衡或者优先取舍的方式进行道德权衡。任何一方主张价值的优先性都必须承担与法律类似的举证责任，证明自己的优先性具有道德上的合理性。并且，一方的优先性并不意味着另外一方面的价值就不具有道德上的重要性。在改变了的情景设置中，不具优先性的价值可能会反过来

① 龚群：《关于道德价值的概念及其层次》，《哲学动态》1998 年第 1 期，第 24—26 页。

压倒对方，从而具有优先性。这种道德权衡实际上反映了我们在道德上的实践慎思。

公平具有道德上的正价值，而效率在严格的意义上是与道德价值无涉的。因为效率只是反映了一种经济安排的最大化实践方式，在这种方式中，有限的资源在各种配置要素之间得到合理的安排，以产生最大的产值。在此意义上，效率不关心被分配的经济价值如何在个人之间进行分配，它只管将蛋糕做到最大，而不管蛋糕是如何被分配的。因此，公平与效率的冲突是道德价值和非道德价值之间的冲突。对于这种冲突，笔者主张道德价值优先于非道德价值。相比于一些不合理的经济配置、资源浪费等现象，道德价值显然具有更为重要的意义。为了社会的公平正义，笔者认为牺牲一些效率是值得为之付出的成本。同时，我们应该关注公平和效率可以兼得、一致的情况，而不要过多地注目于二者的冲突。

对于价值冲突的认识有以下三点必须注意。第一，价值冲突是一种客观的存在，其根源就在于主体多元化及其需要、利益和目标的差别和多元化。多元化的需要、多元化的价值取向以及需要与利益实现的多元方式涉及多重利益关系，使人们难以取舍，陷入道德冲突。价值多元论是现代社会的一个基本特征，它广泛地存在于人们的日常生活之中。第二，不能把价值冲突简单地等同于利益冲突或价值观念冲突。价值冲突虽以利益冲突为基础，但比利益冲突有着更宽泛和更深刻的内容。第三，现代社会中所遭遇的各种价值冲突基本上是在市场经济发展过程中出现的。市场经济造就了多元主体，也造就了多元主义的价值观，从而难免造成多元利益格局和多元价值诉求。①

① 马俊峰：《应重视对价值冲突问题的研究》，《哲学动态》1999年第7期，第25—27页。

第七章

制度论：卫生制度的公平考量

分配就是通过某种制度安排来实现资源的有效配置。这种分配并不一定预设某个人或者某种制度来进行配置，它也可以通过竞争性市场的方式来实现，所谓市场方式就是以人的支付和购买能力为标准进行的分配。按照丹尼尔斯的说法，基本的卫生保健制度必须在以下几个方面实现宏观的分配决策：社会提供哪些种类的卫生保健服务？哪些人可以享有这些服务，根据什么基础享有？谁来递送这些服务？筹资的责任由谁来承担？控制这些服务的权力如何分配？[①] 有关资金的分配决定着社会能够提供的卫生保健的数量和质量，这些决定深刻而广泛地影响着其他类型的分配。例如，分配给生物研究和医学研究的资金将影响到医生的培训项目，具体的资金分配将影响到医生的职业选择，包括就业地点和就业单位。

在本章中，笔者将主要从宏观层面来具体探讨卫生保健的分配正义问题。毫无疑问，这样一种探讨将涉及分配正义的实质性原则，对这些实质性原则的辩护将依赖于对具体情景的分析。

第一节　分配的问题与维度

一　宏观与微观

任何商品或者服务在供应相对短缺的时候都会面临分配的问题。卫生保健也是如此。就卫生保健的分配来说，面临着两个不同

---

① Daniels, Norman, *Just Health Care*, Cambridge University Press, 1985, p. 2.

层面或程度的问题，一个是宏观层面的分配，一个是微观层面的分配。微观水平的分配直接和个人相关，而宏观水平的分配不直接涉及个人；微观分配直接决定哪些人能够享有特殊的稀有资源或者服务，而宏观分配则决定资金和物品的整体使用，以及总的分配方式。当然，宏观和微观分配的区分只是相对的，实践中的决策可能涉及很多层次，而不只是单一的层面。

就整个国家的卫生制度而言，其所涉及的是宏观维度的分配。这主要包括几个方面：一是政府在卫生上的总投入数量，通常以它占 GDP 的比例来衡量；二是政府总卫生资源在“防”和“治”之间的分配，这通常体现出政府在医疗卫生中的角色和所坚持的原则，究竟是把预防和治疗置于何种地位；三是政府卫生支出在城乡之间的分配，它反映出在城市和乡村之间的卫生状况与差别，这一点很显然是由我们国家独特的二元经济结构体制造成的。

以中国目前的状况而论，上述三个方面都存在一定程度的问题。首先，虽然近几年来我国在卫生领域的总投资有不断加大的趋势，但是占 GDP 的比例仍然偏低。2014 年全国医疗卫生投入支出超过 3 万多亿元，达到历史上的最高水平，占 GDP 的比重为 5.56%。这个数据不但低于高收入国家（平均 8.1%），而且比低收入国家的比重还要低（平均 6.2%）。与中国同在金砖国家中的巴西和印度分别达到了 9%和 8.9%。这说明中国卫生费占 GDP 比重还有相当的增长空间。卫生总费用偏低，个人支出在医疗支出中的比例偏高，这是我国医疗卫生体系常常为人诟病之处。

其次，中国政府虽然提出了以预防为主、防治结合的方针，但是长期以来实行的是重治疗、轻预防的技术主义路线。由于对公共卫生的重要性认识不够，卫生投入中用于公共卫生的支出比例过低。特别是 2003 年的 SARS 疫情，暴露了我们国家卫生防疫体系的严重脆弱性。经过十多年的努力，中国的公共卫生状况虽然得到了一定程度的改善，但仍然存在不少的问题。主要表现在，卫生预算经费主要用于建设一些大型综合医院，购置高精尖医疗设备，公共卫生系统建设还很不完善，特别是基层公共卫生、初级医疗保健依然是最为脆弱的前沿地带，卫生防疫体系经不起风浪。[①]

第三，与中国经济发展的地区差异和城乡差异相一致，城乡之间的卫生资源分配也存在显著的差异，健康不平等现象仍然是一个较为突出的问题。医疗资源过度集中于城市的大医院，乡镇基层卫生院建设极其落后，在人力、财力、物力方面的投入十分有限。人力资源作为基层医疗资源的核心是其中最为头疼的问题，农村医务人员的专业素质偏低，优秀的医学专门人才难以在基层扎根，优质的医疗资源难以向基层下沉，形成了倒金字塔式的现象。

就具体的卫生资源分配而言，属于微观层面的分配，它更多地涉及个人在利用医疗卫生资源方面的公平性问题，而不是像宏观分配那样影响到一个地区、一个群体的普遍性制度问题。微观层面的分配与每个人的就医诊疗密切相关，它更能够反映出我们对于医疗现状的切实感受。举例来说，当只有一个捐献的器官可以移植，而有 6 个人需要或者有权利使用的时候，关于这个器官移植给谁的决策就是一个微观水平的分配。与此相反，国家该花多少钱在医疗卫生事业上的决策，其中又有多少钱花费在公共卫生、妇幼保健、器官移植等不同类别上的决策，都属于宏观水平的决策。

器官属于稀缺性卫生资源，所以器官移植涉及稀缺性卫生资源该如何分配的问题。稀缺意味着稀有而紧缺，即相对于人们无限多样、不断上升的需求来说，用以满足这些需求的有效资源的相对不足。器官资源属于技术含量高、费用昂贵、来源稀少、不可能实现普及的卫生资源。所以，对它的分配就涉及非常敏感而又十分重要的公平正义问题。对此，一方面要扩大器官来源、合理控制需求；另一方面，对有限的器官资源要建立一套能够得到伦理辩护和社会公认的微观分配原则。[②] 其中后者就显得尤为重要，因为现实情况永远是“求”大于“供”。

关于器官移植资源的分配原则与标准，主要有功利主义和道义

① 程新宇、卢启华：《SARS 反思：我国卫生资源宏观分配中存在的几个问题》，《医学与哲学》2003 年第 8 期。

② 朱校峰、伍林生：《稀缺卫生资源微观分配的研究》，《中国卫生事业管理》2010 年第 1 期。

论两类道德辩护。功利主义者认为，要以器官移植后对社会产生的最大效用为准则，按照候选者的地位、影响力、过去的贡献和未来可能的贡献来进行分配。道义论者认为，每个人的生命健康都具有至高的价值，都不能按照功利的计算来衡量，都应该得到平等公正的关怀。按照这种绝对的形而上的公正标准，在具体的方案选择中可能会选择先到先得、随机抽签、谁都不选择的方式。很显然，无论是功利主义还是绝对道义论的标准，都存在一些伦理上的难题。功利主义者的问题在于没有考虑到生命价值的平等性，以及个人对社会贡献大小的准确测量与公平问题。道义论者的困难在于，如何将一种抽象的生命价值原则以一种公平、公正的方式切实贯彻到器官资源的分配中。无论采取哪种看似公正的方式（抽签、先到先得、谁都不选择），似乎都存在道德上的瑕疵。

因此，有必要尝试建立一套可以得到较好伦理辩护的器官移植资源的微观分配机制。一般而言，应该由相关专家和社区代表组成的生命伦理委员会来决定微观分配，这是在分配机制上的组织性保证。同时，应该建立一种实质公正和以医学条件为标准的微观分配机制，以此来保证分配原则的实质性内容。[①] 这里主要有三类实质标准，医学标准、社会价值标准、个人和社会的应付能力标准。医学标准是指医生根据当前医学发展水平、病人的具体情况、医生的技术水平来筛选合适的器官受体。社会价值标准是指根据病人的价值因素筛选器官移植的受体，包括照顾性、前瞻性、家庭角色、科研价值、余年寿命等原则性考虑。个人应付能力是指病人配合治疗的能力，给予合作的病人比不合作的病人优先考虑。社会应付能力是指与疾病治疗相关的日常生活条件，如家庭生活环境、经济条件、社会支持能力等。对于这些不同的实质性标准，应该考虑它所适用的条件、范围、对象，伦理委员会应该根据实际情况，反复权衡，做出慎重的理性决策。

---

① 钟林、雷瑞鹏、方鹏：《关于我国器官移植资源微观分配的再思考》，《中国医学伦理学》2010年第2期。

二 四个层次的分配

在国家和整个社会层面上，有四个维度的宏观分配。其中每一个层面的分配都包含一些相互竞争的项目，它们为了争取相同的资源而有竞争关系，或能够相互替代。当然，这四个维度是相互关联的。①

第一，国家整体预算的分配。这个维度的分配决定国家的整个预算在国民经济各个部门之间的整体分配。国家必须在教育、医疗、交通、文化、国防等各个部门之间进行合理的分配。其中与卫生保健相关的是国家在卫生领域投入多少资金、占 GDP 的多少比重。由于健康并不是唯一的价值，所以分配在卫生领域的总体费用与国民经济其他的各个部门处于相互竞争的关系，它们都需要去争夺有限的资源。

有些人认为这个层面的国家分配是一个政治问题，而不是道德问题。它应该在政治的层面上解决，只要它通过政治上的公平程序来决策，并反映人们的价值观、偏好和优先选择。只有在这个政治性的层面，才能决定用于卫生保健的公共资金是否充足。照此观点，如果国家分配给国防和太空开发的资金多于卫生项目，那么个人是没有权利抱怨其公正性的。

这种观点有其合理性，但不完全对。主张通过政治的公平程序来决策，这符合现代民主国家的决策制度。但是，如果一个社会分配的资金不足以维持一个最低限度的卫生保健，那么这个制度就是不公正的。体面的基本额度必须予以保证，否则公民的基本卫生保健权利就得不到保障。

第二，卫生预算领域的分配。接下来就是对国民经济分配给卫生领域的资金进行细分，其中重要的一项就是决定分配多少资金给卫生保健。卫生包括了多种多样的项目，而不仅仅是卫生保健，比如职业安全、环境保护、消费者保护、食品药品安全等。因此，“卫生资源（health resources）”泛指整个社会的整体卫生资源，它

① Beauchamp & Childress, *Principles of Biomedical Ethics*, fifth edition, pp. 250-253.

不同于卫生保健（health care）和医疗保健（medical care）[①]。很多时候，平等分配医疗保健并不是促进健康机遇平等的最有效策略，因为生活标准、住房、环境卫生都影响到了个人的健康。

第三，卫生保健预算的分配。一旦决定了多少资金用于卫生保健，下一步就是要对卫生保健资金进行细分，就是要选择哪些特定的项目予以资助。其中一项很重要的任务就是在预防和治疗之间的分配，也就是公共卫生和医疗之间进行分配。在医疗领域的花费往往十分庞大，而取得的效果也许并不那么有效。在很多情况下，预防性的保健比医疗保健更有效，更能有效地减轻病痛、提升健康水平、挽救生命、降低成本。并且很多疾病在目前的医学水平下是无法治疗的，只能通过预防，比如艾滋病。当然，社会在预防和治疗之间的选择策略取决于疾病成因的知识，比如是个人行为因素、环境因素还是疾病导致。例如，小儿麻痹症的接种预防和牙病预防是两个很好的预防性保健的例子。

预防性的保健通常只是减少患病率和死亡率，它针对的是不特定的个人，体现为数据统计上的生命（statistical lives）；而医学治疗通常针对特定的个人。人们可能更加乐意支持将关键性的治疗分配给特定的个人，即使有证据表明预防性的保健更加有效。当私人资金不足以支持一个昂贵的医学治疗，并且有公共资金可以利用时，公众就会对公共资金的分配模式十分警觉。我们的道德直觉常常面临着两种相互矛盾的处境：分配更多的资源以拯救那些有医疗需要的人，以及分配更多的资源以防止人们陷入这种需要之中。

另外一个问题是各种疾病和伤害在卫生保健资源分配中的优先性问题。例如，心脏疾病是否比癌症更有优先性？为了决定各种医学需要的优先性，必须考察各种疾病的不同要素，比如疾病的传染性、频率、成本、疼痛和痛苦程度、对寿命和生活质量的影响等。

第四，对病人的稀缺性医疗资源的分配。在原则上，人的健康需求是无限的，卫生保健制度不得不面临着资源稀缺性的现实处境，每个有需求的患者并非都能够最终获得特定形式的卫生保健。

① 本书所指的“卫生保健”包括医疗保健和公共卫生。

有时候，一些特定的医疗资源会分配给特定的病人或某个阶层的病人，比如肾透析、心脏移植、重症监护室的床位、胰岛素等。当某种疾病威胁到人的生命安全时，这种稀缺性医疗资源的分配决策就变得更为困难。常见的分配方式有：排队（先到先得）、按个人支付能力等。当然，有很多不公正的现象发生，比如利用特权和关系插队。

上述前面三个和第四个层面的分配是相互联系的。第三个层面的分配对第四个层面有很大影响，它部分地决定了病人选择的范围和必要性，因为它决定了特殊种类资源的供应和可利用性。而第四个层面面临的分配压力有可能导致对第一个层面的宏观分配进行修改。例如，透析机分配的艰难决定，将会促使政府投入更多的资金来购买更多的设备，以满足病人肾脏透析的需求。第四个层面的分配属于微观层面的分配。

三　三种公平性

在卫生领域涉及三种类别的公平性问题。首先是卫生筹资的公平性，即解决钱从哪里来的公平问题。其次，是卫生资源分配的公平性，它解决资源到底分到哪里去的公平问题。第三是卫生服务利用的公平性，即谁最终享有医疗资源。广义的卫生资源分配公平性包括这三个方面，上面所说的第二个类别的公平性实际上是一种狭义的卫生资源分配公平。①

卫生服务筹资的公平性是指根据收入或支付能力来筹集卫生服务经费，它分为水平公平和垂直公平。水平公平是指具有相同支付能力的人应支付相同的费用，这反映了相同经济地位的人应该被同等对待。垂直公平是指具有不同支付能力的人支付的卫生费用不同，支付能力高的人应该支付更多的费用，支付能力低的人则可以负担较少的费用，支付和支付能力正相关。这说明处在不同经济地位的人应该不同对待。如果对穷人和富人征收同样的税收，这叫比

---

① 以下关于三种公平的论述参考了应晓华等人的论述。应晓华等：《卫生领域中的公平性和筹资公平性》，《中国卫生经济》2004 年第 23 卷第 1 期，第 52—54 页。

例税制；如果对富人征收更高的税率，这叫累进税制；如果对穷人征收更高的税率，这叫累退税制。

应该将卫生筹资纳入社会筹资再分配体系的组成部分之中，而不是单纯地在卫生领域内予以考察。卫生筹资的目的是为了获得卫生服务，因此，这就意味着不应该存在或出现由于卫生服务利用差异造成的居民收入不公平状况。它要求在卫生筹资之前和之后，居民收入分布的公平性不应该有所恶化，相反应该有所改善，否则医疗卫生将加剧社会的贫富分化。

据此，可以导出服务筹资公平性的几个原则。（1）如果居民A的收入比居民B的收入高，则居民A缴纳的筹资额也应该比B纳的筹资额高。这要求居民缴纳的筹资额应该根据其收入的不同有所不同，对于某些特别贫困的居民，可以免除缴纳。（2）如居民A的收入比居民B的收入高，则居民A缴纳的筹资额占其收的比例，也应该比B缴纳的筹资额占其收入的比例高。这要求缴纳的筹资比例应该根据收入的不同而有所不同。（3）如果居A的收入比居民B的收入高，则缴纳税收筹资后，居民A的收是应该比居民B高。这意味着如果按照收入对所有居民进行排筹资前和筹资后的居民顺序应该是不变的。[1]

卫生资源分配的公平性主要指按照某种标准（功利、社会价值、支付能力等）来分配卫生人力资源、物的公平性。卫生资源分配的公平性会直接影响到卫生服务利平性。洛伦兹曲线（Lorenz curve）[2] 和基尼系数（Gini coef）[3] 是用来描述和评价卫生资源配置公平性的最常见方法。

---

① 应晓华等：《卫生领域中的公平性和筹资公平性》，卫生经济》2004年第23卷第1期，第52—54页。

② 洛伦兹曲线是指，在一个总体（国家、地区）内最贫穷的人口计算起一直到最富有人口”的人口百分比对应各个人口百分比的比的点组成的曲线。洛伦兹曲线用以比较和分析一个国家在不同时代或者不同一时代的财富不平等，该曲线作为一个总结收入和财富分配信息的便利的图到广泛应用。一般来讲，它反映了收入分配的不平等程度。弯曲程度越大，收不平等，反之亦然。

③ 基尼系数，是20世纪初意大利经济学家基伦兹曲线所定义的判断收入分配公平程度的指标。它是比例数值，在0和1之际上用来综合考察居民内部收入分配差异状况的一个重要分析指标。通常把收入分配差距的“警戒线”。

卫生服务利用的公平性包括水平公平和垂直水平。[①] 卫生服务利用水平公平主要是指相同的卫生服务需要应该获得相同的卫生服务利用，这体现了相同情况相同对待的原则。它包括以下几个方面的标准：（1）相同的卫生费用支出能否满足相同的卫生服务需要，例如在所有治疗急性病的医院，每床日均护理费应该相同。（2）相同的卫生服务需要能否获得相同的卫生服务利用，例如疾病严重程度相同的两个病人获得的住院时间长短和治疗方案应该是一样的。3）相同的卫生服务需要是否有相同的卫生服务可及性（accessiility），如健康状况相近的病人其就诊等候时间应该相同。（4）相队群应有相同的健康状况，例如同一国家不同地区间，具有相似特人群的患病率和死亡率应该相同或相近。

卫生服务利用的垂直公平主要是指具有不同卫生服务需要的人群，该获得不同的卫生服务利用，或者对于不同健康状况的个体需要供不同的卫生服务。垂直公平体现了不同情况不同对待的原则，括以下两个标准：（1）对相同的卫生服务需要应该根据个体具状况提供不同的治疗，如当老年人和年轻人都患阑尾炎时，对人的治疗可能是保守治疗，而对年轻人的治疗是手术。（2）对同的卫生服务需要应该根据个体具体卫生服务需要状况提供不同疗，如骨折和阑尾炎的治疗方式就是不一样的。

卫生中的三种公平性是相互关联的，其最终目的都是为了实现人群公平性。要改善健康公平性，就必须做到卫生服务利用的公平要实现卫生服务利用的公平性，就要求提高卫生服务可及性公生资源配置的公平性和卫生筹资的公平性。

四　可及

卫生服务（health services accessibility）是衡量与评价卫生服务系统公平率与质量的主要指标，它是卫生系统的中间

---

① Donaldson 和 Ge两种公平给出了明确的定义和标准，See, Cam Donaldson and Karen Gerard, *Econon'th care financing: the visible hand*, New York: St. Martin's Press, 1993.

绩效目标之一，而不是终极目标。[①] 它将卫生服务系统和服务人群联系在一起，是卫生系统绩效评估和卫生政策制定的关键因素。可及性的好坏影响到消费者满意度和健康状况，只有健康才是卫生系统的最终目标。有效可供性受到在何地、何时、以何种价格提供何种服务的影响。卫生系统的资金、给付制度和组织结构都将影响到提供何种服务以及何种标准质量的服务。

可及性是一个非常复杂的概念，不同的学者给出的定义是不一样的。例如，Penchansky 和 Thomas 认为可及性包括五个方面[②]：（1）可得性（availability）：现有卫生服务资源的数量、类型和患者的数量、需求类型之间的关系；（2）可接近性（accessibility）：卫生服务提供方和患者之间的位置关系，考虑患者的交通资源、旅行成本、距离远近和时间成本；（3）可容纳性（accomadation）：卫生服务资源的组织提供方式和患者适应这些因素的能力之间的关系；（4）可承受性（afordability）：卫生服务的价格与患者的收入、支付能力及现有医疗保险之间的关系；（5）可接受性（acceptability）：患者的个人态度和提供方行医的实际特征，以及服务提供方对可接受的患者的个人特征的态度之间的关系。Peters David 等人建立了一个四个维度的概念框架[③]，包括：（1）地理可及性（geographic access）：到卫生服务机构的自然距离或者旅行到该地点所用的时间；（2）可得性（availability）：为有医疗需要的人提供恰当的服务，如人们就诊的时间相对合理，有能够解决患者需求的医疗服务；（3）经济可及性（financial access）：医疗服务的价格、药品价格与患者的购买意愿和支付能力之间的关系；（4）可接受性（acceptability）：卫生服务提供者如何满足患者和居民社会关于医疗卫生的期望与社会文化需求。

---

① 卫生系统的中间绩效指标有三个：效率、可及性与质量。参见：Marc J. Roberts etc.：《通向正确的卫生改革之路》，第 6 章“卫生系统绩效评价”。

② Penchansky, R., Thomas, W., “The concept of access: definition and relationship to consumer satificiation”, *Medical Care*, Vol. 19, No. 2, 1981, pp. 127-140.

③ David P., Anu G., Gerry B., “Poverty and access to health care in developing countries”, *Annals of the New York Academy of Social Sciences*, Vol. 11, No. 36, 2008, pp. 161-171.

由此可见，学者们的定义虽然有所不同，但其所指的概念内涵基本一致，并无太大的差别，其中最为核心的因素可分为两个维度。首先，它仅指在某地区是否提供某种服务，这称为物理可供性，它通过比较人群中的有效投入的分布来测量，比如病床、护士、医生数量等。其次，它是指有效可供性，这层含义可能更加接近可及性的本意。也就是说，居民如何更为方便地获得卫生服务。物理可供性和有效可供性之间的差别可以通过比较影响可及性的各种障碍（如成本、交通时间、较差的服务、候诊时间等）来区分。如果这些障碍使得人们无法利用医疗服务设施，那就是物理可供性。①

可及性的好坏取决于多重因素，受到各个方面的影响。美国的健康医学会在其 2004 年版的卫生保健术语词汇表中，认为可及性是个人获得适当的卫生保健服务的能力，阻止可及性的障碍有四种②：金钱方面缺钱、地理方面距离远、卫生服务机构缺乏、社会歧视和语言障碍。实际上，可及性的障碍主要有三大类别：个人障碍，患者对卫生服务需要的认识，对服务的态度、信念，以及过往的就医经历，都会对患者看病就医的可及性产生影响，当然这种主观的态度和行为受到社会文化及环境约束的影响；经济障碍，即通常所说的“看病贵”，医疗服务的收费过高，而患者支付有困难；组织障碍，即通常所说的“看病难”，表现为医疗机构相对不足、优质资源相对稀缺、大医院的过度拥挤、超长时间的等待。

就可及性的量化测评而言，安德森认为应该从四个方面来测量它的可及性：环境因素、人群特征、卫生行为、健康结果。③ 其中，环境因素包括卫生系统的内部环境和外部环境；人群特征主要是指人口学特征、社会结构（个人、家庭、社区）、健康信念、认知评价等方面；卫生行为指人们与健康相关的行为模式及特征，如是否

① ［美］Marc J. Roberts etc.：《通向正确的卫生改革之路》，任明辉主译，北京大学医学出版社 2010 年版，第 133 页。

② Acadeny Health, *Glossary of terms commonly used in health care*, Washinton DC: Acadeny Health, 2004.

③ Anderson R. M., *Behavioral model of families' use of health services*, Chicago: Center for Health Administration Studies, University of Chicago, 1968.

抽烟、酗酒、经常锻炼身体、心态乐观；健康结果包括主观上的认知健康状况、客观上的健康状况。为了评价可及性，需要收集足够多的关于卫生服务的各种数据，比如价格、服务水平、候诊时间、文化可接受性等。但这并不容易。因此，可及性经常指可得性、可利用性（availability），尽管二者存在更大的差别。对于低利用人群而言就缺乏可及性，但实际上利用仅仅是可及性的一个方面，利用只是部分地反映了可及性。即使患者可以获得服务，但他可能出于各种障碍因素并不选择去利用服务，这个时候即使存在可利用性，其可及性（有效可供性）也是较差的。

Peters David 在概念界定的基础上，构建了一个卫生服务可及性评估的系统框架。他认为卫生服务质量是其中心环节，最终会影响到人们的身心健康。所有的相关因素都是围绕着医疗卫生服务的质量展开的，质量的高低决定了人们所能够享受到的有效医疗资源的品质，在很大程度上决定了人们的幸福健康生活水平。如图 7—1 所示，圆圈左边的是决定卫生服务可及性的宏观政策环境，以及个人和家庭的经济收入水平，这些实际上属于健康的社会决定因素，它们都在不同程度上参与了健康和疾病的建构。这一点与我们在第二章中所探讨的内容相互印证。

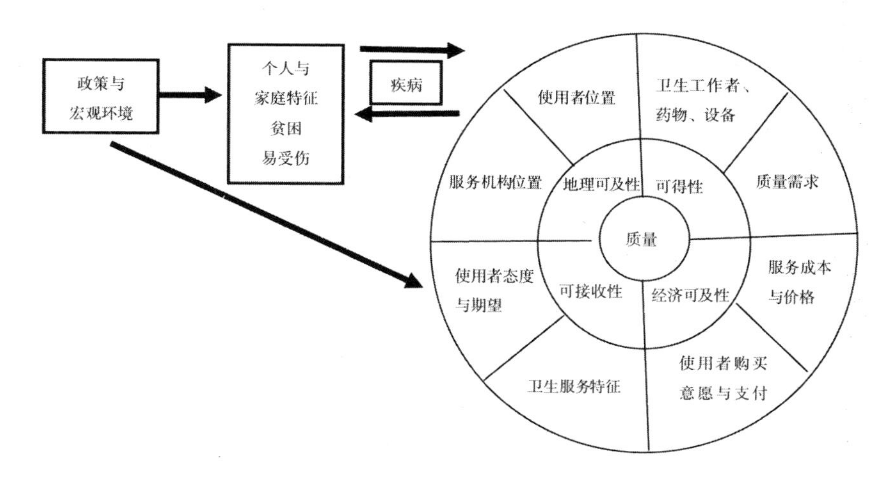

图 7—1　卫生服务可及性评估框架

为了提高可及性，就需要综合考虑各个方面的因素，有针对性地制定有效的社会卫生政策，切实提高可及性水平。可行的政策措施包括，发展当地经济，加大政府卫生投入支出；建立全面覆盖的全民医疗保障制度，提高广大偏远农村地区的参保水平；完善城乡医疗救助制度，实施困难群体的大病补偿制度，减轻其卫生服务利用的经济负担，控制因病致贫、返贫的现象发生；加强基层医疗卫生服务机构建设，针对可及性最差的农村地区和城市社区，合理配置卫生资源，促进医疗卫生资源向基层下沉和倾斜，建立稳定的基层卫生人才队伍和有效的激励机制，确保基本卫生服务的可持续性和均等化；积极探索城乡医疗统筹的层次，至少在大病上实现城乡统筹，建立双向转诊制度，促进现有医疗保障制度的衔接性。

五　优先性设定

优先性设定（priority setting）是指在各种相互竞争的医疗卫生服务需求方之间，选择最为恰当合理的接受者，将有限的卫生资源提供给他的一套理性程序和方法。之所以要进行这种设定，是基于资源稀缺性的现实考虑，因为针对患者不断上涨的医疗需求而言，高质量的医疗服务始终是相对有限的、不足的。按照平等主义的伦理要求，每个符合条件的人都有权利去获得。但这实际上是不可能的，因此存在一个权衡取舍的问题。按照一种理想化的标准，各取所需是最为人性和人道的方式，但面对现实我们只能退而求其次做出妥协。这种方法既可以应用在宏观层面，也可以用在微观层面。当然，按照此前的分析，这两个层面并无截然的界限。

优先性设定的第一个方法是成本效果分析（cost-effectiveness analysis），其中最重要的版本是成本效用分析（cost-utility analysis）。按照这种方法，健康上的受益根据预期的健康收益来测量，而成本则根据资源的消费来测量。这种方法的目标是功利主义的：用最少的钱产生最大的健康受益。健康受益被量化计算，对生命长度和生命质量进行测量。这种测量方法最常见的是质量调整生命年（quality-adjusted life years，QALYs）。

这种方法遭到了自由主义者、平等主义者和社群主义者的强烈反对。采用这种方式会歧视婴儿、老人和残疾人（尤其是重症晚期病人和丧失生活能力者），并且如何测量生命质量上的受益也是不确定的。它很可能产生一些让人无法接受的、在道德上不允许的优先性决定。例如，如果某种医学干预（比如关节炎药物）能够提供更多的生命质量上的改善，那么是否应该放弃挽救生命的医学治疗（比如心脏移植）？我们似乎无法简单地说前一种选择就具有绝对的优先性，按照人的道德直觉，能够解决重大疾病的心脏移植似乎具有更大的道德诉求权利，而不是只是解决关节疼痛的相对不那么严重的疾病问题。因为很显然，没有关节炎药物，一些人可能遭遇较为长期的疼痛折磨；但是没有心脏移植手术，恐怕一些人就会很快地离开这个世界。无论如何，这里存在着一个深刻的道德冲突，在我们理性和道德直觉之间似乎永远无法达到一种恰当一致的平衡。

对于这个问题，在医学伦理和健康政策上并没有一致的、确定的答案。一般而言，使用效用分析的策略提供了有用的数据，它可以供政策制定者和公众进行分析和权衡，与其他的道德因素进行综合考量。公众的偏好、对各种政策选项的合理论证、伦理知识以及健康政策可能限制或取代单纯的效用分析，克服由 QALYs 带来的片面性。

第二种优先性设定的方法抛弃了直接诉诸正义理论的努力，转而寻求民主程序的合法性。这是一种程序正义的道德要求，通过审慎的、公平的程序机制，来获得最终的优先性决策。这种方法诉诸多数裁决制，即我们在理性上相信或者至少是认同大多数人做出的选择是正确的，或者至少看起来是符合大多数人的想法、价值观的。它是一种以过程的公平性来确保结果的正当性的有效途径，是现代人经常使用的一种方式。但它也无可避免地存在伦理上的争议。不管这种民主机制如何公平，多数人的偏好选择的结果有可能是不公正的。道理很明显，多数人同意的结果符合多数人的偏好，而少数人的偏好则无法得到体现和满足。我们永远无法保证多数人的选择是绝对正确的，挂一漏万的情况事实上也经常存在。多数人的选择提高了理性化的正确性概率，但是无法实现所有人的权利都能够得到保障。多数人的决定很有可能演变成多数人的暴政，这跟少数人的暴政（例如封建皇帝的集权专断）没有什么本质上的差别，只是程度上、数量上的差异而已。

民主程序决策的机制反映了蕴藏在现代社会中的深刻分歧，这种分歧在各种不同的正义理论中得到了表达。然而，民主决策机制在以下几个方面仍然是不清楚的：什么东西构成了一个公平的民主程序，如何避免不公正的结果，参与审议决策的公民是否真正满足审议民主的要求，以及他们能够在多大程度上达成一致。实践中的民主决策常常会遭遇各种不同的、甚至相互冲突的正义理论，以及具体情景中的不同价值选择。因此，在卫生保健的分配中，对于纯粹程序策略的方式必须保持基本的怀疑。

纯粹的程序策略一定要与实质性的价值内容结合起来才能发挥其应有的作用。在一种实质性的正义原则下，选择公平的程序来达到心中的理想选择，才是最为合理的方式。例如，在分蛋糕的案例中，假设每个人都喜欢吃蛋糕，且都是自私自利的，没有人愿意放弃分享蛋糕的权利（虽然我们在道德上鼓励奉献精神），如果选择其中一人来切蛋糕，那么这个人是不能够第一个拿蛋糕的，他只能在最后才拿剩下的那一块蛋糕。否则，他肯定先切一块最大的部分给自己，而不是让渡给别人。“先切蛋糕者，最后拿蛋糕”的原则就是一个纯粹程序正义的方式。这种方式的使用是与我们心中已经存在的正义观结合在一起的，在未分配蛋糕之前我们已然对什么是正义的分配方式有一个基本的价值判断。如果我们改变事实的前提，假设其中有一个人饥饿得快要死亡，如果得不到更大的一份蛋糕就会死亡的话，那我们就要重新思考该如何分配蛋糕的方式和程序了。很有可能的是，大家一致同意优先救活这个濒临死亡的人，而不是每个人都得到他原本应该得到的那一部分。这反映的不仅是生命权的优先性，而且是我们对于道德实践慎思的灵活应用。

第三种优先性设定的方式诉诸公民的偏好满足。例如，可以用成本价值分析（cost-value analysis）的方法取代成本效用分析。[①] 当

---

① Eric Nord 主张采用这种方法。See, Eric Nord, *Cost-Value Analysis in Health Care: Mking Sense of QALY's*. Cambridge: Cambridge University Press, 1999.

人际间的比较和交换出现时，可以直接诉诸公众的偏好，可以直接询问他们希望选择什么。以这种方式作出的选择很可能不同于成本效用分析作出的决定。偏好的满足是经济学上使用的概念，福利经济学常常使用这种判断方式。基本的前提是，每个人的偏好、喜好的满足构成了其幸福快乐的源泉，为了提高每个人的幸福指数，就要不断地提供符合其生活方式、兴趣爱好的市场化产品。这也是市场经济蓬勃发展的动力所在，当人们的需求萎缩时，经济发展就会呈现出相应的衰退，GDP 的增长就会受到限制。经济衰退会导致就业、财政、社保等一系列的社会问题，为了解决它，就需要采取积极的经济刺激措施，以有效的手段扩大内需。

这种方式也存在很多问题。首先，如何公平地构造一个问题，使得该问题本身没有直接决定了问题的答案。这里面实际上存在着个人偏好和真正的需要之间的差别，在第三章中我们已经讨论过这个问题。纯粹的个人偏好能否成为判断其道德优先次序的良好方式，在这里是值得怀疑的。如果基本的卫生保健需要得到了满足，在此之外的更高需求似乎可以被恰当地界定为个人偏好，此时才能够构造一个偏好性问题。但是，这里的程度问题，该如何拿捏得准是一个很大的考验。针对有钱的富人们提供的高级医疗服务，应该属于这种类型。但是，当一个社会还存在着大量的穷人，且他们的基本医疗需要都还没有得到满足，我们在道德上又该如何去为富人们额外奢侈享受做出恰当的伦理辩护呢？基本的道德直觉告诉我们，这里面存在着巨大的不公平性问题。

其次，即便是我们能够克服人们道德直觉上带来的冲突，又该如何恰当地提问，使得公众真正地理解该问题，而不至于误解，这也是一个棘手的问题。公众的认知和理解，一方面受制于客观的现实状况，即现有的医疗资源的分配状况，以及它们在各个社会阶层之间的分配差异；另一方面也受制于社会舆论的价值选择，即普遍的社会氛围主张什么样的权利是符合人们的公平正义观的。如果我们要容忍一部分人在大多数人的需要满足之外，还有更高、更新奇的偏好满足，那么这表明该社会的包容性足以令人赞赏，却是以该社会中的物质财富、医疗资源的充足性为基本前提的。一个社会在多大程度上能够接受贫富差别，能够不那么炫富、仇富，这依赖于该社会的文化价值观。容忍性的好处在于，它们为少数有野心的人带来生活提升的可能性，以及为那些有冒险精神的人提供了额外的精神奖励，鼓舞他们为人类生活的多样性开创新的天地。这么说也似乎并无不可，但是我们究竟应该花费多大的代价呢？它与公平正义的道德直觉究竟该如何找到恰当的平衡点？

最后，如何评估偏好的合理性，这也是一个非常棘手的问题。并非所有的偏好都是合理的，有些偏好带有歧视性。对一些人有利的偏好，对另外一些人可能会带来不利的处境。比如，在一个隐私文化还得不到尊重的社会环境中，人们的无意行为可能会对艾滋病患者等社会弱势群体带来深刻的伤害。在此，根本的问题在于如何引导公众的偏好并对它进行加总，并且为什么偏好本身在公共政策中占有突出的分量，这也需要很好的伦理辩护才能够予以贯彻执行。只有明确地回答了上述问题，诉诸公众的偏好才具有合理性。

第四种方式诉诸罗尔斯的正义理论。按照丹尼尔斯的说法，我们应该将卫生保健的优先性给予那些在社会制度中处于不利处境的人，比如那些受到歧视的黑人。[①] 这一点显然来自于罗尔斯对差别原则的考虑。处于社会不利处境中的人之所以缺乏医疗保健，主要是由于社会制度的不公平造成的，而不是由于个人原因造成的。不正义的社会制度（包括不正义的卫生制度）造成的个人健康问题，应该优先得到治疗。

罗尔斯的差别原则符合人们通常的道德直觉。如果不利处境中的人本身受到了社会不公正的待遇，那么他们完全可以合理地寻求一种补偿正义，对自己的弱势遭遇予以合理的纠正和补偿。然而，谁是社会中最弱势的群体？是否每个宣称自己是弱势的人都可以主张这种优先权？当一个社会达到了很富足的阶段，并且每个人都享有很完善的福利保障时（像北欧的高福利国家），是否还存在所谓的不利群体？为什么不利群体的处境必须由全社会来买单？这些问

① Daniels, Norman, *Just Health Care*, Cambridge University Press, 1985, p. 305.

题都是不明确的，罗尔斯也似乎没有那么详细地解答这些问题。当然，他的理论焦点也不在这个地方。

种种方法的缺陷表明，在抽象的层面上，我们还没有找到一种可以完全接受的优先性设置策略。也许理想的、毫无争议的设置方式是不可能的。对于它们的争论反映了深刻的道德分歧。在自由、效用、平等和社群等价值之间，当代社会尚未找到一种一致性的认同。但是，这并不意味着我们对这些问题毫无办法，也并不意味着在现实生活中我们无法采用任何一种优先性设定方法。事实上，我们更为经常地使用这些办法中的其中一种。在此，一种更为理性的解决办法是将它们放置在微观的具体情境中进行权衡考察，因为问题始终是有条件的、现实的。解决伦理争论的机制不在于宏观的道德论证，尽管这种论证具有基础性的道德地位，而在于微观的伦理辩护和应对策略。生命伦理委员会和医院伦理委员会作为一个机构性的设置，它的出现就是为了解决这个问题。无论如何，我们虽然无法做出一个在道德上毫无瑕疵的价值选择，但是一种更加理性化的、人性化的道德抉择仍然向我们敞开了大门。这不仅是我们每个人作为一个“道德人”存在的前提和基础，也是现代社会伦理建构的基本方向。

六　年龄与分配

在卫生资源的分配中，年龄通常是一个考虑的相关因素。有时候，健康政策对老年人有利，例如在美国针对老年人的医疗照顾计划（Medicare）。有时候，健康政策又对老年人不利，例如在英国将临终阶段的老人排除在肾脏移植和肾透析之外。美国的器官移植政策也偏向于 18 岁以下的年轻人，给 11 岁以下的等候者额外加 4 分，11—17 岁的等候者额外加 3 分。[①]

将年龄作为一个重要的参考因素来分配卫生保健资源，称之为以年龄为基础的分配（age-based rationing）。以年龄为基础的分配

① Beauchamp, Tom L. & Childress, James F., *Principles of Biomedical Ethics*, Fifth edition, Oxford University Press, 2001, p. 260.

涉及治疗优先性的分配，即将有限的资源分配给一个特定的病人，如肾透析治疗。年龄是一个生存可能性指标，在选择病人做器官移植手术时是一个值得考虑的因素。年轻人在移植手术之后通常比老年人活得更长。如果将 QALYs 作为一个重要的衡量标准，那么年轻患者比老年患者的质量生命年显然更长。

老年人通常花掉了社会大部分的医疗资源，而他们可能仅仅占据社会总人口中的很小一部分比例。随着全球老龄化速度的加快，老年人所花费的医疗资源也将逐渐增多。在有些发达国家，65 岁以上的老人在卫生保健上的消费超过了所有 65 岁以下人口的总消费。例如，比利时 65 岁以上人口的卫生保健消费是 65 岁以下人口的 1.5 倍，芬兰是 5.5 倍[①]。因此，这里提出了一个伦理问题：究竟应该给予老人们多少医疗资源才是恰当的、合理的？

丹尼尔斯为以年龄为基础的卫生保健分配提供了一个有影响力的论证。[②] 他诉诸审慎的人生历程解释（prudential life span account）。卫生保健应该在人的一生中进行分配，而不是在某一个时间点上进行分配。每一个年龄组实际上代表一个人一生中的某个阶段，例如 40 岁那一组代表了人一生中 40 岁那一年。卫生保健分配的目标就是要在人生各个阶段之间进行分配，当然分配是在特定的卫生保健制度下进行的。作为一个审慎的理性决定者，我们将在人生各个阶段进行合理的分配，以保证我们能够活到一个正常的生命年限（a normal life span）。对于那些减少活到正常生命年限机会的分配模式，我们显然会拒绝之。按照这种方式，我们可能会将某些用于老年人的医疗资源转移给年轻人，以保证年轻人活到一个正常的生命年限。总之，我们应该以理性的方式，将每个人活到正常生命年限的机会最大化，防止人们因疾病而早死。

丹尼尔斯的论证实际上预设了一些基本的理论前提。首先，他把每个人应该度过多长的生命年限看作是一个合理的生命长度，由

---

① Beauchamp, Tom L. & Childress, James F., *Principles of Biomedical Ethics*, Fifth edition, Oxford University Press, 2001, p. 260.

② See Daniels, *Just Health Care*, ch. 5, *Am I My Parents' Keeper*? New York: Oxford University Press, 1988.

社会的平均寿命来衡量，那些没有达到这个寿命的人在医疗资源的分配中应该得到优先照顾。这种方式实际上会减少那些超过平均寿命的医疗资源供给量。但事实上，那些超过平均年限的老人们也可能并非是由于医疗保健服务较好而活得长久，健康长寿在很大的程度上也不以医疗保健为最主要的决定因素。这是健康的社会决定因素所得出的基本结论。其次，将每一个年龄组代表一个人一生中的某个阶段，这是一种理论上的抽象，它将所有人的生命都同质化了：每个人都应该度过大致相似的生命年限，在相同的人生阶段人们都有大致相似的需求，包括医疗需求。这种抽象化、理性化是一种普遍化的思维，其好处是可以构建一种理论模型，但缺点是忽略了人与人之间的差异。在每个人的孩童时代，人的健康状况也不一样，其健康差异也很不一样，有些儿童需要更多的医疗照护，而有些则不那么需要。在每个人的晚年，所需要的医疗照顾也极其不一样，生活在少数民族地区的长寿老人由于过着相对绿色、安全、健康的生活方式，对于医疗的需求实际上并没有那么大。相反，那些过着奢侈生活的人们往往会患上文明病、社会病，一些奇怪的不治之症也会随之而来，由于医疗本身带来的医源性疾病也不时地来临。这不得不促使我们更加深入地思考健康的本质、疾病的本源、生命的本真意义究竟在什么地方。

阿兰·威廉姆斯（Alan Williams）提供了第二种论证。他的论证并不直接诉诸个人的理性决定，而是从公平正义的原则出发。由于老年人已经活了很多年，按照公平的原则，年轻人应该在延长生命的医学治疗上享有优先性，对于这些延长的生命年限他是应得的。他的论证称之为“公平的天命之年”（fair innings）。这一论证建立在直觉的基础上，即每个人都应该享有正常的生命年限。那么没有活到正常天命之年的人是被欺骗的，那些超过了正常年限的人则借了他人的时光（borrowed time）。“公平的天命之年”论证基于结果来考虑分配，而不是像丹尼尔斯那样基于理性决定的过程或资源来考虑。它寻求个人生命年限上的平等。威廉姆斯强调，代际公平（intergenerational equity）要求（不仅仅是允许）对老年人实行更大的区别对待（greater discrimination）。[①]

究竟多长的生命才是公平的，这是一个难以确切衡量的问题。正所谓生死有命、富贵在天，很多事情不是人力之所能为。单纯地将一个自然的事件确定为公平与否，这显然不是那么的令人信服。按照运气均等主义的理论，一个人能够活多久是由很多种因素决定的。有些是由个人自身原因造成的，例如疯狂地、忘我地不顾自身健康地工作导致过劳死，或者从事具有高度风险的职业，比如那些矿井工人、蜘蛛侠清洁工、踩钢丝者。这些不同种类的健康风险、生命风险，该怎么去界定，对于他们的医疗照顾又该如何分配，似乎不能够简单地以“公平的天命之年”来确定。一个人或许宁愿不过庸庸碌碌的平常人生，而选择过一个稍微短暂却更具价值的人生，那些冒着极大风险去挑战人生极限的人，虽然为此而付出了生命代价、健康代价，难道说我们应该阻止他们去冒险吗？每个人终究有一死，登山爱好者、走钢丝者、攀岩者、滑雪者、去南极北极探险者、挑战珠穆朗玛峰者，这些人难道不都是经过慎重考虑之后的理性选择？此外，那些天命较长者也许是上天的眷顾，也许是自身原因所致。但很难说他是借用了别人的时光。无论如何，每个人的生命长度是别人无法控制的。我该如何偷走你的时光而比你多活一年呢？我们倒是更应该反思健康状况差异背后的阶层差异，是否与他们的社会背景息息相关，是否存在由社会不公导致的健康不公平现象。

丹尼尔·卡拉汉（Daniel Callahan）提供了第三种论证。[②] 他采取的是一种社群主义的观点。他认为，社会应该为每个人提供适度的基本卫生保健，而不是无限度地去克服疾病和死亡。社会应该帮助老年人过一个完整而自然的生命期限（a full and natural life

---

① Alan Williams, “Intergenerational Equity: An Exploration of the ‘Fair Innings’ Argument”, *Health EcoNomics*, No. 6, 1997, p. 117.

② See especially Daniel Callahan, *Setting Limits*, *What Kind of Life*. New York: Simon & Schuster, 1990. 以及卡拉汉《老龄化和医学目的》，载［美］罗纳德·蒙森《干预与反思：医学伦理学基本问题（三）》，林侠译，首都师范大学出版社2010年版，第1293—1303页。

span）。自然的生命期限[①]，卡拉汉指的是80岁左右，因为在这个时候生活的可能性总体来说已经实现了，而在这个年龄之后死亡是一个相对可以接受的事件。当一个人活到这个自然的生命期时，社会应该帮助他们减轻疾病的痛苦，而不是无限制地延长他们的生命；应该为他们提供长期照料服务，将长期照料服务当作基本限度的卫生保健的重要部分。[②] 在老年人的卫生保健领域，医学的目标应该是改善他们的生活质量，而不是一味寻求延长生命的方法。面对有限的卫生保健资源分配，社会在年轻人和老年人之间做出选择。如果把资源集中于延续年轻人的生命和改善老年人的生活质量上，[③] 那么将使双方受益。

卡拉汉指出，建构一个合理的老年人卫生保健分配方案，要求我们对衰老、疾病和死亡有一个新的认识，它应该关注对年轻人和未来的义务、承认限制的必要性、对衰老和死亡的接受、通过年龄而不是青春活力来评估老人。我们应该认识到，限制人类生命周期的意义，以及必要的代际延续，不是我们是否成功地延长了老年人的生命，而是是否能使他们享有一个体面的、受尊敬的生命期限。

① 卡拉汉指出："自然的生命期限建立在对人类需求和合理可能性的某种更深的理解基础上，而不是以最新的医学技术或医学可能性为基础。我们应该这样来理解自然生命期限，它是生命的成就，这个生命足够长，以便人们去实现一般来说给人们提供的大部分机遇，以及我们一般认为享受生活给予的主要利益——恋爱并生活、养育家庭、找工作而且令人满意、阅读并思考、珍惜我们的朋友和家人。"卡拉汉：《老龄化和医学目的》，载［美］罗纳德·蒙森《干预与反思：医学伦理学基本问题（三）》，林侠译，首都师范大学出版社2010年版，第1299页。

② 基于公平、人性化的考虑，卡拉汉对公共权利项目下的老年人卫生保健提出了三点限制，它们规定了政府的合理责任限度：首先，基于对他人有集体的社会义务，政府有责任帮助人们活过自然生命期限；其次，政府有责任根据它的研究补助和权利项目，来发展延长生命技术的种类和程度，它对于满足自然生命期限要求是必要的；最后，在超过自然生命期限之后，政府只提供减轻病痛所必需的措施，而不是延长生命的技术。卡拉汉：《老龄化和医学目的》，载［美］罗纳德·蒙森《干预与反思：医学伦理学基本问题（三）》，林侠译，首都师范大学出版社2010年版，第1300页。

③ 卡拉汉说："一些风华正茂的人死于可以治疗的疾病，这是悲剧；经历了充实而漫长的生命之后，年老而死只是悲哀。对年轻人及其所属的圈子而言，在享受福利时应该有尽可能多的活力；对老年人而言，带着尽可能少的不必要的痛苦走完他们最后的路。"卡拉汉：《老龄化和医学目的》，载［美］罗纳德·蒙森《干预与反思：医学伦理学基本问题（三）》，林侠译，首都师范大学出版社2010年版，第1299页。

从这个起点出发，可以构想出对老年的新的理解。卡拉汉所认定的自然生命期限具有实践上的可操作性，但是对于年龄的确认有任意武断的嫌疑。为什么80岁左右才是自然生命期限，而不是70岁或者90岁？其中的理由和根据究竟在什么地方？这或许是考虑到现在的平均寿命，但是以此为依据的道德理由仍然是不明确的。人生也确实是一个生命周期事件，丹尼尔斯的论证中也基本上蕴含了这个观点。但是，这个周期是随着生活条件、社会条件、医疗状况的改善而改变的。从前的人们只能活50岁左右，所谓人生七十古来稀，而现在活70岁则是一个普遍的现象。

所有这些以年龄为基础的分配策略及其论证都将面临道德、政治和实践上的挑战。① 年龄歧视（ageist）的态度和实践在某些国家也许是根深蒂固的，他们实施这种分配策略，却又不损害到整个社会的团结。然而，对老年人的刻板印象、把他们当作卫生费用不断上涨的替罪羊、在代际产生不必要的冲突，这些都将产生社会的不正义。每一代的老年人都会这样抱怨：在人生的早期没有机会享受到高新医疗技术服务，而这些技术是用纳税人的钱才发展起来的；现在自己年老了，被拒绝使用这些高新技术显然是不公平的。以年龄为基础的分配模式以及高新医疗技术的发展会持续地遭到这种抱怨。

但是，在实践中，对老年人的歧视也许是少数，老年人所享有、占用的医疗资源却是很大的，构成了整个医疗资源中非常大的一部分比例。对生命延长技术实行以年龄为基础的分配，将会对资源的可持续发展构成障碍，因为长期照料和支持服务非常昂贵。例如，美国医疗照顾计划（Medicare）下的6%的老人将在一年中死去，却在那一年消耗了28%的预算资源。对于这些老人，我们是否应该合理地限制医疗成本，仍然是有很大的争议。一些人主张节约最后的毫无必要的治疗，最主要的方面倒不是为社会节约资源，而是出于家庭照料、家庭支出成本的考虑，特别是无法挽救的疾病，

① Dan W. Brock 对丹尼尔斯和卡拉汉的两种论证做了比较性的批评，See Dan W. Brock: Justice, Health Care, and the Elderly. *Philosophy & Public Affairs*, Vol. 18, No. 3 (Summer, 1989), pp. 297-312.

理性的选择是放弃治疗，以免出现“人财两空”的现象。有些人认为节约生命期限最后几周的医疗成本，并不会大幅度减少总的成本，并且最后几周的时间是很难预计的，谁也无法估计奇迹是否会在最后一秒出现。也有人认为，人口老龄化并不像人们通常所认为的那样极大地加剧了卫生保健费用的增长。①

事实上，这里面存在着一个根本性的伦理问题：代际公平。如何将有限的资源在年轻人和老年人之间进行合理的分配，这不仅关系到家庭的团结和睦，更关系到整个社会的代际延续和可持续发展。一方面，将过多的资源用于年轻人，它将忽视老年人应有的伦理关怀和生活照顾，因为谁也不希望过一个凄惨悲凉的晚年人生。另一方面，如果将过多的资源偏向于老人的治疗，年轻人的可用资源就会变得相对较少，从而影响到他们的身心健康和未来职业生涯发展，人类的繁荣兴旺也无从谈起。事实上，青壮年才是构成社会发展的主动力，缺少了他们，社会就没有了活力，劳动力的供给就会很难跟上，经济相应地就会衰退，财政税收、社会保障、养老保险接着就会受到很大的限制。想一想，中国为什么在2015年宣布全面放开二孩的生育，其中一个重要的原因就是解决年轻人相对不足的老龄化社会问题。代际公平不是一个跷跷板游戏，坐在板凳一方的人体重稍大就会失去平衡，这样游戏就很难玩得起来。我们必须在两者之间找到一个恰当的平衡点，保持双方的重量大致相当，才能够顺利地玩得转。

即使我们承认，以年龄为基础的分配没有违反到机会公平、代际公平的原则，在很多国家这种分配模式也被认为是不公平的。例如，在中国这样一个有孝道传统的国家，尊老敬老是儒家所主张的传统美德，它在中国当前的卫生保健政策中依然有重大的影响。因此，只有对卫生保健采取一个系统性的策略路径，保证每个人的公平可及性，才能有效地解决以年龄为基础的分配模式面临的各种问题。

① Beauchamp, Tom L. & Childress, James F., *Principles of Biomedical Ethics*, Fifth edition, Oxford University Press, 2001, pp. 261-262.

第二节　卫生保健制度的设计

卫生保健制度是整个社会的基本制度之一。它是由政府根据经济社会发展水平组织的、满足大多数人的卫生保健需求，解决常见的、基本的卫生和健康问题，提供公共卫生和基本医疗服务的一系列体制、机制和制度集合。在现代社会中，由于这种制度性安排基本规定了公民所能够享有的医疗卫生服务范围、数量、质量，在一定程度上决定了人们的健康生活水准，是人们幸福生活指数中一项非常重要的指标。所以，卫生制度在社会政策体系中具有相当重要的地位。

一　卫生制度与顶层设计

卫生保健制度也称为卫生保健体系（health care system）。卫生保健体系构成了一个系统，在该系统内，卫生资源的各个要素按照一定的规则运行，遵循某种制度、政策或市场的规律，从而达到整个系统的内在平衡与外平衡。在系统内部，卫生相关的各个要素都参与了整个制度的建构，从而将一系列资源（财务、人力、行政、组织、文化）有机整合在一起，形成一个有效的运行机制。在系统外部，卫生系统与政治、经济、文化、科技、教育等诸多社会制度系统形成了一个高度复杂的互动关系，它们之间相互影响、相互制约，在动态中寻找各个的平衡位置。例如，教育系统对卫生系统的影响和贡献在于提供一定数量、达到一定要求的、满足社会需求的优质卫生人力资源；财政系统的贡献在于为公共卫生和基本医疗服务提供充足的经济基础支持。很显然，这些不同的系统构成了卫生保健体系的宏观环境，制约着它的发展。

单就卫生系统而论，究竟应该建立一种什么形式的卫生制度，是关系人民身心健康的重大顶层设计问题。顶层设计的重要性在于，从全局的角度对卫生系统的各个方面、各个层次、各个要素进行统筹规划，以集中有效资源，高效快捷地实现人民群众身心健康的基本目标。首先，顶层的决定性在于顶层决定底层、高端决定低端，因为它是来自于高端的、宏观的系统设计方法，核心理念和目标都来自顶层，带有全局重要性。其次，顶层设计的整体关联性在于，卫生系统的各个要素之间围绕核心理念和顶层目标形成一个相互关联、相互匹配、有机衔接的制度体系。最后，在操作性层面，顶层设计不仅要提供一种宏观的指导思想、战略布局，而且要有在此思想指导下的具体细化操作方案和路线图，将宏观的战略落地为微观的操作指南。

卫生系统的顶层设计必须考虑到其内部各个系统要素之间的整合，即各个子系统之间的协调性、一致性。如果缺乏一个综合的、覆盖全面的、连贯一致的卫生筹资和递送体系，卫生保健的费用就会节节攀升，很多公民无法享有卫生保健，就会导致“看病难、看病贵”的问题。对于这样一个有缺陷的卫生保健制度必须进行改革。2009 年以来，我国的医疗卫生体制改革虽然取得了一定成就，但在总体上还没有取得突破性的进展，一些体制性、机制性、结构性、深层次的矛盾依然存在，“看病难、看病贵”的问题未能得到根本解决。医学技术的进展加快，高、精、尖技术迅猛发展；医学发展日益专科化、分化，专科技术与专科服务的高层次医院数量增加；医疗资源过分向大医院集中，医疗卫生服务的提供与人民群众的健康需求之间不协调。医改的核心是实现体制机制的改革、创新、变革，这首先需要理念上的创新，用新的理念来统领医改的顶层设计，在正确的时间，用正确的方法，做正确的事情。近年来，我国虽然陆续出台了不少医改文件，对医改的目标、任务和重点都已明确，但是缺乏机制创新、结构调整的理论创新，缺乏实现医改的顶层设计，缺乏推进医改整体进程的医学哲学新思维。①

从伦理学角度来看，卫生保健制度必须照顾到功利/效率和正义/公平。它们看起来似乎是相互对立的价值，但对于卫生保健制

---

① 任苒、赵驰：《医疗卫生系统整合：医改顶层设计的新理念》，《医学与哲学》2013 年第 9 期，第 57—60 页。

度都是必不可少的。缩减成本、提供合适的激励措施会有利于构建一个有效率的卫生体系，却会与卫生保健的普遍可及相冲突。相反，以正义为基础的卫生保健全民覆盖（包括以自主性为基础的知情同意）却会使得卫生体系没有效率。如何解决两者之间的冲突，在前面的论述中已作了清楚的论证和说明。要点在于，有必要设计并创建一个综合的卫生保健体系，来囊括正义与功利两个价值，而且必须首先满足社会正义的基本道德要求。

任何可接受的卫生保健体系设计都必须将其首要目标予以细化。卫生保健体系有以下四个首要目标。[①] 首先，在全国范围内实现某种形式的健康保险全面覆盖，来保证公民的卫生保健权，实现对体面的、最低限度的卫生保健的公平可及。根据我们的论证，最低限度的卫生保健构成了基本的卫生保健权利的范围，它是国家在道德上、法律上必须予以有效保证的正义要求。至于究竟什么东西应该被囊括在基本卫生保健的范围之内，虽然我们无法给出一个详细的清单，并为之做出毫无瑕疵的伦理辩护，但是我们有一种基本的道德直觉：某些种类的健康服务是不应该被排除在外的，某些东西是我们应该坚持的基本底线。事实上，我们在政策上也常常会给出一些基本的范畴，比如基本药物清单、公共卫生服务免费清单，这些清单都是政策制定者给出的一个基本范围，它反映了我们对于医疗卫生的基本判断和价值认同。问题是，我们要根据经济社会条件的改善和医学技术的发展，及时调整已经制定的清单，进行更新迭代。没有任何一种制度和清单是可以包治百病的，这跟医生所开的处方是一样的道理。寄希望于一种模式包打天下，这是不太现实的。对此，伦理学家应该给出基本的价值关怀和伦理辩护，为那些不应该被妥协掉的基本医疗服务、基本公共卫生服务给出合理的道德理由。当然，健康保险覆盖的形式和来源可以多元化，但是健康服务的公共提供者必须确保弱势群体的权利得到实现。这是卫生保健权的基本实现途径，也是社会正义的基本要求。

---

① Beauchamp, Tom L. & Childress, James F., *Principles of Biomedical Ethics*, Fifth edition, Oxford University Press, 2001, pp. 262-263.

卫生保健体系的第二个目标是对医生实施可接受的激励措施。卫生保健体系必须有效地分配社会资源，为了达到这个目标必须采取相应的激励措施。医师的职业精神要求将患者的利益放在首位，但这种理想化的伦理标准对于临床实践来说无疑是一个巨大的挑战。医生自身的利益诉求必须首先得到满足，他们经过长时间的训练和投入才能争取到职业岗位，其价值和劳动应该得到社会的尊重，否则他们就会寻求制度之外的利益表达机制。临床实践中经常会发生各种矛盾和利益冲突，这就要求协调好各相关方的利益。医生的利益得到了保障，在此基础上才能有效地为病人提供优质的保健服务。

长期以来，我们一直在医学伦理学和医德的教育中过分强调医生的“白求恩式”的无私奉献精神和绝对的利他主义行为，忽略了对医生正当权益的合理说明。这种教育方式实际上是一种偏颇，它缺失了针对医生本身的最基本的伦理关怀。“白求恩式”的人物是医生的理想和榜样，但不是每个人都必须按照他那个样子来做医生，也并不是每个人都能够做得到。要求所有人都毫不利己、专门利人，不仅在理论上行不通，而且在实践中更是不可能。是否要做一个美德式的英雄人物和理想模范，这应该交给每个医生自由选择，这不仅是人性化的考虑，更是一种伦理上的理性辩护。对医生而言，唯一不能选择的是作为一个医生应该坚守的道德底线，这是不应该被任何利益、权力所侵犯的伦理基点，也是不应该被任何利益相关方在利益权衡中被妥协掉的道德价值。在此，伦理学的作用就是为此奠定坚实的理论基础、提供合理的道德辩护，法律的作用就是为此提供具有国家强制力的行为规范。

卫生体系的第三个目标是构建一个公平的分配制度，以保证公民最低限度的卫生保健权得以实现。初级卫生保健和公共卫生服务在卫生保健体系中具有基础性地位，它在道德意义上构成了公平性的基础。如何构建公平的分配制度，这是本书的主题。为这些不同的分配正义理论和制度进行道德辩护，是本书的核心所在。长期以来，我们对于公平性的重要性认识不足，对于效率的追求使得我们在公平性上的表现常常为人诟病。在各种政府的相关文件中，要么是认为“效率优先、兼顾公平”，要么坚持“公平与效率的统一”，我们从来没有深刻地认识到公平的根本重要价值。公平在某些重要的场合一定要优先于效率，哪怕是以牺牲效率为代价，也要实现人们心中永存的基本正义观。这说明，我们的思维模式受到经济发展模式的影响，还没有摆脱效率观念的约束；也没有认识到公平作为一种道德价值，在某种意义上是不能被妥协掉的，也不能以公平为代价片面地追求所谓的效率，因为效率是非道德价值。特别是在制度的层面，公平正义的价值就显得更为基本。罗尔斯说，正义是社会制度的首要价值，正如真理是知识的首要价值一样，一个不正义的制度使人活得卑微、没有尊严，这一制度应该被抛弃，正像失去正确性的知识应该被抛弃一样（事实上这样的“知识”已经成为谬论了）。要点在于，我们如何才能构建一个符合公民们理性决定的公平正义观，以此来约束卫生资源的结构性分配，以解决系统性不公平问题，消除人们在健康上的结构性差异。

最后一个目标是确保卫生体系在实践中得到有效实施，并且不会瓦解其他的基本社会制度，包括使卫生保健体系得以运转的财政制度和卫生保健递送体系。这就要求在制度的顶层设计中不能孤立地看待卫生制度，卫生体系不是独立的、分割的，而是与其他社会制度联系在一起的。如果不能在整个社会制度体系中系统性地考察卫生制度，就会使它的独立运作出现困难。尤其是失去了财政支持，卫生系统就失去了可持续发展的条件和动力。失去了教育制度的支持，卫生人力资源和人才队伍建设就是一句空话，卫生系统中最重要的资源就不能得到持续供应和发展。同理，失去了政治和政府政策的系统性支持，卫生体制改革就难以开展，制度的完善就不能快速地推进，看病难、看病贵的问题将始终无法解决。尤其是在我们国家，改革主要是自上而下来进行的，主要靠政府在推动，依靠民众的自发改革在现阶段是不现实的。按照普遍联系的观点，卫生系统与其他各个社会子系统之间处在一种动态的互动关系之中，对其中任何一个方面的改革，都会影响到相关其他方面的发展。这是我们必须树立的系统观念和系统论思想。

有效的卫生制度安排还必须照顾到现实中的可操作性，否则它就处于一个悬空状态，看起来很好而无实际价值。卫生保健体系设计应该以实践为导向，以解决现实问题为依归，以公民健康福利为终极目标。实践导向意味着在现实中不仅可能，而且有实际的手段、路径和方法来实现。可行性要落实为可操作性才有意义，这就需要在各种不同的制度要素、子系统之间进行权衡、考量，寻找一个最佳的切入点。

具体的操作层面是一个很细致的技术活，不像高层的顶层设计那么宏观，它是一个细致入微的实践，却决定着整个卫生系统服务改革最终的成败、最终的绩效和最终的患者就医体验。任何一点细微的改善和改进，都会最终体现在患者看病的亲身体验上。所谓的“用户体验”，就是依靠服务提供方（医方）在细节上的人文关怀、无微不至的照顾，来提高服务质量和客户满意度。什么时候民众的反映好了，用户（患者）体验度提高了，就说明我们医改才真正取得了成功。在此，我认为应该坚持一种以客户（患者）评价为中心的评价机制，看看我们的老百姓在就医的过程中是不是真正享受到实实在在的好处和利益，这才是检验卫生系统绩效的真正试金石。现行的绩效评价机制显然存在很大的偏颇，它是以医院的经济效率为最主要的评价依据，忽视了医疗卫生的真正本质和使命。对此，有必要进行系统性的反思，重新将失控的医疗卫生拉回到它本身的轨道上来。

二　统一制度与多元制度

为了满足卫生保健体系的目标，必须对卫生保健进行制度设计。总的来说，卫生保健制度的形式趋向于多元化，这是现实社会多样化发展的必然选择，也是人们价值多元化的反映。这些多样化的制度一般而言可以划分为两大类：统一制度与多元制度。

统一制度意味着采取单一的制度形式，对卫生保健采取单一的价值取向，即要么以正义为首要价值，要么以效率为首要价值。理论上，可以采用单一的市场化模式或者单一的国家计划模式。对卫生保健采取完全的市场化，这在目前的各个国家制度实践中比较少见。即使是在市场化程度比较高的美国，也保留了一定程度的非市场化国家手段，比如针对穷人和老人的医疗保险计划。采取完全的政府控制的单一计划模式，在历史的特殊时期曾经出现过，但也不能实现可持续发展，不符合医疗卫生实践的现实。

中国的卫生保健制度曾经走向了两个极端。在改革开放之前，我们实行的是完全的社会主义计划经济制度。与之相适应的卫生制度也是完全计划的，统一于中央和地方政府手中，所有的医疗资源配置都是按照计划来执行，行政配给制占据了卫生系统的中心位置，没有任何的弹性空间和市场制度空间。改革开放之后，在以经济建设为中心的思维模式下，卫生系统也逐渐走向了以效率为中心的市场化模式，政府将医疗完全推向了市场化，只保留了少数公有制的医疗保障，且针对的是体制内的特殊群体，即有“正式工作”的公务员、教师、国有企业职工、大学生等群体，而那些在市场经济中就业的群体、自由职业者、农民工等群体则无法享有真正的医疗保障。在这种模式下，经济得到了高速发展，但与此同时，卫生系统的公平性却降至历史的低点。人们用来看病的费用不断上涨，因病致贫、因病返贫的现象非常普遍，人们承担了大部分的医疗费用。根据国家卫生统计年鉴，在卫生总费用中个人支出比重不断上升，在2001年一度达到60%。这说明我们国家对医疗卫生的性质还没有完全弄清楚，对如何搞好社会主义医疗事业还存在认识上的偏差。

现实中比较常见的统一制度是建立一个统一的全国性卫生保健体系，将所有公民都纳入到该体系之中，不管他们的性别、年龄、健康状况、经济状况等。这种模式称之为社会化医疗模式，它以平等主义的正义为主要价值取向，而把效率和功利的追求放在次要的考虑位置。在这种模式下，只有政府才能够提供卫生保健的全民覆盖，并保持卫生保健费用与GDP同步增长。实施这种制度的国家包括英国、加拿大和斯堪的纳维亚国家。

统一性的全国卫生保健制度在保证公平性方面令人赞赏，但在制度的效率上却为人诟病。加拿大的卫生制度尽管运转得很好，但美国人通常认为它并不适合自己，政治家们也常常认为统一性的制度会导致无效率、机构官僚化、敷衍了事。统一模式消除了多元化的市场主体之间的竞争，私有保险机构将毫无地位，公共部门将占据垄断地位，各种资源的浪费现象也将产生。统一性的制度无法有效地解决好这些问题。

多元制度意味着采取多样化、多层次的制度形式，对卫生保健采取多元的价值取向。多样化的制度允许各种各样的卫生保健计划及制度安排，包括营利性的和非营利性的、私人的和公共的。每一种卫生保健计划都对患者的保健需求做出了回应，它们各自在市场上竞争。实际上，这些多元的计划都依赖于一种混合的税收激励措施，以鼓励他们向公众提供优质的、更大覆盖范围的卫生保健服务。

一般而言，多元化的路径模式同时追求正义（广覆盖）和效率（功利）两种价值。但是，现实的情况是各个国家通常以社会功利（最大多数人的最大福利）为首要的价值追求，以平等主义的正义为次要的价值追求，很少有国家严格地执行罗尔斯所说的差别原则，即以社会最弱势群体的利益为首要关注。我们会注意到，并非所有的多元化制度模式都追求卫生保健的全民覆盖；也很少有国家为全体公民建立一个安全的最低基准，保证每个公民都不会落入那个基准之下。这种弱平等主义的多元制度模式与以平等正义为首要原则的统一制度模式形成了鲜明的对比。

与统一制度模式相比，多元化的制度模式容纳了更多的主体自由空间，它更加尊重消费者、患者、卫生服务提供者、药厂、保险公司等众多利益主体的选择自由。在这个基础上，它得到了自由主义者的坚定支持。但是，多元化模式如果不对基本的卫生保健予以全民覆盖式的保障，那么它的公平性就会遭到削弱和质疑。这就是我们通常所说的强基层、保基本的医改要求。

统一制度模式和多元制度模式都有其合理性，在特定的社会和历史情境中都是可以接受的。一个国家的历史、现存的制度、文化条件、技术发展水平等各种因素都会影响到卫生保健体系的可欲性和可行性，以及效率、平等和自由等价值之间的平衡。

对卫生保健体系的设计而言，关键的问题是：如何在一个融贯一致的体系中更好地、更全面地实现卫生保健体系的四个目标。考虑到正义与功利的双重价值，最好的卫生保健体系设计将是这样的：它能够最大限度地促进这两种价值，并坚持全体公民对体面的、最低限度的卫生保健的普遍可及。满足这些标准的任何体系都是道德上可以辩护的，都能够在卫生保健的宏观分配中更好地为社会服务。[①]

三　多元化及其整合

单一的统一制度模式显然不能符合多元化的价值追求。无论是以追求平等正义为目标的单一制度，还是以追求效率和功利为目标的单一市场模式，它们都只是坚持一方的价值而忽视了另一方的价值。为此，一个基本的观念就是：必须采取多元化的战略模式，才能有效地解决各种价值之间的冲突。

如果各种相互竞争的价值诉求都具有道德上的合理性，那么接下来的根本任务就是要对这些相容或者不相容的价值予以合理的协调与融合，即对多元化的制度模式进行有效的整合。制度的整合对于任何一个多元化的路径来说都是必要的，只有在整合的基础上才能构建一个系统性的解决方案：为卫生保健体系的设计构建一个在道德上得以辩护、在实践上得以实施的可行方案。

首先，多元化战略的制度整合需要防止制度的碎片化（fragmentation）[②]。多层次、多样化的卫生保健体系设计很容易走入碎片化的泥潭。[③] 目前，我国医疗卫生服务体系碎片化的问题比较突出，

---

① Beauchamp, Tom L. & Childress, James F., *Principles of Biomedical Ethics*, Fifth edition, Oxford University Press, 2001, p. 264.

② “碎片化”原意为完整的东西破成诸多零块，是描述当前中国社会传播语境的一个形象性说法。在社会科学领域，碎片化是指由传统社会向现代社会转型时社会的一个基本特征，即传统的社会关系、市场结构及社会观念的整体性瓦解，代之以一个一个利益族群、社会成分、制度建构的碎片化分割。白维军指出，目前我国农村养老保障模式呈现出明显的碎片化特征，制度性的社会养老保险、商业养老保险与非制度性的家庭养老保障、土地养老保障并存。参见白维军《我国农村养老保障的“碎片化”与制度整合》，《经济体制改革》2009 年第 4 期，第 102—106 页。

③ 在中国社保制度十几年的短暂历史中，碎片化趋势广受诟病。郑秉文分析了碎片化制度的弊端和中国社保制度碎片化冲动的种种表现，指出建立统一制度的必要性、紧迫性和可行性。他认为，社保制度碎片化是强势群体与弱势群体博弈、制度设计存在缺陷、认识存在误区、中央权威弱化等很多原因综合的结果。参见郑秉文《中国社保“碎片化制度”危害与“碎片化冲动”探源》，《甘肃社会科学》2009 年第 3 期，第 50—58 页。

公共卫生机构、医疗机构分工协作机制不健全、缺乏联通共享，各级各类医疗卫生机构合作不够、协同性不强，服务体系难以有效应对日益严重的慢性病高发等健康问题。[①] 以医疗保险为例，中国针对不同的人群设立了不同的医疗保险，有职工医保、居民医保、农村合作医疗、学生医保、老人医保、儿童医保等。这些措施看起来多元并举，但由于缺乏高层次的政府主导，导致行政成本提高、社会共济不足、管理水平下降，结果陷入制度碎片化的局面。这些不同的医保形式在很大程度上削弱了医疗保障所应有的功能。医保统筹层次过低，会出现在同一个城市中居民保障水平不一的情形，从而损害了制度的横向公平性。[②]

防止制度碎片化的路径是建立单一的制度形式。这种形式在筹资效率、医疗费用控制、促进社会公平和强化社会和谐等方面有明显的优势。任何制度都需要支付行政成本和管理成本，单一的制度体系在节省成本方面具有优势，而且具有强大的购买力。单一的制度还可以使医疗风险分担的池子扩大，从而有效地为弱势群体提供及时补贴。在单一的制度体系下，无论贫富都能享受到大致相同水平的服务，保障了公平性和社会和谐。[③] 按照公平正义的观点，对于基本的医疗保障应该坚持平等原则，据此思路，每个人享有的保障水平应该大体一致，这就为统一的单一制度提供了伦理基础。实际上，医改所提出的“强基层、保基本”的目标，就是为了实现这种带有兜底性质的基本公平性。舍此，社会主义制度的优越性就无从体现。

当然，建立一个统一的基本制度并不排除在此基础上的制度层次性。统一意味着在全国范围内的统筹，或者至少在某一省份之内进行统筹，这是统筹的层次性问题。当在全国范围内无法实现整个

---

① 国务院办公厅：《全国医疗卫生服务体系规划纲要（2015—2020年）》，2015年3月6日。

② 顾昕：《再说医保制度碎片化》，《中国社会保障》2007年第6期。制度碎片化的原因主要是财政制度安排的缺失、按项目付费的单一付费方式。应该逐渐引入按人头付费、按病种付费的其他方式。

③ 顾昕：《防止制度碎片化》，《中国社会保障》2007年第5期。

医疗保障制度的整合时，至少实现在一个省份之内的统筹，这是平等公平的道德要求。全国范围内的统筹以国家财政为基础，以国家行政力量为手段；省级统筹以一个省份的财力为基础，实现全省范围内的居民权利一致性。就目前的技术水平和能力水平而言，实现全国或全省的统筹在实践中是可能的、可以实现的。从伦理意义上来说，作为一国居民就应该享有最基本的国民待遇，这是普惠的生活要求，也是普遍的法律权利。国家的制度设计和政策安排不应该有歧视，应尽最大可能地消除地域差别、人群差别、种族差别。当一种制度人为地把人分成三六九等，这不仅在制度上是不公平的，而且在法律上没有合法性、在伦理上不符合道德要求。就中国当前的现实而言，最大的差别和不平等来自于城乡差别、地区差别，即以城市/农村户口为划分依据的资源分配方案和政策模式，以及以行政区域和地理区域为基础的地方经济差别。这种制度上的差异与经济发展水平的不同，导致了人与人之间在医疗、教育、就业、社保等民生待遇上存在着巨大的差别。毫无疑问，这些差别不仅在道德上得不到伦理辩护，而且在实践中常为人所诟病。

其次，多元化制度的整合必须以公平为基础，在保证公平的基础上追求社会效率的最大化。为此，必须设计一个全民覆盖的最低标准，将每个人都纳入这个体系之中，所有公民都享有这种基本额度的卫生保健服务。这个意义上的卫生保健制度是统一的单一制度，任何公民都不因其性别、年龄、种族、宗教信仰而有所差别。在此基础上，可以实行制度的多元化发展，建立以消费者需求为导向的多层制度，满足公民的多样化卫生保健需求。

多元化的制度路径可以采取多层次的制度模式。针对不同的卫生保健层级，实施不同的制度模式，这是对实践可行性进行充分考虑的路径选择。在初级卫生保健（包括农村基层和城市社区）和公共卫生中，必须建立统一的制度，以公平正义为根本价值，毫不动摇地坚持初级卫生保健和公共卫生服务的均等化，实现全体公民的普遍可及。在次级甚至三级卫生保健中，可以建立多元化的制度，对部分医疗机构实施以市场化为导向的路径。因此，合理划分初级、次级和三级卫生保健、基本医疗和非基本医疗，就显得尤为必要，且具有道德上的重要性。基本的东西是应该实现统一制度下的普遍平等可及，这是毫无疑问的；非基本的东西，应该实现有条件的层次差别，满足人群的多样性需求，但前提是不以损害基本医疗保障和公共卫生服务为前提。当然，所谓基本和非基本的东西并非是一成不变的，随着医学技术的发展、经济水平的提高，从前是非基本的医疗服务现在则可能变成基本医疗的范畴。这是社会进步的表现，是社会集体投资贡献的结果，所以成果也理应为所有人共享。

第三，制度的整合要注意层次性和衔接性。在层次上，包括横向整合与纵向整合，前者是指同级医疗卫生机构的整合，后者是指不同层次医疗卫生机构的整合。在结构上，要从人群健康需要和健康管理出发，整合现有不同类别的医疗卫生服务，如基本医疗服务、基本公共卫生服务，通过医疗、预防、保健、康复、慢病管理等手段向人群提供整体化的保健服务，更好地体现医学整体观的理念。在体制上，要打破现有制度的束缚，整合现有分散管理模式，运用大数据、云服务实现健康管理体系、医疗信息系统的整合，提高医疗系统的运转效率。

目前，我国卫生系统内部存在的问题还比较突出。各子系统各自为政、条块分割，形成“多龙治水”的格局，导致医学科学发展更加分化而缺乏整体性，医疗卫生服务体系更加分割化而缺乏协同性，医疗卫生服务的提供更加分散而缺乏一体化。这些已成为制约我国医疗卫生系统健康发展和影响卫生系统绩效的突出问题。如果不从根本上改善这种状况，不仅会直接影响人群的健康改善，而且会影响医药卫生发展和医改目标的最终实现。在一个官本位文化的国家，行政色彩过于浓厚，这种现象在卫生系统中也不同程度地存在。医疗卫生属于服务性的行业，最应该从这种行政桎梏中解放出来，回归它应有的角色。行政干预的手段不应该太过分，应当处在合理的地方，做它该做的事情。

最后，制度的整合必须实行有管理的市场化。有学者指出，中国改革开放以来20多年（直到2009年的新医改）的医疗体制改革不成功，其根源与其说是医疗服务的市场化，不如说是在市场化过程中政府职能的缺位。首先，政府未能有效推动医疗保障的普遍（全民）覆盖，从而导致医疗费用负担的极大不公平；其次，医疗保障组织者未能有效行使第三方购买者的职能，代表病人对医疗服务提供者实施有效的监控，导致医疗费用的快速增长；第三，作为医疗服务的重要监管者之一，政府与医疗服务提供者的关系没有理顺。中国医疗服务递送体系中缺乏初级与二级医疗服务的制度化分工，或者说中国医院体系的功能错位，为医疗费用快速上涨的问题推波助澜。①

中国医疗体制进一步改革的战略性选择，并不是放弃市场化甚至恢复计划经济时代的医疗体制，而是走向有管理的市场化②，探寻将国家介入与市场竞争有效结合的新路径。有管理的市场化，就是要实现在市场化前提下的善治，在市场应当起作用的地方，行政的手段应该尽量地淡化、弱化甚至退出；在市场化难以有效发挥作用的地方，就应该由政府出面来解决问题。其中非常关键的战略要点是：

（1）推进医疗保障制度的普遍覆盖。将每个人都纳入基本医疗保障的范围之内，而不应有任何的歧视。这是政府应尽的责任，也是每个公民应该享有的基本医疗权利。目前我们国家实行的是城镇居民基本医疗保险、城镇职工基本医疗保险、新型农村合作医疗三项医疗保险制度，这是按照户籍人口和工作岗位来划分的，共同构成了覆盖我国全民的社会医疗保障制度。但各项制度分块运行，三项医保制度的职能又分别由社保、卫生、民政等部门分管，制度之间不能有效衔接，造成了参保人员无法进行正常的区域间的流动。特别是现在社会人口流动性较大，有些人的身份是在不断发生变化

① 顾昕：《走向有管理的市场化：中国医疗体制改革的战略性选择》，《经济社会体制比较》2005 年第 6 期，第 18—29 页。

② 有管理的市场化就是培养有管理的市场化竞争，它是新公共管理运动的产物。其核心在于采用商业管理的理论、方法和技术，引入市场竞争机制，把公民当成顾客，提高公共管理水平和公共服务质量。20 世纪 80 年代以来，随着新公共管理运动的兴起，世界各地的公立医院走上了改革之途。全球性公立医院的改革试验有三种模式：自主化、法人化、民营化。见顾昕等《诊断与处方：直面中国医疗体制改革》第 12 章，社会科学文献出版社 2006 年版。

的。今天是企事业单位的职工，明天就可能失业；今天是农民工，明天可能要回农村当农民。参保人因身份变动而继续用同一账户参加其他医疗保险项目是不现实的，很难保证参保的连续性，也打击了这类群体参保的积极性。因此，建立健全各项制度的衔接与整合具有重要的意义。社保、卫生、民政等部门应建立协调机制、整合制度，使其适应城镇居民工作岗位、身份变动频繁的特点；应建立起跨区域可以转账的医疗保险个人账户，参保人身份、工作地点发生变化，账户可以迁转，各地衔接，一旦缴费就随人流动、终身拥有，而且能一卡通用。

（2）建立医疗服务第三方购买制度。这是政府提供医疗服务的一种方式和途径。政府出钱、市场运作，这是充分调动市场积极性的有效举措。如果政府什么都是大包大揽，什么事情都干不好。政府在它出现的地方一定要出现，不该出现的地方决不要伸手，否则就出现政府错位。由于医疗服务具有特殊属性，如不同质性、不可逆转性和信息不对称，如果没有第三方对医疗服务提供者进行监督，提供者的寻租就不可避免。如果政府充当的既是出资人，又是服务提供者，就会存在寻租的空间。目前我国的医保机构采取的是事后报销制，这是一种制度错位。通过引入“第三方购买”制度，改变博弈格局、博弈均衡，可以在很大程度上缓解信息不对称问题，但有一个重要前提是提高医疗保障的覆盖率。①

（3）建立一个健全的初级医疗卫生服务体系。初级医疗和公共卫生服务一样重要，属于基本医疗的范畴，应该坚持公平的平等原则，在实践上应尽量实现每个人的平等可及。初级医疗主要是指城市社区门诊、乡镇卫生院、村卫生所（室）等基层医疗机构的卫生服务，其主要职责是为病人做出初步的诊断和治疗，主要解决小病，提供基本的健康管理和公共卫生服务。对于一些难以解决的大病和疑难杂症，要实现与二级医院和三级医院的双向转诊，以实现小病花小钱能够迅速解决，以及资源的充分合理利用。在初级医疗

① 李继力：《引入“第三方购买”制度：医疗服务体制改革的信息经济学分析》，《中共南京市委党校学报》2007年第3期，第47—53页。

保健体系中应逐步尝试建立家庭医生（family physician）制度，确定医生的责任范围，为社区居民建立健康档案，构建以责任医生为辖区居民提供保健、医疗、康复服务的格局。家庭医生应具有预防、保健、医疗、康复等系统的医学全科知识，为辖区内的服务对象实行全面、连续、及时且个性化的医疗保健服务和照顾。他们充当守门人（gate keeper）角色，在形式上的安排，要重视全科医学的发展，提高全科医生的业务水平。①

总之，卫生系统的整合要以人群健康为中心，以人群健康需要为依据，以改变卫生资源配置、卫生服务利用不公平、效率不高为出发点，对医疗卫生系统进行全方位整合。通过多学科的整合、医疗卫生资源与服务的整合、筹资的一体化和健康管理的一体化，重新定义原有的单一机构和卫生服务提供模式，构建一体化的医疗卫生服务体系，提供持续的、符合成本效果的医疗、预防、保健、康复服务、健康促进一体化的医疗卫生服务，提升卫生系统绩效。

---

① 伍德威：《家庭医生制度：初级医疗卫生的根基》，《中国社区医师》2010 年第 41 期。

结　语

隐藏在每一种公共政策后面的是其伦理价值观。对于卫生保健的分配正义而言，正义是一种首要的价值追求。在卫生保健的分配正义中，某种程度的平等主义是其承诺的核心所在。本书的一个基本论点是，国家应该建立基本的医疗卫生保障，让每一个公民都享有基本的卫生保健。对于那些处于贫困之中的弱势人群，国家应该给予更多的关照，这不仅仅是出于人道主义的考虑，而是社会正义的内在要求。这就需要卫生政策致力于改善贫困人口的健康、经济和社会状况，确保他们有效地获得基本的卫生保健。同时，卫生保健正义价值的追求，需要以一种有效率的方式进行，即以关注“成本—效果”的方式。考虑到卫生资源的有限性，公共政策应该考虑实施的成本和产出之间的比例关系。当然，一个基本的承诺仍然是：每个人的基本医疗保障都是必须强制保障的，这一点不以任何功利或效率的考虑为前提。

卫生保健的公平正义问题是一个极其复杂的伦理问题，它需要多个视角的伦理考察与论证。从每个不同的视角对卫生保健的普遍性、公平性/正义性、平等性进行理论上的分析和辩护，构成了本书的基础理论部分。作者曾经试图用某种单一的理论将各种学说和辩护性观点容纳进来，构成一个前后一致的统一体系。这种设想符合人们的单一思想观念和伦理论证一致性的要求，但是其理论上的吸引力和优越性往往掩盖了事实上的多样性和多元性。如果事实确实是多元的，我们为什么要用单一的逻辑思维来限定它呢？为什么要用单一的理论来磨平粗糙的世界呢？

无论如何，一种多重视角的混合观点是必不可少的。一种纯粹的伦理方法也许符合理论严谨性的需要，但它可能与卫生体制改革的实际工作不相吻合。为了支持卫生改革进程，最好是将各种伦理观点看作是相互补充，而不是相互排斥的。在公共政策的争论中，一些常见的词语反映了实际问题错综复杂的状况，比如“权利”、“平等”、“福利”、“社区”、“健康”等。“就像风格截然不同的画家描绘同一景观一样，不同的伦理理论对任何一种情况都可以捕捉到不同的视角，使我们注意到不同的特征和模式。每种表现都有助于更全面地欣赏整个图画，这部分取决于观赏者融入每种视角的意愿。”①

多重视角的混合观点并不意味着要牺牲掉理论的严谨性和清晰性。相反，对伦理论证的严谨性和清晰性是本书一贯追求的目标。对于目前存在的各种伦理理论，作者选择了一些有代表性的论证来为卫生保健的公平正义做根本性的伦理辩护，这些辩护不仅反映了伦理学家们的理论追求，也符合了卫生体制改革专家们和政策制定者们的伦理诉求。无论如何，伦理理论是无法绕过去的一道门槛。在这道门槛里，各种事实性的描述和价值观念的澄清都将得到理性的表达，而不是毫无道德根基的意识形态话语。

对卫生保健的分配而言，根本重要的是：一种公共政策——如果把医改当作一项公共政策的变革的话——如何能够得到道德理论的全方位支撑？为事实性的问题奠定一个坚实的伦理根基，这一直是启蒙运动以来道德哲学家和伦理学家们的核心追求。但是，在一个后现代主义的社会中，这种奠基性的工作破产了。人们生存在一个毫无根基的社会中，我们的道德也呈现出无根的状态，恰如无根的漂泊之蓬。这恰好印证了人在现代性生存中的伦理焦虑和道德困境。

然而，后现代主义究竟在多大程度上刻画了中国当下的现实，这是颇值得怀疑的事件。对一个尚处在现代化进程中的国家而言，重要的不是去回应后现代所面临的挑战，而是如何恰当地把现代性纳入理论和实践的审慎考察之中。对于一种完善的现代性而言，我

① ［美］Marc J. Roberts etc.：《通向正确的卫生改革之路》，任明辉主译，北京大学医学出版社2010年版，第67页。

们正处于一种征程之中。在这一征程中，我们看见的是当下中国所面临的医疗卫生的现实困境，及其所刻画的体制难题。面对这些难题，一种合理的理论态度和思维模式是用现代性本身的“魔咒”去“解咒”，而不是用后现代的“呓语”去胡思乱想。

重思现代性的伦理话语当然不是本书所要考察的范围。只是，为解决一种公共政策现实问题的思路恰恰是一种现代性的思维。这种思维既不是去倡导某种空洞的伦理价值观念，也不是直接把一种尚未得到证明的伦理学说应用于现实问题的考虑之中。与之相反，它是直面现实问题的伦理考察，它是完全以问题为导向的——如果没有实现以解决问题为导向的目标的话，我希望这里的伦理论证能为这样一种目标铺平道路。无论如何，本书是现代性伦理话语建构的一个尝试，其理论的成败尚不清楚。这正如任何现代性理论都将面临挑战一样，本书也将遭到各种理论的批评。只是这种批评本身已经构成了一种现代性本身的内在要求。

生命伦理学在西方的繁荣挽救了在后现代危机困境中的哲学生存。经历了现代性的洗礼之后，哲学的地盘在后现代主义的冲击和瓦解之下逐渐缩小。21 世纪，随着生物科学技术的发展，生命伦理学给了哲学以喘息和扩张的机会。然而，根据作者的理性观察，这种机会的获得在某种意义上不是哲学本身的荣耀，而是哲学的危机和悲哀。如果一种致力于以追求智慧为目标的学问，最终要沦落至某种“应用”的领域之中，那么哲学在当代的使命也将终结。可以恰当地说，生命伦理学只是挽救了哲学研究者们的生存，而不是挽救了哲学本身。生命伦理学的迅猛发展，最为切近地反映了道德问题在现代人的生存中是多么的突出，人们的道德分歧是多么深刻，解决道德问题的理性能力又是何其有限！

本书在一种广义上构成了生命伦理学的内在冲动。这种学术性的冲动演变成当下的伦理话语。而这种话语的编织，一方面取决于道德哲学回应现实生活的能力，另外一方面取决于现实生活如何与道德理论相悖离。这种理论与现实的双重张力以一种辩证法式的矛盾反映在本书的理论建构之中。至于其建构之成败，将有待进一步的批评与展望。

主要参考文献

英文著作

Anand, Sudhir, Peter, Fabienne and Sen, Amartya (eds.), *Public Health, Ethics, and Equity*, New York: Oxford University Press, 2004.

Barry, Brian, *Theories of Justice*, London: Harvester-Wheatsheaf, 1989.

Beauchamp, Tom L. & Childress, James F., *Principles of Biomedical Ethics*, Fifth edition, Oxford University Press, 2001.

Daniels, Norman, *Just Health Care*, Cambridge University Press, 1985.

Donaldson, Cam and Gerard, Karen, *Economics of health care financing: the visible hand*. New York: St. Martin's Press, 1993.

Dworkin, Ronald, *Taking Rights Seriously*, Cambridge, MA: Harvard University Press, 1977.

Dworkin, Ronald, *Soveregn Virtue: The Theory and Practice of Equality*, Cambridge, Mass.: Harvard University Press, 2002.

Gauthier, David, *Morals by Agreement*. Oxford: Oxford University Press, 1986.

Hayek, Friedrich A., *The Fatal Conceit: The Errors of Socialism*, London : Routledge, 1989.

Hurley, S. L., *Justice, Luck, and Knowledge*, Cambridge, MA: Harvard University Press, 2003.

Knowles, John H., *Doing Better and Feeling Worse: Health in the United States*. New York: W. W. Norton & Co., 1977.

Marmot, Michael, *The Status Syndrome: How Social Standing Affects Our Health and Longevity*, New York: Henry Holt and Company, 2004.

Mill, John Stuart, *On Liberty*. Buffalo, N. Y.: Prometheus Books, 1986.

Mulgan, Tim, *The Demands of Consequentialism*, Oxford University Press, 2001.

Nozick, Robert, *Anarchy, State and Utopia*. New York: Basic Books, 1974.

Nord, Eric, *Cost - Value Analysis in Health Care: Mking Sense of QALY's*. Cambridge: Cambridge University Press, 1999.

Nussbaum and Sen (eds.), *The Quality of Life*, *Oxford*: Clarendon Press, 1993.

Olsarettl, Serena, *Desert and Justice*, New York: Oxford University Press, 1999.

Peter, Taylor Gooby, *Public Opinion, Ideology and State Welfare*. London: Routledge & Kegan Paul, 1985.

Pogge, Thomas, *Realizing Rawls*, Ithaca, NY: Cornell University Press, 1989.

Pojman, P. and McLeod, Owen (eds.), *What Do We Deserve: A Reader on Justice and Desert*, Oxford: Oxford University Press, 1999.

Pojman, L. P. and Westmoreland, R. (eds.), *Equality: Selected Readings*, New York, Oxford: Oxford University Press, 1997.

Powers, Madison & Faden, Ruth, *Social Justice: The Moral Foundations of Public Health and Health Policy*. Oxford University Press, 2006.

Rawls, John, *A Theory of Justice*. Revised edition. Cambridge, MA: Harvard University Press, 1999.

Rawls, John, *Justice as Fairness: A Restatement*. Edited by Erin Kelly. Cambridge, Mass.: Harvard University Press, 2003.

Segall, Shlomi, *Health, Luck and Justice*, Princeton: Princeton University Press, 2010.

Sen, Amartya, *Choice, Orderings and Morality, Practical Reason*, Oxford: Basil Blackwell, 1974.

Sen, Amartya, *Choice, Welfare, and Measurement*, Cambridge, Mass.: MIT Press, 1982.

Sen, Amartya, *Commodities and Capabilities*, Amsterdam, North Holland, 1985.

Sen, Amartya, *On Ethics and Economics*, Oxford: Basil Blackwell, 1987.

Sen, Amartya, *Inequality Reexamined*, Russell and Sage Foundation, Oxford, New York Clarendon Press, 1992.

Sen, Amartya, *Development as Freedom*, Oxford, New York: Oxford University Press, 2001.

Sen and Williams (eds.), *Utilitarianism and Beyond*, Cambridge: Cambridge University Press, 1982.

Singer, Peter, *Practical Ethics*, Second Edition. Cambridge University Press, 1993.

Skolnik, Richard, *Essentials of Global Health*, Jones and Bartlett Publishers, 2008.

Smith, Adam, *Lectures on Jurisprudence*. Edited by R. L. Meek, D. D. Raphael, and P. G. Stein. Oxford: Oxford University Press, 1978.

Temkin, Larry, *Inequality*, Oxford: Oxford University Press, 1993.

Whitehead, M., *The Concepts and Principles of Equity and Health*. WHO, EURO Report, 1991.

World Health Organization Report, *Why do health systems matter?* 2000.

英文论文

Anderson, Elizabeth, "What's the point of equality", *Ethics*, Vol. 109, Issue 2, 1999.

Arneson, Richard J., "Equality and Equal Opportunity for Welfare", *Philosophical Studies*, Vol. 56, 1989.

Arneson, Richard J., "Liberalism, Distributive Subjectivism and Equal Opportunity for Welfare", *Philosophy & Public Affairs*, Vol. 19, No. 2, 1990.

Arneson, Richard J., "Equality of Opportunity for Welfare: Defended and Recanted", *The Journal of Political Philosophy*, Vol. 7, 1999.

Arneson, Richard J., "Luck Egalitarianism and Prioritarianism", *Ethics*, Vol. 110, No. 2, 2000.

Arrow, Kenneth, "Some Ordinalist – Utilitarian Notes on Rawls's Theory of Justice", *Journal of Philosophy*, Vol. 70, No. 9, 1973.

Bambas, Alexandra & Casas, Juan Antonio, *Assessing Equity in Health: Conceptual Criteria*. PAHOWHO, 1999.

Beauchamp, Tom L., "Morality and the Social Control of Biomedical TechNology", in *The Moral Uses of New Knowledge in the Biomedical Sciences*, edited by H. T. Engelhardt, Jr., and S. F. Spicker. Boston: Reidel Publishing Co., 1980.

Beauchamp, Tom L. & Faden, Ruth R., "The Right to Health and the Right to Health Care", *The Journal of Medicine and Philosophy*, Vol. 4, No. 2, 1979.

Bell, Nora K., "The Scarcity of Medical Resources: Are There Rights to Health Care?", *The Journal of Medicine and Philosophy*, Vol. 4, No. 2, 1979.

Braveman, Paula, "Defining Equity in Health", *Health Policy and Development*, Vol. 2, No. 3, 2004.

Buchanan, Allen E., "The Right to a Decent Minimum of Health Care", *Philosophy & Public Affairs*, Vol. 13, No. 1, 1984.

Brock, Dan W., "Justice, Health Care, and the Elderly", *Philosophy & Public Affairs*, Vol. 18, No. 3, 1989.

Cappelen, Alexander W. and Norheim, Ole F., "Responsibility in Health Care: A Liberal Egalitarian Approach", *Journal of Medical Ethics*, Vol. 31, 2005.

Cohen, G. A., "On the currency of egalitarian justice", *Ethics*,

Vol. 99, 1989.

Cohen, G. A., "Luck and Equality: A Reply to Hurley", *Philosophy and Phenomenological Research*, Vol. 72, No. 2, 2006.

Childress, J. F., & Bernheim, R. G., "Beyond the Liberal and Communitarian Impasse: a Framework and Vision for Public Health", *Florida Law Review*, Vol. 55, 2003.

Daniels, Norman, "Rights to Health Care and Distributive Justice: Programmatic Worries", *The Journal of Medicine and Philosophy*. Vol. 4, No. 2, 1979.

Daniels, Norman, "Health-Care Needs and Distributive Justice", *Philosophy and Public Affairs*. Vol. 20, No. 2, 1981.

Daniels, Norman, "A Reply to Some Stern Criticisms and a Remark on Health Care Rights", *The Journal of Medicine and Philosophy*, Vol. 8, 1983.

Daniels, Norman, "Review. Reviewed works: Spheres of Justice: A Defense of Pluralism and Equality by Michael Walzer", *The Philosophical Review*, Vol. 94, No. 1, 1985.

Daniels, Norman, "Equality of What: Welfare, Resources, or Capabilities?", *Philosophy and Phenomenological Research*, Vol. 50, 1990.

Daniels, Norman, "Rationing fairly: programmatic considerations", *Bioethics*, Vol. 7, 1993.

Daniels, Norman, "Fair Equality of Opportunity and Decent Minimums: A Reply to Buchanan", *Philosophy & Public Affairs*, Vol. 14, No. 1, 1995.

Daniels, Norman, Kennedy, Bruce P. & Ichiro Kawachi, "Why justice is good for our health: The social determinants of health inequalities", *Daedalus*, Vol. 128, No. 4, 1999.

Daniels, Norman & Sabin, James, "Limits to Health Care: Fair Procedures, Democratic Deliberation, and the Legitimacy Problem for Insurers", *Philosophy & Public Affairs*, Vol. 26, No. 4, 1997.

Dawson, A., "Vaccination and the prevention problem", *Bioethics*, Vol. 18, No. 6, 2004.

Deutsch, M., "Equity, equality, and need: What determines which value will be used as the basis of distributive justice?", *Journal of Social Issue*, Vol. 31, 1975.

Dworkin, Ronald, "What is Equality? Part 1: Equality of Welfare", *Philosophy & Public Affairs*, Vol. 10, No. 3, 1981.

Dworkin, Ronald, "What is Equality? Part 2: Equality of Resources", *Philosophy & Public Affairs*, Vol. 10, No. 4, 1981.

Dworkin, Ronald, "To Each His Own", *New York Review of Books*, April 14, 1983.

Engelhardt, H. Tristram, "Rights to Health Care: A Critical Appraisal", *The Journal of Medicine and Philosophy*, Vol. 4, No. 2, 1979.

Mack, Eric, "Distributionism versus Justice", *Ethics*, Vol. 86, No. 2, 1976.

Fan, Ruiping, *Social Justice in Health Care: A Critical Appraisal*, Rice University dissertation, Houston, Texas, 1999.

Fieser, James, "The Correlativity of Duties and Rights", *International Journal of Applied Philosophy*, Vol. 7, 1992.

Frohlich, Norman. Oppenheimer, Joe and Eavey, Cheryl, "Choices of Principles of Distributive Justice in Experimental Groups", *American Journal of Political Science*, Vol. 31, 1987.

Frohlich, Norman. Oppenheimer, Joe and Eavey, Cheryl, "Laboratory Results of Rawls's Distributive Justice", *British Journal of Political Science*, Vol. 17, 1987.

Frankfurt, Harry, "Equality as a Moral Ideal", *Ethics*, Vol. 98, No. 1, 1987.

Green, Ronald, Health care and justice in contract theory perspective, in Veatch and R. Branson (eds.), *Ethics and Health Policy*, Ballinger Publishing Co., Cambridge, Mass, 1976.

Lyons, David, "The Correlativity of Rights and Duties", *Nous*,

Vol. 4, 1970.

Lippert-Rasmussen, Kasper, "Egalitarianism, Option Luck, and Responsibility", *Ethics*, Vol. 111, 2011.

Margolis, Joseph, "The Rights of Man", *Social Theory and Practice*, Vol. 4, 1978.

Martin, Jean F., "Editorial: Society Has a Duty to Take Care of its Ailing Members-About the Difficulty to Fulfill this Task Adequately", *European Journal of Health Law*, Vol. 6, 1999.

McCullough, Laurence B., "Rights, Health, and Public Policy", *The Journal of Medicine and Philosophy*, Vol. 4, No. 2, 1979.

Miller, David, "Distributive Justice: What the People Think", *Ethics*, Vol. 102, No. 3, 1992.

Mooney, Gavin, "Vertical Equity in Health Care Resource Allocation", *Health Care Analysis*, No. 8, 2000.

Moskop, John C., "Rawlsian Justice and a Human Right to Health Care", *The Journal of Medicine and Philosophy*, Vol. 8, 1983.

Nagel, Thomas, "Rawls on Justice", *The Philosophical Review*, Vol. 82, 1973.

Nussbaum, Martha, "Nature, Function and Capability: Aristotle on Political Distribution", *Oxford Studies in Ancient Philosophy*, edited by Julia Annas and Robert H. Grimm, Supplementary Volume. Oxford: Oxford University Press, 1988.

Rapeer, Louis W., "Health as a Means to Happiness, Efficiency and Service", *Annals of American Academy of Political and Social Science*, New Possibilities in Education, Vol. 67, 1916.

Rawls, John, "Reply to Alexander and Musgrave", *Queerly Journal of EcoNomics*, Vol. 88, 1974.

Rawls, John, "Justice as Fairness: Political Not Metaphysical", *Philosophy & Public Affairs*, Vol. 14, No. 3, 1985.

Rescher, Nicholas, "The Allocation of Exotic Medical Lifesaving Therapy", *Ethics*, Vol. 79, No. 3, 1969.

Rescher, Nicholas, "Problems of Distributive Justice", *Readings in Ethical Theory*, 2rd, ed. J. Hospers and W. Sellars, New York: Appleton-Century-Crofts, 1970.

Richardson, H. S., "Specifying, Balancing and Interpreting Bioethical Principles", *Journal of Medicine and Philosophy*, Vol. 25, No. 3, 2000.

Rusell, Louise, "Some of the Tough Decisions Required by a National Health Plan", *Science*, Vol. 246, 1989.

Sen, Amartya, "Equality of What?", In S. McMurrin, ed., *Tanner Lectures on Human Values*, Vol. I, Cambridge: MIT Press, 1980.

Sen, Amartya, "Well-being, Agency and Freedom: The Dewey Lectures 1984", *Journal of Philosophy*, Vol. 82, No. 4, 1985.

Sen, Amartya, "Why Health Equity?", *Health EcoNomics*, Vol. 11, 2003.

Schram, J., "Personal Views: How Popular Perceptions of Risk from SARS are Fermenting Discrimination", *British Medical Journal*, April 26, 2003.

Siegler, Mark, "A Right to Health Care: Ambiguity, Professional Responsibility, and Patient Liberty", *The Journal of Medicine and Philosophy*, Vol. 4, No. 2, 1979.

Steinberger, Peter J., "Desert and Justice in Rawls", *The Journal of Politics*, Vol. 44, No. 4, 1982.

Stern, Lawrence, "Opportunity and Health Care: Criticisms and Suggestions", *The Journal of Medicine and Philosophy*, No. 8, 1983.

Szasz, T., "The Right to Health", *Moral Problems in Medicine*, edited by S. Gorovitz et al. Englewood Cliffs, N. J.: Prentice-Hall, 1976.

Tully, James, "Struggles over Recognition and Distribution", *Constellations*, No. 7, 2000.

Vallentyne, Peter, "Brute Luck, Option Luck, and Equality of Initial Opportunities", *Ethics*, Vol. 112, No. 2, 2002.

Veatch, Robert M., "Just Social Institutions and the Right to Health

Care", *The Journal of Medicine and Philosophy*, Vol. 4, No. 2, 1979.

Wagstaff, A., Van Doorslaer, E. & Paci, P., "On the Measurement of Horizontal Inequity in the Delivery of Health Care", *Journal of Health EcoNomics*, No. 10, 1991.

Western, Peter, "The Empty Idea of Equality", *Harvard Law Review*, 1982.

WHO, *Constitution of the World Health Organization as adopted by the International Health Conference*, New York 19-22 June, 1946.

Wiener, Joshua M., "Oregon's Plan for Health Care Rationing: Bold Initiative or Terrible Mistake?", *The Brookings Review*, Vol. 10, No. 1, 1992.

Williams, Alan, "Intergenerational Equity: An Exploration of the 'Fair Innings' Argument", *Health EcoNomics*, Vol. 6, 1997.

Wilson, James, "Towards a Normative Framework for Public Health Ethics and Policy", *Public Health Ethics*, Vol. 2, No. 2, 2009.

Wikipedia, "Health Care", *Accessed time: Tuesday*, April 13, 2010.

Wikler, Daniel, "Personal and Social Responsibility for Health", *Ethics & International Affairs*, Vol. 16, No. 2, 2002.

外文译著

[古希腊] 柏拉图:《理想国》,郭斌和、张竹明译,商务印书馆1986年版。

[英] 洛克:《政府论》(下篇),叶启芳、瞿菊农译,商务印书馆1964年版。

[英] 约翰·密尔:《论自由》,许宝骙译,商务印书馆1998年版。

[英] 休谟:《人性论》,关文运译,商务印书馆1980年版。

[英] 休谟:《道德原则研究》,曾晓平译,商务印书馆2006年版。

[英] 亚当·斯密:《国民财富的性质和原因的研究》(上下卷),郭大力、王亚南译,商务印书馆1974年版。

［英］布莱恩·巴里：《正义诸理论》，孙晓春、曹海军译，吉林人民出版社 2004 年版。

［英］米尔恩：《人的权利与人的多样性》，中国大百科全书出版社 1995 年版。

［英］迈克尔·马默特：《地位决定你的健康》，冯星林、王曲译，中国人民大学出版社 2008 年版。

［德］康德：《道德形而上学原理》，上海人民出版社 1986 年版。

［德］康德：《实践理性批判》，邓晓芒译，人民出版社 2003 年版。

［德］威尔福莱德·亨氏：《被证明的不平等：社会正义的原则》，倪道钧译，中国社会科学出版社 2008 年版。

［美］罗尔斯：《正义论》，何怀宏等译，中国社会科学出版社 1988 年版。

［美］罗尔斯：《政治自由主义》，万俊人译，译林出版社 2000 年版。

［美］罗尔斯：《万民法：公共理性观念新论》，张晓辉等译，吉林人民出版社 2001 年版。

［美］诺齐克：《无政府、国家与乌托邦》，姚大志译，中国社会科学出版社 2008 年版。

［美］桑德尔：《自由主义与正义的局限》，万俊人等译，译林出版社 2001 年版。

［美］沃尔泽：《正义诸领域：为多元主义与平等一辩》，储松燕译，译林出版社 2002 年版。

［美］H. T. 恩格尔哈特：《生命伦理学基础》（第二版），范瑞平译，北京大学出版社 2006 年版。

［美］德沃金：《认真对待权利》，信春鹰等译，中国大百科全书出版社 1998 年版。

［美］德沃金：《至上的美德》，冯克利译，江苏人民出版社 2003 年版。

［美］保罗·萨缪尔森、威廉·诺德豪斯，《经济学》（第十六

版)，萧琛等译，华夏出版社 1999 年版。

［美］马斯洛：《动机与人格》，许金声等译，华夏出版社 1987 年版。

［美］塞缪尔·弗莱施哈克尔：《分配正义简史》，吴万伟译，译林出版社 2011 年版。

［美］丹尼尔·贝尔：《社群主义及其批评者》，李琨译，生活·读书·新知三联书店 2002 年版。

［美］阿瑟·奥肯：《平等与效率：重大抉择》，王奔洲等译，华夏出版社 2010 年版。

［美］Marc J. Roberts etc.：《通向正确的卫生改革之路》，任明辉主译，北京大学医学出版社 2010 年版。

［美］罗纳德·蒙森：《干预与反思：医学伦理学基本问题（三）》，林侠译，首都师范大学出版社 2010 年版。

［美］B. 维纳：《责任推断：社会行为的理论基础》，华东师范大学出版社 2004 年版。

［法］卢梭：《论人类不平等的起源和基础》，李常山译，商务印书馆 1962 年版。

［法］马赛尔·德吕勒：《健康与社会：健康问题的社会塑造》，王鲲译，译林出版社 2009 年版。

［法］米歇尔·福柯：《临床医学的诞生》，刘北成译，译林出版社 2001 年版。

中文著作

陈少峰：《正义的公平》，人民出版社 2009 年版。

陈燕：《公平与效率》，中国社会科学出版社 2007 年版。

范瑞平：《当代儒家生命伦理学》，北京大学出版社 2011 年版。

封进：《健康需求与医疗保障制度建设：对中国农村的研究》，格致出版社、上海人民出版社 2009 年版。

顾昕等：《诊断与处方：直面中国医疗体制改革》，社会科学文献出版社 2006 年版。

葛四友：《正义与运气》，中国社会科学出版社 2007 年版。

葛四友编：《运气均等主义》，江苏人民出版社2006年版。

谷义：《我国新型农村合作医疗制度中的政府行为研究》，中国经济出版社2009年版。

黄小平：《构建中国农村医疗保障体系研究》，中国财政经济出版社2010年版。

刘学之：《基本公共服务均等化问题研究》，华夏出版社2008年版。

徐向东：《自我、他人与道德》（上下册），商务印书馆2007年版。

姚大志：《何谓正义：当代西方政治哲学研究》，人民出版社2007年版。

周雁翎：《公平、效率与经济增长：转型期中国卫生保健投资问题研究》，武汉出版社2003年版。

章延杰：《政府信用论》，上海人民出版社2007年版。

中文论文

白维军：《我国农村养老保障的“碎片化”与制度整合》，《经济体制改革》2009年第4期。

陈化：《健康公平、政策导向、政府责任》，《学术论坛》2011年第1期。

杜仕林、赖长泓：《政府健康责任研究——基于医疗卫生资源配置视域的思考》，《法学杂志》2009年第7期。

甘绍平：《人权平等与社会公正》，《哲学动态》2008年第1期。

葛四友：《评阿内逊的福利机遇平等观》，《哲学研究》2004年第10期。

葛四友：《运气均等主义与个人责任》，《哲学研究》2006年第10期。

龚群：《关于道德价值的概念及其层次》，《哲学动态》1998年第1期。

顾昕：《再说医保制度碎片化》，《中国社会保障》2007年第6期。

顾昕：《防止制度碎片化》，《中国社会保障》2007年第5期。

顾昕：《走向有管理的市场化：中国医疗体制改革的战略性选择》，《经济社会体制比较》2005年第6期。

顾昕：《公共财政转型与政府卫生筹资责任的回归》，《中国社会科学》2010年第2期。

黄成礼：《中国农村贫困地区医疗服务利用及医疗支出的性别差异》，《市场与人口分析》2003年第9期。

姜秀花：《社会性别视野中的健康公平性分析》，《妇女研究论丛》2006年第4期。

Leonard M. Fleck：《公平的照护：奥勒冈、保健限额分配以及知情的民主考量》，《中外医学哲学》1999年2月第1期。

李红文：《应该的逻辑——对一种元伦理确证理论的批判》，《玉溪师范学院学报》2009年第3期。

李红文：《公共健康与公共政策：建构一种规范性分析框架》，《哲学动态》2011年第4期。

李松光等：《适宜的中国卫生筹资构成探讨》，《中国卫生资源》2011年1月第1期。

梁鸿、褚亮：《试论政府在医疗卫生市场中的作用》，《复旦学报》（社会科学版）2005年第6期。

廖申白：《西方正义概念：嬗变中的综合》，《哲学研究》2002年第11期。

刘国恩、陈佳鹏：《中国人口健康模式与医疗体制改革》，《市场与人口分析》2006年第6期。

刘远明：《医疗保障制度改革与个体的健康责任》，《医学与社会》1999年6月第12卷第3期。

刘肖宏：《公立医院的社会责任研究》，硕士学位论文，青岛大学，2009年。

罗亚玲：《阿佩尔的共同责任原则》，《哲学动态》2008年第9期。

马俊峰：《应重视对价值冲突问题的研究》，《哲学动态》1999年第7期。

毛羽：《凸显“责任”的西方应用伦理学——西方责任伦理述

评》,《哲学动态》2003 年第 9 期。

邱仁宗:《医院的社会责任:伦理学的视角》,《医学与哲学》(人文社会医学版)2006 年 6 月第 27 卷第 6 期。

史军,《权利与善:公共健康的伦理研究》,博士学位论文,清华大学,2007 年。

世界银行:《1993 年世界发展报告》,中国财政经济出版社 1993 年版。

王朝昕等:《适宜的中国卫生筹资总量分析》,《中国卫生资源》2011 年 1 月第 1 期。

王小林:《中国卫生服务筹资:公平与发展——基于儿童发展的视角》,《南京大学学报》(哲学社会科学版)2007 年第 3 期。

吴忠民:《“公正”与“公平”之辨》,《光明日报》2007 年 8 月 14 日。

徐向东:《能力探讨与基本的善》,《云南大学学报(社会科学版)》2004 年第 3 卷 6 期。

徐向东:《自我决定与道德责任》,《哲学研究》2010 年第 10 期。

应晓华等:《卫生领域中的公平性和筹资公平性》,《中国卫生经济》2004 年第 23 卷第 1 期。

赵敏等:《从国外医疗保障制度看健康责任的分担》,《国外医学:社会医学分册》2005 年 9 月第 22 卷第 3 期。

郑秉文:《中国社保“碎片化制度”危害与“碎片化冲动”探源》,《甘肃社会科学》2009 年第 3 期。

钟东波:《市场与政府在配置医疗卫生资源中的作用》,《中国卫生经济》2000 年第 11 期。

后　记

本书是在我的博士论文基础上修改扩展而成的。本人博士毕业于2012年7月，时至今日已近四年。四年来，我转战大江南北，或曰为个人前途计，或曰为生活所迫，不一而足，无以挂怀。

对分配正义的研究是当代中国社会的一大热点问题。特别是对于医疗卫生体制改革和卫生资源的分配研究，尤为引起学界的广泛关注。从2008年攻读博士学位开始，我就逐渐切入到这个热点话题。2009年国家启动新一轮医改之时，我就在导师丛亚丽的支持下，组成了北京大学医学部医学伦理学读书小组，多次专门组织讨论了新医改的征求意见稿，并作为主笔起草了一份医改建议提交至卫生部。后来，我又以北京大学哲学博士研究生的身份接受了《科学新闻》杂志记者赵鹰的专访，他以“谁的医改”为题报道了我的基本观点。尽管与卫生经济学界相比，我们的力量和声音很微弱，但我们仍然感到有很强烈的责任感、使命感来推动中国医疗卫生体制改革的公平正义，这是当代中国生命伦理学界乃至伦理学界的学者应该着力关注的一项国计民生事业。作为研究这一方向的青年学子，我自然是不遗余力地投入了自身的精力。

在北京大学读书的日子，是幸福而快乐的。这里是中国的最高学府，未名湖之水曾经让多少学子梦寐以求。2005年我十分幸运地从华中科技大学考入北大，开始了在燕园七年的美好时光。2007年我前往美国耶鲁大学访学半年，较为系统地接受了美国生命伦理学的专业教育，也深刻领悟了美国文化。2009年底，我又有幸获得奖学金资助前往奥地利维也纳大学访问。如此看来，我也算是沐浴过

“欧风美雨”的人了。在维也纳半年的时间，我结识了许多专家学者，认识了很多朋友。在与他们的深入交流中增长了见识，开阔了视野。与此同时，我开始为博士论文收集大量的文献资料，做了基础性的翻译整理工作，直至回国之时已有3万余字，为博士论文的开题报告做了较为扎实的工作。在维也纳学习期间，我游历了奥地利周边许多国家，足迹遍及欧洲主要历史文化名城。记得曾在巴黎游历半月，深入地感受体验了法兰西的悠久历史和灿烂文化。也曾在巴黎索邦学院听教授讲海德格尔的哲学，幸得王亚娟同学为我翻译，否则不曾懂得半句法语的我会是何等的云里雾里，这也算是一段有趣的经历吧。海德格尔是我初入哲学之门时最喜爱的哲学家，在本科阶段已反复阅读《存在与时间》多遍，彼时钟爱缪斯女神，故找来《诗·语言·思》的英文版反复吟诵之，甚为欢喜。后来在硕士、博士阶段未曾继续研修现象学，乃是另有缘故。

2012年博士毕业后，经过反复思考权衡，我放弃了多所985、211高校工作的机会，选择前往广西防城港市做一名选调生。这是南中国海岸毗邻越南的一座美丽滨海城市，在那里我度过了两年的时光。就生活而言，这里碧海蓝天，气候宜人，是难得的宜居小城。就工作而言，跻身于公务员体制之中，酸甜苦辣，五味杂陈。学而优则仕乃是中国几千年来的传统，时至今日它对许多学子依然有着极大的吸引力。我也难逃此命，不管是为个人理想考虑，还是对家庭荣耀而言，相信大多数农村出身的青年学子都会对公务员工作持肯定赞赏的态度。

2014年8月，经过长时间的思想斗争，我决意离开公务员队伍。彼时，我已跻身于副处级干部行列，这是很多基层公务员一辈子都难以达到的位置，而我似乎较为顺利地实现了。然而，两年来的体制内工作让我有点心力交瘁、身心俱疲。理想与现实的种种矛盾再次以各种方式呈现出来，身不由己的工作内容、单调乏味的公文材料、拘谨微妙的人际关系、无法掌控的前途命运，无一不让我渐生去意。而当我下定最后的决心时，顿然有一种“久在樊笼里，复得返自然”的畅快淋漓之感。星云大师有言，人生就是放下，放下怨念，放下执着，放下分别，放下一切的人与事，心若放下，云淡风轻，负累太多，苦在心头。当我读到这些佛言禅语时，渐渐明白人之所以痛苦，就在于追求错误的东西，而这错误的东西就是自己不需要的东西。听从自己内心的声音，选择自己喜欢做而又有能力去做的事情，大概就是最为简单、快乐而又幸福的生活。

由于各种机缘，2014 年底我来到湘江边、岳麓山下一所普通高校。千年来，湖湘大地展现出其独有的文化魅力。作为一名来自湖北大别山的学子，我很自然地融入了这里，毕竟两湖地区有着地域文化上的某种亲缘性。在这里，我慢慢地找回了曾经在未名湖畔读书的那种感觉，虽不曾“两耳不闻窗外事”，倒也痴迷于“一心只读圣贤书”。在喧闹的都市中，我慢慢学会排遣各种纠缠的杂务，只望在自己的心中安放一张宁静的书桌，若能如此，斯愿足矣。

坦白说，本书作为我的博士论文，虽在各种形式与内容上符合当今学术作品之要求，然而距离我心中的理想著作差之甚远。平生希望能写出一本让自己真正满意的作品，恐怕非三五年乃至更长时间而不可为之。况且当今学术界浮躁之风渐起，追名逐利之风日盛，“青椒”如我辈者渐感“压力山大”。于此风气之下，乃是对当今学人学术品格、学术品味、学术定力最大之考验。

本书得以面世，不得不感谢人生中所有的有缘人。首先，导师丛亚丽教授，我拜其门下七年，于学术、于做人，我终身受益匪浅，且百忙之中为我作序，不胜感激。其次，毛新志教授既是我的师兄、校友，又是我的同事、领导，我们相识已有十余年，兄弟朋友之情无以言表。没有他的积极引荐，我不可能来到长沙；没有他的悉心关怀，我的工作与生活将面临不少的困扰；没有他的倾力襄助，本书更无法在今年出版。肖小芹教授、叶利军教授、陈小平教授等校领导、院领导在工作与生活中都给予我很多无私的关怀和帮助，对此我深表感谢！最后，我要特别感谢父母家人，以及生命中所有的亲朋好友。父母多年来为我读书而操劳，将我从一个名为“博士坳”的小山村里一步步培养成那里第一位真正的博士，其功劳、其恩情此辈无以为报。爱人沙凯歌、妹妹李晓春多年来一直对我的学习与工作给予默默的理解与支持，你们是我生命中最重要的人。本科同学喻苗女士为本书的顺利出版费神尽力，在此一并谢过！

李红文

2016 年 5 月于长沙